野外地质考察实用手册

〔英〕Angela L. Coe 主编

李胜利 黄文松 李顺利 等译

石油工业出版社

内 容 提 要

本书主要阐述了野外地质考察中的一些基础知识、基本方法与技能，内容包括野外设备的使用、安全工作程序、野簿与素描图的运用、古生物采集、三大岩类的描述、构造地质学、地质图件的制作、数字化技术使用、野外摄像及样品采集等方面，并对一些注意事项作了特别说明。

本书可作为高等院校地质学专业本科生的野外实习教材，也可作为从事地质学研究与野外考察工作者的专业参考书，尤其是可作为从事沉积学、构造地质学与野外地质填图人员进行野外地质考察的实用工具书。

图书在版编目（CIP）数据

野外地质考察实用手册／（英）安杰拉·L. 科等著；李胜利等译 . — 北京：石油工业出版社，2020. 11

书名原文：Geological Field Techniques

ISBN 978-7-5183-4245-7

Ⅰ . ①野… Ⅱ . ①安… ②李… Ⅲ . ①区域地质—地质调查—手册 Ⅳ. ①P56-62

中国版本图书馆 CIP 数据核字（2020）第 193906 号

Geological Field Techniques

Edited by Angela L. Coe

Authors：Angela L. Coe, Tom W. Argles, David A. Rothery and Robert A. Spicer

ISBN 9781444330625

Copyright ⓒ 2010 by John Wiley & Sons Limited

出版发行：石油工业出版社
（北京安定门外安华里 2 区 1 号　100011）
网　　址：www. petropub. com
编辑部：（010）64523707
图书营销中心：（010）64523633
经　　销：全国新华书店
印　　刷：北京中石油彩色印刷有限责任公司

2020 年 11 月第 1 版　2020 年 11 月第 1 次印刷
889×1194 毫米　开本：1/32　印张：10.375
字数：300 千字

定价：100.00 元
（如出现印装质量问题，我社图书营销中心负责调换）
版权所有，翻印必究

前言|Preface

　　野外工作对于我们了解地球上的各种地质作用是至关重要的。无论是预测火山喷发，从沉积过程中解读古气候变化的过程，解释造山运动的情况，还是找寻矿产资源，野外工作都起到了非常重要的作用。如果没有基础的野外数据和高品质的野外样品，那些复杂的同位素测量或是古生物种群和栖息地重建等进一步的科学研究是不可信的，或者说是毫无意义的。

　　野外地质工作充满了趣味性与挑战性。它提供了在多种条件下进行户外工作以及探索自然世界的机会。相比一般旅游者收获更多的是，它还提供了深入旅行和实地勘探的机会。事实上，野外地质工作通常会让我们了解那些观光客不曾涉足的天然之地。几乎所有的野外工作都要求我们成为团队的一分子，因此我们会结识世界各地的同道中人，学习他人所长，这是作为一名地质学家最为珍贵的经历，在此过程中会收获深远长久的友谊。

　　本书主要针对学习地质和地球科学的本科生。对于需要收集关于岩层信息的工程师、考古学家和环境科学家也有一些帮助。随着科学界跨学科的逐渐发展，这本书同样适用于没有地质学或地球科学背景的硕士、博士以及科学界人士。本书不针对某特定地点，其所举例子来自世界各地。本书部分章节介绍了火成岩、变质岩及沉积岩数据收集方法，也有特定章节介绍古生物学和构造数据的收集方法。除此之外，本书也涉及了地质绘图的基础知识。

　　本书读者应该对于地质学的主要概念和理论有基本的了解，熟悉主要的成岩矿物，以及如何识别手中的矿物样本，了解岩石分类、地质演变过程和通用的地质学术语。章节后面的阅读列表提供了一系列指导性的地质学文章以及更多的专业文献。此外，本书附录还概述了关键的地质特征和分类方案，可在附带网站中找到所有的数字、表格、其他网站的链接和一些其他材料。根据出版的审查专家给出的建议，补充一些章节内容并删除一些章节，但没有人认为哪些章节的内容就应该是那样，很明显这是个人喜好的问题。因此，我们将继续进行广泛的概述，并向读者提供更多可用的专业野外工作记录，也希望本书激励他人编写更具体的野外工作教科书。

长期以来，编写一本关于野外工作方法的书籍都是本人的愿望。在长达数月的实地考察中，无论是作为一名研究人员还是一名大学老师，我对本书的写作风格和结构都经历了漫长的酝酿。我很高兴我最终能完成这项任务，期间我吸取了很多同事的专业知识，很高兴能够与他们合作。我要感谢所有共事过的同事、博士生和本科生。我们共同的野外工作经验帮助完成了此书的编写。

祝您能拥有愉快而高效的野外工作经历！

Angela L. Coe
2009 年 11 月

致 谢

感谢威利·布莱克韦尔（Wiley-Blackwell）的 Ian Francis 和 Kelvin Matthews 的支持及建议，以及其对本书出版的统筹管理。感谢 Harry Langford 对于本书的编辑。同时我们还要感谢开放大学的 Jim lley 和剑桥大学出版社的 Susan Francis 和 Matt Lloyd 在项目的初始阶段给予的热情支持。非常感谢开放大学联合出版团队 Giles Clark，David Vince 和 Christianne Bailey 的帮助。感谢 Ruth Drage 对原图部分的管理以及她对图书设计的帮助。

非常感谢 Tiffany Barry，Kate Bradshaw，Richard Brown，Brian McDonald，Susan Ramsay，Janet Summer，Paul Temple 和 Clare Warren 为本书提供了他们的野外记录本。同时也非常感谢 Kate Andrew 和 Susie Clarke 允许我们使用他们的野外工作地点和地图。图件中的这些个人的、未发表的现场笔记得到了他们的许可。

非常感谢 Ian Wightman，他那些具有启发性和趣味性的漫画使这本书变得生动起来。感谢 Andrew Tindle（开放大学）对多数手标本（特别是第八章和第九章）的精彩拍摄，并提供了拍摄样片和野外记录本的模式。各位同事允许我们在这本书中呈现他们的照片，对此我们感激不尽，照片来源我们将放在图件说明中。Andrew Whitehead 和 David DuPlessis 在 Chris Hough 和 Jon Owen（开放大学）的帮助下准备了电子版的最终版本。感谢 Richard Howes 在电子文档方面的帮助。感谢 Andrew Lloyd 帮助扫描、图像处理及为本书封面图片的设计和准备做出的贡献。感谢 Andrew Lloyd 帮助扫描、图像处理及为本书封面图片的设计和筹备所做出的贡献。

我们感谢 Wiley-Blackwell 和剑桥大学出版社联系的所有匿名学术评论家，他们为本书的出版提供了反馈和想法。感谢 Susan Ramsay（格拉斯哥大学），Ian Parkinson（开放大学），Clare Warren（开放大学）及 Wiley-Blackwell 联系的两位匿名评论者对于早期手稿版本所提出的意见。

最后，我要感谢我的同事和学生，我们在野外工作中进行了有趣且激动人心的讨论。

图件来源的致谢

感谢以下来源的已经发布的图片（完整参考文献见外文原著的第 261~262 页）：图 2-11、图 2-12、图 10-1a、图 10-1b 和图 10-5 中的地图摘录，经英国军械检验局允许，以女王陛下文具公用局的许可复制，皇家版权ⓒ2010 版权所有；图 5-14：Spicer R A 和 Hill C R，1979，"Principal components…"，《古植物学和孢粉学评论》，爱思唯尔公司版权所有；图 6-10：Coe，A.L，1996 年，"Unconformities within…"据 1996 年第 103 号专辑，伦敦地质学会版权所有；图 6-13b 和图 6-14：Alexander，J. 1992，"Nature and origin of …"，《地质学会学报》，第 149 卷，ⓒ1992 地质学会版权所有；图 7-16：Lippard S J 等，1986 年，《阿曼北部的蛇绿岩》，ⓒ1986 地质学会版权所有；图 10-2b：Watts D R 等，2005，"Mapping granite and…"，《美国地质学会公报》，第 117 卷，ⓒ2005 美国地质学会版权所有；图 A2-4：据 Goldring R，1991 年，《野外化石》，ⓒ1991 朗文集团英国有限公司版权所有；图 A2-6：据北美地层命名委员会，1983，ⓒ1983 年美国石油地质学家协会版权所有；图 A3-9a、图 A3-9b 和图 A3-13：据 Stow D A V，2005，《野外沉积岩》，ⓒ2005 Manson 出版有限公司版权所有；图 A7-2：据 McClay K R，1991，《地质构造成图》，伦敦地质学会手册，K R McClay、John Wiley 和 Sons 版权所有。

我们已尽一切努力与版权所有者联系。如果有人无意中被忽略了，我们会在第一时间做出必要的修改。

目录|Contents

第一章
绪论

　　野外地质学的主要目的是观察和收集岩石或松散沉积物的信息，这将有助于我们进一步了解过去地质时期所发生的物理、化学和生物过程。虽然随着时代的发展，数据解释、分辨率和一些测量设备已经得到很大的提高，但是几百年来，许多在野外地质中使用的基本观测原理没有改变。野外工作包括在现场进行仔细观察和测量（图1-1a），以及收集数据和精确记录实验室分析样品的位置（图1-1b）。收集野外数据的过程中，人们常常会提及关于地球上发生的各种地质作用，这些地质作用可能是先前没有想见过的。

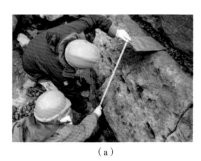
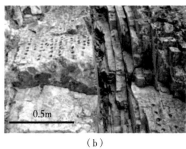

（a）　　　　　　　　　　　　　　（b）

图1-1　野外工作图（Angela L. Coe，英国）

（a）地质学家们在收集地质综合图的数据（第六章第三节），用来记录沉积序列如何随着时间的改变，并且据此来解释总体的沉积环境；地质学家们可以通过合作进行分工，并且讨论他们所观察的现象；（b）凹进的岩层为新西兰 Kekerengu 附近的 Woodside Creek 的白垩系—古近系的边界；注意：图中的孔洞是为了提取样品用于古生磁学研究而钻取样品留下的；在这个实例中，钻孔的数量过多，不是一个好的野外实践规范（第二章第十二节和第十三章）

此外，在野外工作期间，通常基于观察来萌生、建立及测试不同的假设和解释，这是个反复叠加的过程，也有助于确定关键信息和准备收集的样品。

本书分为14章。第二章中涵盖了常规的野外设备并概述了野外安全工作程序。第三章探讨了野外工作的宗旨及如何开展工作。第四章主要介绍野外笔记的使用（附原始素描图或电子版），这是野外地质资料记录的关键。这本书的主要部分包括五章，涵盖了古生物收集（第五章），沉积学描述（第六章），火成岩记录（第七章），构造特征描述（第八章）和变质岩描述（第九章）等必要技能。第十章使用前五章所述的野外方法介绍了地质图件的制作，绘图过程中通常需要处理大量岩石类型和不同种类露头的资料。本书还包括一些简短章节来介绍有关于记录数字地球物理数据（第十一章）、摄影（第十二章）和采样（第十三章）方面的方法。

注：术语"出露/露头（exposure）"一词用于表示岩石在地球表面可见的区域。与常用术语"露头（Outcrop）"不同，常用的"露头（Outcrop）"还包括岩石出露在地球表面但被表面沉积物和土壤覆盖的那些区域。

野外地质向我们提出了四个主要的挑战，分别是：

（1）决定收集哪些数据来解决科学问题；

（2）寻找最适合收集资料的露头；

（3）对采集的资料做好记录，优选可以被其他人理解，并在采集多年后可以使用的资料；

（4）理解并解释你所做的基本观察现象。

本书主要旨在解决挑战（1）、（2）和（3）。挑战（4）关于解释观察，这很大程度上是经验问题，要求对地质学和地质过程有很好的理论理解。市场上有许多常见的地质学和地球科学教科书，其中一些我们罗列在每章结尾处的拓展阅读书单中。决定好收集什么数据将直接关系到野外工作的目标（第三章）。一般来说总体目标是：（1）构建一个地区的地质历史（第十章）；（2）收集气候变化时期的数据（第六章）；（3）收集大规模灭绝事件的证据（第五章）；（4）了解火山活动时期（第七章）或造山运动（第八章和第九章）；（5）发现和评估矿物或水资源以及了解自然灾害，例如滑坡、地震和洪水（第六章和第八章）。每一个主要目标都可在野外工作中分解为可实现的日常任务。如果野外工作的目标不是仔细调查所有露头来详细绘制地图，那么选取最合适的露头是至关重要的。在第三章和第十章中讨论了不同类型的露头，在第五—第九章中我们给出了更加详细的示例。全书中，特别是在第四章，我们提供了构建有效的野簿的想法和例子。我们还在书本边缘部分增加了实用贴示，以及演绎思维过程和任务的流程图。在第五—第十章中，我们使用工作实例来演示推理的方法和解决特定问题的方式。

参 考 文 献

Allerby，M. 2008 . *A Dictionary of Earth Sciences*，Oxford University Press，672 pp.

Bishop，A.，Woolley，A. and Hamilton，W. 1999 . *Minerals*，*Rocks and Fossils*，Cambridge University Press，336 pp. ［Small book with colour photos and brief，reliable descriptions of minerals，rocks and fossils.］

Cockell，C.，Corfi eld，R.，Edwards，N. E. and Harris，N. B. W. 2008 . *An Introduction to the Earth － Life System*，Cambridge University Press and The Open University，328 pp. ［Full colour book covering Earth system science at the Earth's surface with particular reference to life systems.］

Grotzinger，J.，Jordan，T. H.，Press，F. and Siever，R. 2006. *Understanding Earth* (5th edition) W. H. Freeman & Co.，670 pp. ［An outstanding，clearly written，widely used introduction to Earth sciences with many colour illustrations providing a global perspective.］

Keary，P. 2005 . *Penguin Dictionary of Geology*，Penguin，336 pp.

Murck，B. W. 2001 . *Geology*：*A Self － teaching Guide*，John Wiley & Sons，336 pp.

Rogers，N. W.，Blake，S.，Burton，K.，Widdowson，M.，Parkinson，I. and Harris N. B. W. 2008 . *An Introduction to Our Dynamic Planet*，Cambridge University Press and The Open University，398 pp. ［Full colour book covering the solid Earth aspects of Earth system science，including planetary formation，the Earth's structure，plate tectonics and volcanology.］

Rothery，D. A. 2010 . *Teach Yourself Geology* (4th edition)，Hodder and Stoughton，288 pp. ［Covers all of the basics and is useful as either a primer or a refresher.］

Stanley，S. 2005 . *Earth System History*，W. H. Freeman & Co.，567 pp. ［Accessible look at the Earth as a system. Extensively illustrated in full colour.］

Compton，R. A. 1985 . *Geology in the Field*，John Wiley & Sons，398 pp. ［Comprehensive but dense black and white book on basic geology and fi eld techniques. Replacement of Compton's *Manual of Field Geology* (1962) .］

Freeman, T. 1999 . *Procedures in Field Geology*, Blackwell Science, 93 pp. [Pocket sized, black and white book covering mainly mapping techniques, with particular emphasis on compassclinometer and trigonometric solutions for recording the geometry of geological features.]

Maley, T. S. 2005 . *Field Geology Illustrated*, Mineral Land Publications, 704 pp. [Book illustrating geological features and terms through hundreds of clear black and white photographs and line drawings.]

第二章
野外设备和野外安全

    本章涵盖了常见的野外地质设备及其使用方法。同时也概述了在野外工作中对健康和安全的要求。更多的专业现场设备和安全注意事项在第五章至第十章会详细说明，并有一个独立的主题在第十三章介绍，第十二章对照相设备进行简要介绍。本书中提供的所有健康和安全注意事项都是通用的。其他资料来源的规定需要根据野外区域、国家、野外工作的性质和你的雇主或教育机构的规定进行咨询和参考。

第一节　概述

    在前往野外之前，有些必要的准备工作：（1）装配你可能需要的所有野外设备；（2）评估任何可能出现的安全问题；（3）是否需要获得许可才能到达该地区。安全性和权限方面可能也都需要相关文件。根据你要完成的野外工作类型来明确你需要准备的设备。大多数野外考察任务所需的物品在表2-1中列出，常用的设备在表2-2中列出。对与其他特定任务需要的所需设备在表2-3中列出。

表2-1　大部分野外地质工作所需设备

至关重要的野外设备：

    野外记录本

    铅笔、橡皮、铅笔卷笔刀

    彩笔

    卷尺、测量卷尺或折叠尺

手持放大镜

罗盘测斜仪

对比和识别与野外工作相对应的图表

相关地形图

可能需要的急救箱和个人医疗用品

背包/帆布背包

为野外工作期间准备充足的食物和水

应急粮食供应

合适的衣服和鞋子

适当的备用衣物和/或防晒霜

手机、收音机或卫星电话

适当的安全设备

表2-2　典型采样设备

采样设备：

地质锤

样品袋

纸

用于包装精细样品的薄膜或气泡膜

标记用记号笔、标题划线器、涂改液

凿子和其他锤子

铲软沉积物和火山碎屑沉积所用的铁锹

表2-3　可选的专业野外设备

可选的专业设备：

绘图笔/细尖笔

相关文献

手持 GPS

照相机（第十二章）

地球物理设备（第十一章）

小刀/削笔刀

稀盐酸（10%浓度）

写字板或绘图箱

校准仪和分度器

绘图笔、彩色铅笔

双目望远镜

　　打草稿用的划线平板

　　袖珍立体镜

　　地质蒙赛尔色卡

　　雅各杆

　　清洁露头的手刷

　　清理剖面的锄头

量化地质观测

在几乎所有情况下地质观察应该进行量化处理，目的是得到更加准确和精确的记录，并通过使用测量卷尺、罗盘测斜仪、岩石对比图表和更复杂的地球物理设备来实现的。本章提供关于如何掌握基础地质测量的内容。更先进和适用于特定岩石类型的技术在以后的章节和更多的专业书籍中有介绍。

对于测量需要的精确度，或评估的充分性，取决于野外工作的目标和露头的质量。例如，如果你需要的是一个砂岩体的一般描述，它可以描述可变厚度在 10cm～2m 之间的砂岩岩层。然而，如果你需要获取砂岩样本或查明相邻的单个单元的厚度在横向上是怎样变化的，那么它将必须测量每个单元的厚度。同样，在大多数情况下，需要记录方位角（相对于北方的方向）和垂直角或倾角的大小，直到最接近的度数，而不仅仅是大致方向。这是因为需要在不同地质作用或过程（如褶皱或古水流）的方向上找到重要信息，更重要的是，能够使计算和记录岩石单元结构的准确记录成为可能。

第二节　手持放大（透）镜和双目望远镜

手持放大镜是一个详细观察所有岩石类型和化石遗迹的基本设备。大多数手持放大镜的镜头有 10× 放大倍数，一些则包含 10×、15× 或 20× 放大倍数的放大镜（图 2-1）。如果你的视力很差，质量更好的镜头会更有帮助，尤其是较大的镜头。还可以获得含内置灯的透镜，它可以大大提高画质，如图 2-1 透镜 2 和透镜 3。

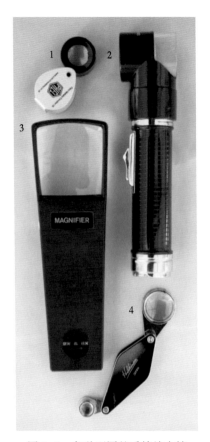

图 2-1　各种不同的手持放大镜

（1）标准的 10× 单镜头；（2）10×，内置灯透镜—焦距透镜套管相匹配；
（3）8×，内置灯透镜；（4）10× 和 15× 双镜头

　　使用手持放大镜时，要确保你能稳定站立或者坐下来。先用肉眼仔细检查标本，找到一个新鲜面而不是遭到风化或覆盖着苔藓、地衣或藻类的地方，这样你就可以看到感兴趣的内容，如轮廓清晰的颗粒或晶体。如果有必要，确保你通过镜头可以看到正确的区域，通过肉眼识别，将你的拇指尖端放到感兴趣的区域作为标志。把镜头放在距眼睛约 0.5cm 处进行观察。如果这是一个手标本就慢慢移动岩石，若是一个出露点，则改变镜头自身的位置，直到大部分视野处于焦点，通常 1~4cm（图 2-2）。因为岩石不够均匀，不是所有

的岩石表面都会在同一时间聚焦，你需要旋转手标本或移动你的位置来观察不同的区域。对于一些变质岩和碳酸盐岩沉积矿床，研究风化表面也很有用，因为矿物质或晶粒有时因遭受风化而暴露，往往更容易看到。

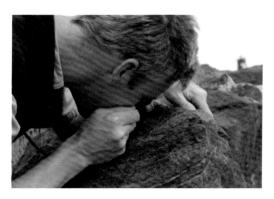

图 2-2　手持放大镜的正确使用方法（注意这个人是拿着镜头接近他的眼睛，镜头用挂带挂在脖子上以便拿取和使用）

双筒望远镜在野外工作期间非常有用。它可以用来进行路况评估，比如在山区。然而，最普遍的用法是获得那些无法安全抵达的部分出露点细节的清晰视图，或者仅用来做更好地从远处观察（如断层和河道充填的几何特性）。它在研究海洋垂直峭壁和采石场采掘面不同单元之间关联的细节方面有显著作用。许多种类不同的优质轻量级双筒望远镜在市场上是可以买到的。

第三节　罗盘测斜仪

罗盘测斜仪是用来测量：（1）地质平面的走向和线理相对北方的走向；（2）地质特征平面相对于水平面的倾斜角度。这就得到了构造的几何特性的准确记录。罗盘测斜仪也可以结合地形图来进行精确定位。

市场上设计了两种主要类型的罗盘测斜仪（图 2-3）：第一种类型的制造者是勃朗顿（Brunton，美国），弗莱伯格（Freiberger，德国）及布莱特豪普特（Breithaupt，德国）；第二种类型的制造者是席尔瓦 Silva 和松拓 Suunto，都来自瑞典的制造。勃氏罗盘是更加灵敏，因为它含有内置水准仪和标度增量为 1°，而不是 2° 的刻度。勃式罗盘还可以用于多种情况（见下文）。然而，它非常笨重且昂贵，一些功能也很难使用。席尔瓦式罗盘测斜仪的精度满足了大多数用途，并且为能直接将罗盘方向转移到地图上进行了更好的设计（第二章第三节三小节）。因为两种罗盘测斜仪的设计是不同的，所以他们的一些测量操作也是不同的。本节提供了这两种类型罗盘测斜仪的使用说明。

罗盘测斜仪既是磁性指南针，又是一种测量水平面到倾斜表面角度大小的装置。为了做到这一点，它有两个针和两个截然不同的标尺（图 2-3b 和图 2-3d）。当罗盘测斜仪保持罗盘窗水平，磁针总是指向磁北——除非，或者说，还有另一个磁体影响它，例如你的锤子、金属笔或一个大的磁性岩石。另外，如果你所处位置纬度非常高，罗盘就不是那么好用了。与磁针有关的罗盘窗外的圆度盘，用于测量偏离北方的方位度数。方位角法测定方向，使用的是一个从北 0°（=360°）起，其圆内数值按顺时针方向增加的圆盘。席尔瓦式罗盘可以旋转刻度盘将针调到 0°。反光镜末端小孔所指方向的方位读数，可以通过方位角读数指示（1）读出（图 2-3d）。注意方位角标尺是固定在勃氏罗盘上的，并且指针是相对于逆时针编号和标注的刻度盘移动的。勃氏罗盘的长瞄准器所指方向的方位（图 2-3b）是从北方到罗盘针的读数。指南针方向从北开始可以进行大概地记录，如西北、东等，或者记为最近的刻度。勃氏罗盘还有一个内置磁针制动螺丝，可以使磁针在读数时暂时固定（图 2-3c）。

不同的罗盘测斜仪的设计和工作机理是不同的。然而，测斜仪的原理是完全相同的。在这两种类型罗盘的罗盘窗内有一个刻度盘，测量针与水平面之间夹角的大小（倾角标尺；图 2-3b、图 2-3d 和图 2-3e）。在使用时，该仪器需要保持罗盘窗垂直，并且长边与倾斜表面保持同一角度。因为倾角标尺是面向我们，所以勃氏罗盘上毗邻方位角标尺东部的长边需要在底部。勃氏罗盘有一个游标，它的位置可以通过装置背部的杠杆调整（图 2-3c）。当它正确调整特

注：苹果公司在他们的苹果手机上合并了数字倾角仪（测斜仪）和指南针，使它能够测量平面和线理的倾斜和走向。然而，它没有瞄准装置，所以不可能做罗盘测斜仪能做的全部事情。

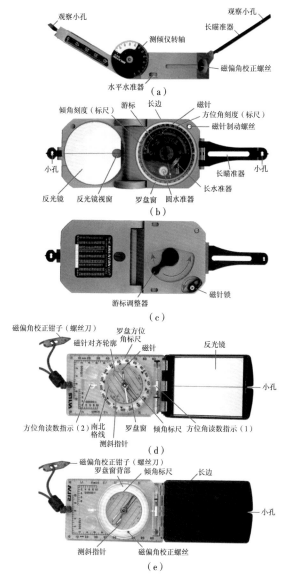

图 2-3　最常用的两种类型罗盘测斜仪

这些术语应用于文本和其他图表中。（a）—（c）勃氏罗盘测斜仪，（a）侧面；
（b）顶面；（c）底面；（d）—（e）席尔瓦式罗盘测斜仪，（d）顶面；（e）底面。每
个模型之间有微小的差别，一些模型有更多的功能。其他制造商制作的罗盘测斜仪也有
类似的功能

定倾角时，气泡应该在长水准器的正中心。相比之下，席尔瓦式罗盘有一个测斜指针，当装置的边缘垂直，它会自由浮动垂直向下。如果仪器从垂直到水平小心翘起约 20°，测斜指针会保持它所在位置不动。为了测量倾角，席尔瓦式罗盘的刻度盘需要设置方位角读数指示（1）（图 2-3d）在 90° 或 270°，并且罗盘测斜仪的长边是面向我们的，所以倾角标尺应在测斜指针所在的底部。将测斜仪想成转盘内的量角器与铅垂线（针）可能会更有助于理解，它表示了水平角的大小。测试您的模型如何工作，试着拿着罗盘测斜仪，就好像是在一个水平面上，然后增加角度到 45° 再到 90°。两种类型的罗盘测斜仪为特定应用程序的操作在这一节之后会给出解释和说明。

> 小贴士：注意！罗盘会受到含有磁性矿物的岩石（如蛇纹岩、辉长岩）、铁质物体（铁门、锤子、汽车）及有电流通过的电线（如输电线）的影响。一定要时常检查奇怪的读数！

一、磁偏角

地球的转动极点（真北）与磁北不一致，磁北在真北的两侧大约变化为 30°。不仅如此，这个偏差会随地理位置和时间发生改变。地图上的南北格线是尽可能接近真北，但根据你的位置不同又会发生很小的变化。这是因为网格系统是矩形的，但子午线（经度行）却是收敛于地球的极点（图 2-4）。

在用罗盘读取任何方位读数之前，强烈建议你调整今年你访问区域的磁偏角，这样就不会产生方位测量的错误。在你的野外记录本上记下你做了什么是一个非常好的主意，这样以后就不会有歧义。不受青睐的做法是在开始时记下所处位置由于磁偏角而需要调整的读数，然后从野外现场回来之后再改正它们，除非你用你的罗盘进行三角测量绘制你的位置（第三章第三节第三小节）或者你直接在底图上测量，即直接在地形图上添加地质数据（第十章）。这种情况下，如果你的数据准确，则必须在测量的同时进行调整。

考虑到磁北变动，调整你的罗盘是很容易的。在罗盘刻度盘上或罗盘侧面有一个螺丝，磁偏角校正螺丝（图 2-3a 和图 2-3e）。转动这个螺丝调整网格北部区域在今年的偏差数值，或使用为席尔瓦

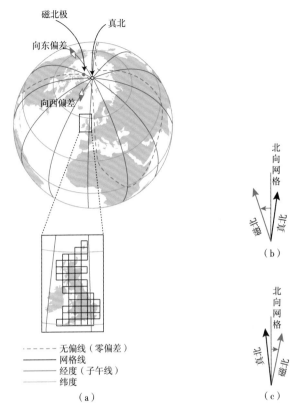

图 2-4　地球简化示意图

（a）地球简化示意图示意磁偏角、磁北和真北之间的关系，并通过插图表示经度，
纬度和网格系统（这种情况下用的是英国方格）；（b 和 c）典型的地图信息显示
磁北、真北和北向网格；磁偏角的调整由红色箭头显示；（b）是磁北对于真北向
西偏差；（c）是向东偏差

式罗盘提供的工具——螺丝刀。找出该区域的磁偏角有多少，有三
种可能性：（1）查看该地区地形图的图例说明，记下自出版日期之
后的变化；（2）使用一个能够为所完成野外调查的区域计算磁偏角
的网页；（3）自己在现场确定磁偏角，如下所示。

（1）确保罗盘测斜仪的磁偏角设置为 0°；

（2）站在一个已知的位置，根据区域地图上的某特征点选择一
个方位（第二章第三节第三小节解释如何做到这一点）；

（3）将你所在位置和地图提供特征位置之间的罗盘读数与方位

角做比较，差值是磁偏角；

（4）或者在地图上使用直线特性，如墙或森林边界，对比沿着线性特性看到的读数和地图给出的读数。

在确保你在正确的方向调整偏差的前提下，确定磁偏角。席尔瓦式罗盘的数字按顺时针方向增加，而勃氏罗盘按逆时针方向增加。这是由于刻度盘运转方式的不同；当正确使用时，他们将给出完全相同的方位读数。

二、倾斜面的方向

最常见的一种地质测量是倾斜面的定向：例如层面、解理面或断层面。以下三个参数需要测量并记录：（1）平面相对于水平面倾斜的最大角的度数（倾角大小）；（2）相对于北方的平面定向度数（走向，即平面上水平线的延伸方向）；（3）一般倾斜方向（图 2-5），因为同一走向，平面可能在 180° 的两个方向之一倾斜。为了避免混淆，走向总是记录为三位数，倾向记为两位数。除常规的数字位数之外，还有几个同样有效和常用的符号来区别倾向和走向。这些都总结在表 8-1。为了清楚起见，应选择一致类型的符号。

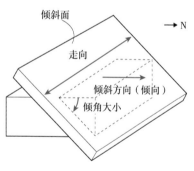

图 2-5　示意图

示意图显示平面的走向，倾角大小和倾斜方向；参见图 2-6 和图 2-7；使用指北箭头
显示这个假想平面是东—西（270 和 90°）的走向，并且向北倾斜；任何没在正确角度
的走向上的倾斜面，将会形成一个表面上的倾斜方向，它的倾角大小比真倾角要小

（一）倾斜面定向接触法

倾斜面的方向采用最常见的接触法进行测量。后面介绍两种罗盘的使用说明，席尔瓦式罗盘测斜仪在图 2-6，勃氏罗盘测斜仪在图 2-7。完成步骤的准确顺序与获得平面的走向倾向不是直接相关

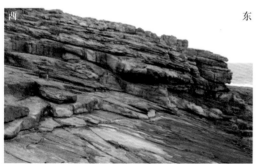

西　　　　　　　　　　　　　　东

（1）常规定向：
　　找一个能代表整体倾斜面的表面来测量。通过观察平面，或者在层理面上倾倒液体观察流动路径来确定倾斜的大致方向。在某些情况下可能需要通过在层理面上放置笔记本或写字板来消除表面的变化，但是要注意确保不会因为小的不规则而产生偏差。锤子放左手边指示选择的平面

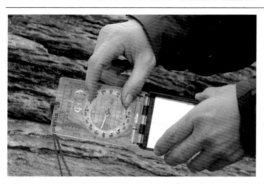

（2）设置测斜模式：
　　通过设置测斜仪的顶部将罗盘测斜仪调整到测斜模式，这样它就与罗盘测斜仪的长边平行（即将罗盘刻度设置在90°~270°）

（3）倾角大小：
　　将倾角标尺底部的长边放到层理面上，使罗盘测斜仪的长边平行于你估计的最大倾斜方向所在（即斜坡向下）。仔细看着倾斜仪读数，小心旋转罗盘测斜仪（如箭头所示），找到最大倾斜线

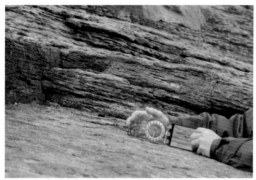

　　读出最大倾斜度数，图中是12°。注意，席尔瓦式罗盘测斜仪可以从两侧读取倾角数值

第二章　野外设备和野外安全

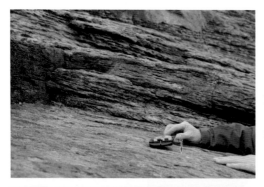

（4）地层走向：

　　走向是恰好垂直于倾向的，所以找到最大倾斜边，将罗盘测斜仪的长边沿走向线放置。以长边为中心旋转罗盘窗（如红色箭头所示），直到它水平

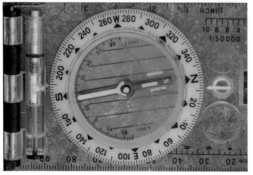

　　旋转罗盘刻度盘，使指针对准红色指北轮廓，检查罗盘测斜仪是否水平。从刻度盘上读取走向度数。在本例中是8°或指针另一端188°

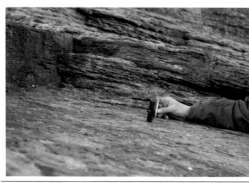

　　你可以通过将罗盘长边沿走向线放置，并且倾角为0°来检查走向是正确的［别忘了调整罗盘测斜仪模式（步骤2）］

（5）地层倾向：

　　最后测量的是与罗盘基本方位最接近的倾向（如北西或南东，东或西）。本例中是东

（6）记录：

　　在你的笔记本中记录平面的方向；本例中是008/12E。注意，走向总是记录为三位数来避免任何混淆，"。"这个符号通常不用，以避免与零这个数值混淆

图 2-6　席尔瓦式罗盘测斜仪接触式测量平面的定向和倾斜

（罗盘结构如图 2-3d 和图 2-3e）

野外地质考察实用手册

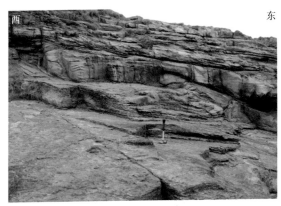

西　　　　　　　　　　　　　　　　东

（1）常规定向：

通过记录最大倾斜方向所在来确定走向的大体方向在20°以内。走向与之呈90°。在某些情况下可能需要通过在层理面上放置笔记本或剪贴板来消除表面的变化，但是要注意确保不会因为小的不规则而产生偏差。锤子指示选择的平面

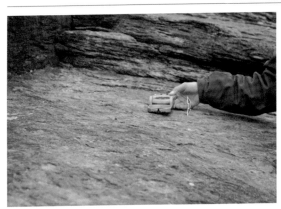

（2）地层走向：

将罗盘测斜仪的长边放到你粗略估计的走向线上。使用圆水准器，定位罗盘，两步使其完全水平：

①沿其短轴转动罗盘，直到水平（如红色箭头所示）

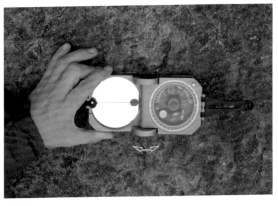

②沿着罗盘与层理面接触的长边中心点轻轻转动（如红色箭头所示）来从视窗获得准确的走向

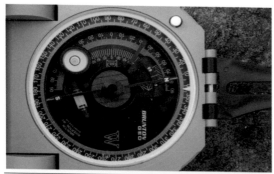

从刻度盘上读取走向度数。在本例中是8°或指针另一端188°

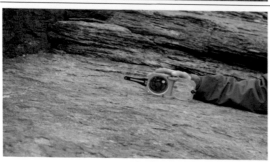

（3）倾角大小：

记清楚走向线在哪，这个层面上，将罗盘测斜仪的长边与走向线呈90°放置。确保倾角尺在与岩石接触的那边。移动游标直到气泡在长水准器中间，表明它已经水平

读出最大倾斜度数。图中是12°

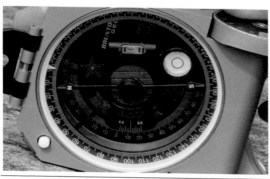

（4）地层倾向：

最后测量到最近基点的倾斜方向（例如北西或南东，东或西）。本例中是东

（5）记录：

在你的笔记本中记录平面的方向；本例中是008/12E。注意，为避免任何混淆走向总是记录为三位数，不常见的符号显示用于防止与零混淆。

利用不同的工具找到最简单的方法来测量倾斜面。如果某一方法对操作人陌生难懂，或是层面并不理想，记录两到三个读数取平均值

图 2-7 勃式罗盘测斜仪接触式测量平面的定向和倾斜

（罗盘结构如图 2-3a—图 2-3c）

的，这取决于所使用的仪器、现场条件和个人偏好。重要的是，要确保你记录了这三条信息（走向，倾角大小和倾斜方向）。注意，图 2-6 和图 2-7 是用不同仪器测量倾斜面的最简单的方法步骤，他们的步骤顺序是不同的。如果你没接触过这种方法，或者读数看起来不合理，或层面并不理想，就需要第二个甚至第三个读数，最后使用平均数或最合理的读数。

（二）使用勃氏罗盘的测斜仪转轴确定倾斜面的方向

你还可以使用勃氏（Brunton Geo）或费氏（Freiberger Stratum）罗盘测斜仪的刻度转轴（测斜仪转轴）；测量倾角大小（图 2-3a）。这个转轴的巧妙设计在于，既可以测量倾斜方向的方位（与走向呈 90°），也可以测量倾角大小，不需要移动罗盘，就能获取两个读数

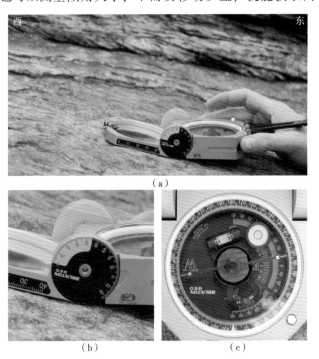

（a）

（b）　　　　　　　（c）

图 2-8　使用勃氏地质罗盘测斜仪测量平面的倾向和倾角大小

（a）罗盘测斜仪侧面的装置用来测量倾角大小和倾斜方位角；（b）靠近转轴区，倾角大小是从与刻度相交的断口处读出的；在本例中，它是 12°；还要注意侧面的水平水准器，表明罗盘窗是水平的；（c）图中显示罗盘窗已水平（圆水准器），倾斜方位角为 98°；因此这个层理面定向为 008/12E

（图2-8a）。使用测斜仪转轴测量平面方向的步骤：

（1）将罗盘测斜仪放置在倾斜面上，在平面上将反光镜的背部放平（图2-8）；

（2）保持反光镜背部在平面上平放，使用圆水准器（图2-8a），旋转罗盘窗至水平；

（3）记录这两个读数；测斜仪转轴显示的倾角大小（图2-8b）和罗盘针显示的倾斜方位角（图2-8c）。

走向可以通过对倾斜方位增加或减去90°来得到。如果要记录走向，你还需要知道大致的倾向（如东）。请注意，如果你引用倾斜方位而不是走向，检查你不是在180°以外，并且弄清楚记录的是什么是很重要的（参见第八章第一节和表8-1做进一步讨论）。

三、线性特性的方向

沉积岩（第六章）和岩石变形（第八章）通常有必要测量线性特性方向。步骤类似于测量一个平面，通过定位与线性特征平行的罗盘测斜仪长边来记录与北（方向）有关的方向（方位）（图2-9和图2-10）。至于倾斜面的方位应该记录为三位数，倾伏角记录为两位数。野簿的替代符号如图2-9、图2-10和表8-1所示。

（一）接触法测量线性特性（特征）方位和倾伏角

勃氏和席尔瓦式罗盘测斜仪都可用于接触法（图2-9）。勃氏罗盘的优点在于方位很容易被读出，而无须在转动罗盘刻度的同时手持记录本。

（二）照准法测量线性特性（特征）方位和倾伏角

能够更准确地测量线性特性，并简单地只用两只手就能完成的方法，是照准法（图2-10）。勃式罗盘测斜仪可以轻松测量，方位读数还可以用席尔瓦式罗盘测斜仪读出，尽管它是不准确的。大倾斜表面或山坡上也可以用相同的方式测量。

四、三角测量（使用罗盘定位）

罗盘的另一个重要用途是通过至少两个（最好三个）罗盘方向（轴承）确定你的位置，在地区地形图上将特征显著的位置标注出来，这一过程称为三角测量。最精确的三角测量是由使用相距约60°

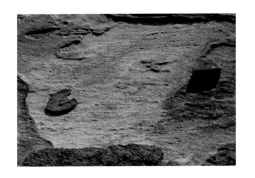

（1）常规定向：

评估线性特性，并选择一个清晰的部分来测量。本例中为沉积层理面上的波状线理（平行于小刀）。这个特性可以用来获得一个占水流方向

（2）方位

将你的笔记本或写字板边缘放置到线性观察物，拿着书/写字板平行并垂直于线性特性，以此来创建一个垂直面。拿着罗盘测斜仪将长的一边垂直靠在这本书上，测量相对于北方的线性观察物下端的方位角（即倾伏角的方向）。席尔瓦式罗盘测斜仪需要旋转刻度直到磁针与指北箭头对齐。在记录测量数据前要确保罗盘窗水平（勃氏罗盘可以检查圆水准器）。本例中的方位为148°

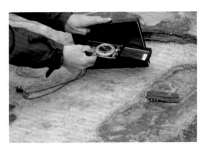
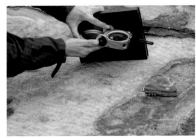
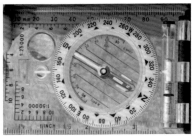
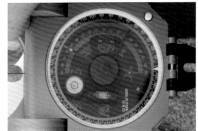

（3）倾伏角：

设置罗盘刻度，使仪器可以当测斜仪使用（见图2-6、图2-7）。把罗盘测斜仪沿线性观察物放置，从测斜仪上读出倾伏角的角度。本例中的倾伏角是15°

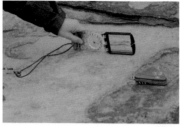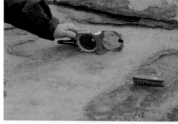

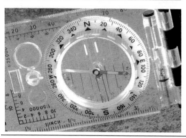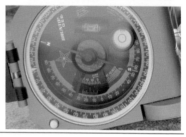

（4）记录：

在笔记本上将倾伏角记录为两位数（如15°），方位记录为三位数（如148°）。线性特性的常用符号先是倾伏角，然后一个箭头指示"to"，然后是方位（如15°→148°）

图2-9 两种类型的罗盘测斜仪用接触法测量线性特性方位和倾伏角的步骤（罗盘测斜仪的结构如图 2-3 所示）

和90°之间的特征来实现的，但在某些情况下这是不可能的。特征越接近越准确，你就越能找到你的位置。常使用的典型特征是：建筑的角落、树木种植园的角落、交叉路口、河流交汇处、电线杆、山顶或其他明显特征。确保你测得的方位准确，并根据建筑的边缘或特定的路边在地图上划出来（而不是中间或大致方向），因为任何微小的变化将导致位置不准确。这两到三条线的交叉点决定了你的位置。如果线不交叉，一个或多个方位读数较差。复核你的方位读数或选择另一个特征瞄准。或者取三角形的中点（见实例10-2 和图10-5）。

如果你知道你是在沿着一个线性特性的某个地方（如道路），从瞄准一个高角度特征到线性特性只有一个方位，可以用来产生一个交叉点。然而，从第二个特征得到一个方位读数将减少可能出现的错误。两种不同类型的罗盘在地图上来确定你所在位置的步骤的常见描述如图 2-11 和图 2-12。席尔瓦式罗盘进行这种测量时有三个

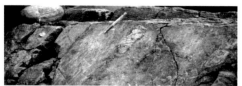

（1）铅笔放置：

把铅笔放在露头上，并平行于线理放置，然后站在你可以俯视线性特性的地方。如果有必要，使用一块胶带固定铅笔

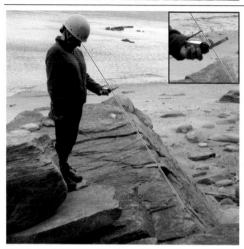

（2）测量方位：

拿着罗盘保持罗盘窗水平（使用圆水准器检查），并与反光镜呈大约120°，视线穿过长瞄准器末端的小孔和反光镜视窗看到铅笔（如图）。读出方位。如果有必要，在记录方位时使用制动螺丝锁定磁针

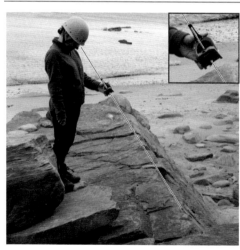

（3）测量倾伏角：

拿着罗盘测斜仪的边缘，使罗盘窗垂直，并且测斜仪在底部。折叠反光镜与罗盘窗呈大约60°。折叠长瞄准器末端的小孔

视线穿过长瞄准器末端的小孔和反光镜视窗看到铅笔（如图）。仔细调整镜子的角度,这样你也可以看到长水准器。调整测斜仪,使长水准器中的气泡居中。读出倾伏角的大小

（4）记录：

在笔记本上将倾伏角记录为两位数，方位记录为三位数

图2-10　在断层面上用勃氏罗盘测斜仪照准法测量线性特性的方位和倾伏角

（岩石光滑面线理）

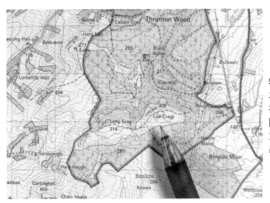

（1）识别特征

在地图上识别两个特征物，并在地面上测定其方位。本例中，目的是沿露头确定被称为Coe Crags的位置（如图铅笔笔尖在地图上所指位置）。在北部山上可以挑选出各种地标

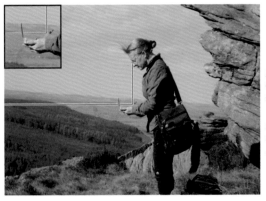

（2）方位测量

将罗盘在齐腰高度保持水平，让反光镜背对你，使镜子与罗盘窗呈120°。与特征物呈一条线，这样你就可以在反光镜中透过长瞄准器看到特征物，通过圆水准器确保罗盘水平。然后读取方位读数

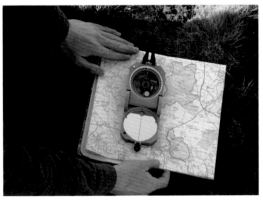

（3）定位地图

把罗盘测斜仪放到地图上，使其长边平行于南北格线。检查你的罗盘可以正确旋转且不超过180°，即北针在地图上大致指向北。一起旋转地图和罗盘,直到北针指向零标志

野外地质考察实用手册

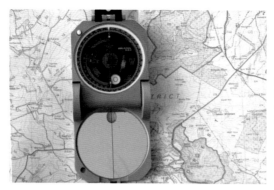

地图现已定向。注意，指南针的长边平行于计算网格线和指南针的针在0°。还请注意，指南针已经纠正了磁偏角

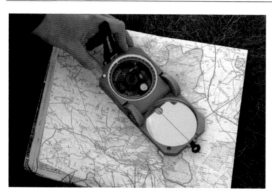

（4）将方位转移到地图
以同样的方式保持地图的朝向，放置罗盘的长边，这样它就可以通过你所看到的特征来运行。旋转罗盘，直到罗盘针显示出你所看到的特征的方位

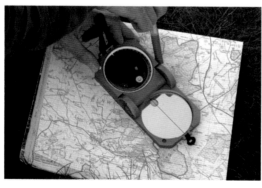

沿着罗盘的边缘画一条辅助线。你就在这条线上的某个地方

（5）重复步骤（2）到（4）
重复至少一项功能。直线的交点就是你的位置。若想了解查找您所在位置的进一步说明，请到第二章第三节和第十章第三节中查找

图2-11　使用勃氏罗盘进行三角测量

明显的优势：（1）当人移开视线时方位可以被罗盘保留；（2）地图不需要转向测量方向（步骤3，图2-12）；（3）透明的罗盘针盖使其更容易转移到地图上。

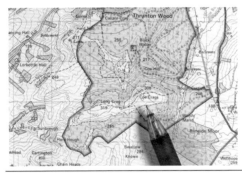

（1）识别特征

在地图上识别两个标志物，并在地面上测定其方位。本例中，目的是沿露头确定被称为Coe Crags的位置（如图铅笔笔尖在地图上所指位置）。在北部山上可以挑选出各种地标

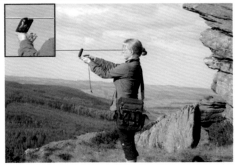

（2）方位测量

手持罗盘一臂的长度，眼睛朝向镜子，目的是在镜中看到罗盘窗同时罗盘窗保持水平（嵌入）。使用观察孔（如罗盘短边中央的孔），将观察物与视线对齐。转动罗盘刻度盘使罗盘指针与刻度盘对应北方的红线对齐

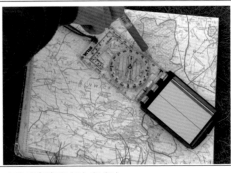

（3）将方位转移到地图

放下指南针，把它放在上面地图上有南北网格线罗盘刻度盘（忽略罗盘指针）与地图上的南北网格线对齐。保持方位调整罗盘的一边与你看到的观察物相符。利用罗盘的一侧在地图上画一条虚线，使其穿过观察时使用的物体。你所在的位置就是沿着线的某一个地方

（4）重复步骤（2）和（3）

选择至少两处特征地重复上述操作。线交汇的点就是你所处的位置。在第二章第三节和第十章第三节了解更多的笔记来验证你的位置

图2-12　使用席尔瓦型指南针进行三角测量

测量：（1）当特征地从视野中移动，方位跟罗盘保持一致；（2）地图无须定位来转移测量（第3步，图2-12）；（3）透明罗盘指针使得转移到地图的工作更简单

第四节　全球定位系统和高度计

全球定位系统（GPS）利用卫星发射的超高频无线电的信号采用三角法可以将你的位置精确在几米之内。市面上可以购买到多种GPS，读者应该参考专业评论和文献获取更多信息。目前越来越多的移动手机包含了GPS功能，但是它们不能在深沟壑中和一些沿海地区工作。而且它们也无法得到特别准确的高度。GPS可以根据你工作的特定系统或是基于经纬度的全球范围进行设定。全球参考世界大地测量学系统1984（WGS84）是最常用的。制造商的手册会说明关于如何设置您的GPS。设置或修改任何设置后，例如你去一个新的国家，在一个熟悉的位置测试它会是一个好主意。如果GPS移动了上百千米，那可能要花些时间重新定位到卫星。

在野外如果你使用GPS和地图作为确定位置的工具，你应该确保有米尺能精确锁定你的位置。GPS不应该是导航能力的全部替代品。你也应该知道如何使用地图和指南针来定位（第二章第三节），以便GPS出了问题、电池没电或者你在卫星无法到达的地方，你有其他定位和导航的工具。相反，如果你在一个底图不清楚或地图仅为一个小范围的区域，GPS可能比罗盘更加精确，而且更容易找到确定过的位置。

当在陡峭的地形上绘图或工作时，比起GPS，高度计能更准确地记录高度，例如记录一个陡峭的水流区域。高度计利用气压测量海拔，这会随着天气变化。当你在一个已知高度呆至少一天而且天气一直在变化，那么你需要通过读数矫正你的高度计。布伦顿型罗盘，测斜仪和雅各布尺（第二章第五节第二小节）也可用于确定高于已知数据的高程。

> 小贴士：确保你已经设置好了你的GPS或高度计。否则你可能花一整天的时间待在一个你以为是但实际不是的地方！

第五节　测量距离和厚度

对于很多地质工作而言，厚度和距离是最基本的测量要求。对多数任务来说使用卷尺或折叠尺足以完成测量。但是当你在陡坡工作时，雅各布尺和罗盘测斜仪会有很大帮助。

一、标准厚度和距离的测量

测量范围为 30m 的卷尺对大规模的测量很有帮助，比如在区域绘图中（图 2-13a）。较小较短且便宜，长 2m/5m/10m 的是金属卷尺（图 2-13a），一般用于小范围的测量和图形记录。伸缩金属卷尺的优点是不易弯折，因此把它垂直于层面放置可以轻松得到更精确的测量数据。在某些地区有 1~2m 的可伸缩塑料卷尺，它们对于照相和图形记录很有帮助（图 2-13a）。这些硬尺可以轻松用于测量局部水下岩层厚度，例如在前滨的岩层以及从底到顶测量那些不易接近的岩层。当你自己测量时也很方便，因为它们比你手臂跨度要更

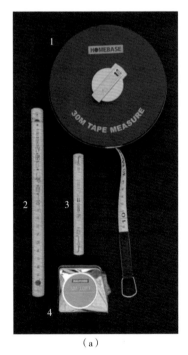

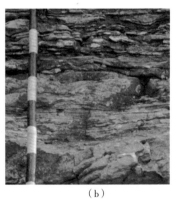

（a）　　　　　　　　　　　　（b）

图 2-13　测量工具

（a）用于测量的多种卷尺：1—测量卷尺，2—折叠尺，3—1m 折叠尺，

4—伸缩金属卷尺；（b）家用木尺测量大概尺寸

长。很多已知长度的物体或铁尺或木尺都能用于完成一般的测量（图 2-13b）。当你测量一处地质特征的尺寸时，一定要注意不要将卷尺斜放于层面夸大了实际距离。例如，在图 1-1a 中为得到真厚度，卷尺顶部需要贴紧岩层才能垂直于层面。

当倾斜岩石暴露在水平面时（如采石场地面，河流剖面或前滨），几乎无法直接测量岩石的真厚度，需要测量垂直于走向（d）和岩层倾角（θ）的水平距离（图 2-14）。实际厚度的公式如下：

$$实际厚度 = d \cdot \sin\theta$$

这个公式可以得到较为准确的岩层厚度，估计未出露岩层间的距离（如前滨被海滩沉积覆盖的不连续岩层），或是检验一系列倾斜岩层的累积厚度。岩层厚度对野外工作的目的很重要时，这个公式一直是个好方法，如果可能，利用多种方式测量厚度，比如单独测量每个岩层然后测量一组岩层的厚度。

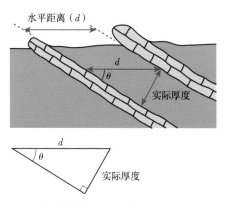

图 2-14 通多测量倾斜岩层间的水平距离计算岩层实际厚度

二、利用雅各布尺测量倾斜地层厚度

出露在斜坡上的倾斜地层，其厚度难以测量，如在山坡上，坡面总是不与地层呈 90°相交（图 2-15）。雅各布尺和勃氏罗盘—测斜仪在这些创面上可以快速且简易地使用，并且它们组合在一起进行垂向距离上的精确测量。

雅各布尺既可以购买，也可以用一根截面 2cm×5cm，长约 1.25~2.0m 的木尺制成（选择刚好低于眼睛高度的长度，便于多次测量）。

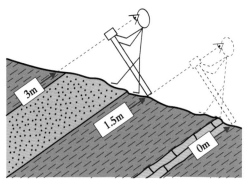

图 2-15 利用 1.5m 的雅各布尺和勃氏罗盘测斜仪测量厚度

将罗盘—测斜仪的东侧（因此测斜仪位于下部）与木尺的一端相连，并确保木尺的末端与长边呈 90°，以便使罗盘—测斜仪垂直于木尺。为了精确测量，将罗盘—测斜仪从木尺的底部移动到距离相当于罗盘—测斜仪长边与瞄准镜中心之间的几厘米处，将长视镜末端的窥视镜折叠成 90°，并调整反光镜的角度，以使你可以通过窥视镜和镜子上的洞看到罗盘的盘面。要测量地层的厚度，请完成以下操作：

（1）测量将要计算厚度的地层的走向和倾角（第二章第三节第一小节），并画出一条垂直于走向的导线。

（2）将勃式罗盘——测斜仪上的测斜仪设置为地层倾角。

（3）从导线的底部开始，将雅各布尺的末端放在地层中你希望测量的点上，并将雅各布尺向下倾斜，直到罗盘长水平仪的气泡居中（即雅各布尺垂直于层理面）。

（4）通过窥视镜和镜孔瞄准地面上的一点，确保罗盘中长水平仪保持水平。地面上的这个点就是你的雅各布尺距离测量起点的长度（图 2.15）。

（5）整个坡面都可以采用这样逐步向上移动测量的方法，直到最后一次测量的点。各测量视点之间的层与界限需要（在记录本上）进行标记。

如果你有一个野外工作同伴，你可以使用一根已知长度的杆或折叠尺作为简单的雅各布尺，来测量斜坡上或厚度大的倾斜地层。手握杆并使其大致垂直于待测地层得走向。你的同伴站在 5m 开外，首先通过目测告知你如何调整杆的角度，使之与地层走向垂直。然后不握尺的人通过目测估计地层厚度，即杆上一条垂直于尺顶端到地层的假想线。

对于一些特殊情况可能需要现场制作一个标尺：例如，标记一块黑白条纹的薄长木板（图2-13b）。或是，测量一些不易接近的悬崖，当绳子挂在悬崖时画出绳的长度然后照相。

第六节 分类和颜色图表

已经建立好的多种对比图表能用来提供岩石的半定量描述和岩石内部的变化信息。包括粒度图版和岩石分类图表。这些图一般在书结尾的附录里，也可以购买那些颗粒大小和结构的图表在野外使用。使用粒度图版来确定颗粒大小，方法是把卡片边缘放在岩石新鲜面的顶部，对比图中与岩石中的颗粒大小，直到两者平均颗粒大小匹配，而且最大和最小颗粒也相似（图2-16）。如果颗粒很小，则需要把手持放大镜放在卡片和岩石上观察。如果岩石很分散，收集几个有代表的颗粒来判断平均大小。

弱酸可以用于检验碳酸盐岩。岩石的新鲜面没有风化和矿物覆盖，必须在酸腐蚀之前获取。酸在新鲜钙上会产生二氧化碳并发出强烈的嘶嘶声，但是对白云岩的反应会小很多（钙镁碳酸盐岩）。新鲜粉状白云岩会更容易发出嘶嘶声。在使用酸时必须遵守健康和安全的注意事项。在沉积岩中有一个更简单和安全的方法来判断是否有碳酸盐岩，就是测试岩石的硬度。沉积岩中最常见的无色矿物是石英和方解石（携带少量长石）。石英可以刮花铁器，而方解石不会。长石有明显的解理，而且当它们风化时会有变成白色粉末的趋势。

颜色的差别可以用孟塞尔颜色片来确认。这在主要变化之一是颜色（如泥岩），和/或颜色已经证明是成分的一个重要鉴别指标的情况时，特别有用。全套孟塞尔颜色片足以应付野外使用，但是岩石某些典型色彩的短缺，可以从地质设备商店和地质协会出版物那里得到。

条纹板（磨砂玻璃或陶瓷板穿过被刮划的岩石）对于从岩石或矿物中获取颜色很有帮助，更易于和颜色表对比。

孟塞尔颜色体系是基于所有可以通过球体中的某一点来定义的变化颜色。界定颜色处于球体的位置需要考虑三个方面：

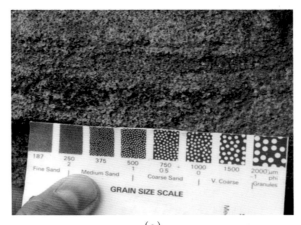

（a）

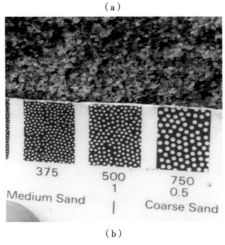

（b）

图 2-16　使用粒度图版来判断平均颗粒大小

（a）图中例子颗粒大小为 500μm。颗粒大小在 375~750μm 间变化；

（b）将（a）放大观察

（1）色值（或亮度）：用来表示苍白或黑暗的程度。例如，在黑（1）白（9）之间的灰度。色值通过球体的垂直轴来表示（图 2-17）。

（2）色调：孟塞尔颜色系统定义了 10 种主要的色调。通过将球体划分为 10 个切片或片段来表示（图 2-17a）。每个切片再被细分成 10 个数字切片。数 5 代表色调的中心，10 表示另一个色调的边界。

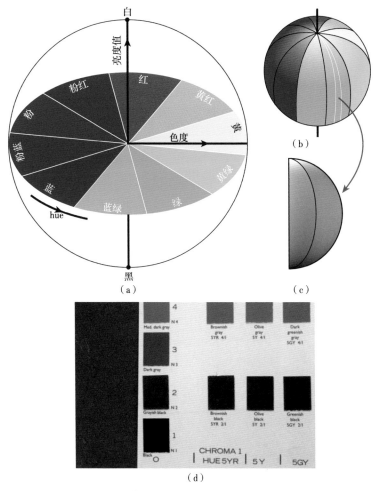

图 2-17 高度简化的孟塞尔颜色的三维表示

（a）球体内值、色调和浓度的轴；显示了 10 的色调，但是为了简单起见，没有显示具体的细分和色度；（b）越靠近顶部颜色越浅（色值在提高）；（c）某段的部分表示色值朝着顶部逐渐增加而色度朝着外围增加；（d）孟塞尔色表的部分专为岩石设计；样品中左边的灰色富有机质泥岩的孟塞尔色为 5Y 2/1（橄榄黑）

（3）色度：这是色调的饱和程度，与等效灰度相关，由球体中心到球体周围的距离来定义（图 2-17a 和图 2-17c）。

孟塞尔色值被赋予数值：色调值/浓度。例如，5R 4/6 是指 5R 的色调、4 的色值和 6 的色度。

第七节　地质锤、凿子和其他工具

　　地质锤对于大多数的野外工作都是必需品。对于样品的采集、岩石和矿物新鲜面的获取描述都是必需的（图2-18）。但是有可能

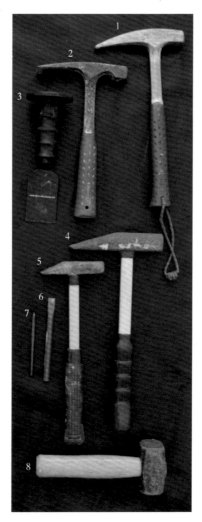

图2-18　一些不同的地质锤和凿子

　　（1）Estwing 镐或锤；（2）Estwing 凿头锤；（3）带护手的冷凿；（4）和（5）2.5lb 和 1lb 的带玻璃纤维轴的锤子；（6）铅笔凿；（7）瓷制划线器；（8）3lb 的块状锤

不需要地质锤采集样品也能完成许多野外工作。暴露在海边峭壁和沿着海岸的岩石，在新的壕沟或切割道路通常不需要锤击，事实上轻微的风化和冲刷面不会比凿出来的面差。对于沉积岩而言1lb的地质锤就够用，对于火成岩、变质岩和坚硬的沉积岩可能需要2lb或是更大的地质锤。总之，好的凿子或地质锤可以用来开辟层面（节理、层面和页理），并从坚硬的岩石中挖掘样品（第十三章第三节）。

出于安全原因，使用地质锤而不是其他木制或金属工具很重要。这是因为要砸石头，锤头必须牢固地安装在锤轴上，它要由适合等级的钢材、不会碎裂且符合人体工程学设计的材料构成。如果没有专业的地质锤，可以用砖头和石头来代替。购买锤子要考虑的其他方面包括：最适合你使用的手把类型及使用时的舒适度。所有地质锤都有一个平坦面，另一端要么是凿子，要么是镐（图2-18）。凿子的末端对于把岩石分开是很有用的，虽然它没有带独立凿子的地质锤那么有效和精准。镐对于敲击裂缝并把样品撬出来很有用，同样对于一般的岩石面也有用。有些地质锤的头部和轴都由金属铸造而成，因此它们非常结实；然而，锤击时通过轴传递到你手和手臂的感觉会更明显。另一种选择是使用安装在木制或玻璃纤维杆上的钢头。轴会吸收大部分的震动感；而且这类锤头能有效工作。然而，带有玻璃纤维杆的就很不常见了。请注意锤子或凿子上的锈蚀，会造成在潮湿环境中使用时无法避免的结果（如图2-18条目2、4、5），锈蚀对用于做地质分析样品是潜在的污染物。锤子可以用钢丝刷或丝绵清理（如图2-18条目1所示）。

如果岩石没有良好的解理或裂缝或需要精确放置的样品，最好使用凿子。许多更大的冷凿子现在配备了护手（图2-18条目3）。对于精细的标本，如化石或矿物，小铅笔凿是有用的。如果你需要做大量的凿击，一个块状或一个裂纹锤是有用的。

对于疏松或不稳定的沉积体，铲子、锄头或石工铲对于移动表面的风化湿滑物和清洁表面很有帮助，之后可以看到沉积构造（图2-19a）。如果岩石表面坚硬且覆盖着薄层地衣、苔藓和铁矿石并且没有可替代的露头面，可以用坚硬的尼龙刷或铁丝刷来清洁表面（图2-19b）

小贴士：不锈钢铲和泥铲在清扫黏性黏土时很有用，因为黏土
更容易滑落。

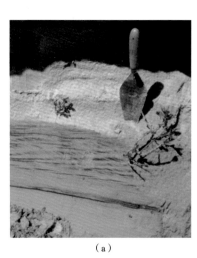
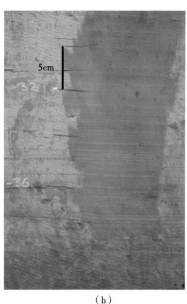

（a）　　　　　　　　　　　（b）

图 2-19　未固结的砂岩显示出水流形成的爬升沙纹

（a）这种构造通过用泥铲边缘小心刮擦砂岩表面而显示出来；没有准备好的表面位于
泥刀面的右侧；Shellingford 交叉路口采石场，牛津郡，英国（英国开放大学 Angela
L. Coe）；（b）下侏罗统泥岩与表面铁涂层（黄色）和通过强力钢丝刷获得干净的表
面；注意刮划面如何显示之前不明显的纹层；深划痕相距 5cm；这种轻微的表面刮划
迅速风化，不会造成严重的保留问题（Anthony S. Cohen，英国开放大学）

第八节　野外工作簿

除了安全设备，食物、合适的衣物（表 2-1，第二章第十一
节）、纸质野簿或是电子野簿（第二章第九节）可能时最基础的野外
工具了，野簿记录的数据类型，无论纸质或是电子，在第四章讲述。
市面上有各种适用于野外工作的记录本，根据特定的任务选择最适
合的，同时也要考虑个人的喜好。不同类型野簿的优缺点如下：

（1）硬皮或软皮：户外工作更推荐硬皮野簿因为它更结实牢固。一些野簿有一个软内封面和一个外塑料封面，这些也是相对结实。

（2）大小：野簿的大小和个人喜好有关。考虑个人书写的大小，如何携带，需要画多少素描图以及是否需要在不方便的地方使用，例如在受限的空间里小野簿更容易携带。许多地质学家使用 15cm×20cm 的野簿，也有一些喜欢 30cm×20cm 的尺寸。

（3）缝制、胶合或螺旋装订：在野外缝制和环绑定是牢固的。胶合装订可能会松散，除非他们非常可靠，否则不推荐。螺旋装订使野簿能弯折，如果野簿尺寸大会很有用处。然而，对这些野簿来说，需要翻页时不太容易。此外，纸张可能会扯出而丢失。

（4）平面纸、画线纸或方格纸：这和个人喜好也有很大关系。平面纸的灵活性很好，对于画素描图很有好处；线条和网格也能使笔记有序，而且他们对于图表中的比例和大小也是有用的。

（5）标准纸张、防水和全防水纸张：质量差的纸张在频繁的野外工作或不利条件下使用，很快就会损坏。因此需要购买品质好的纸张。一些野外记录簿使用防水纸张，在长期的野外工作中能较好地保存。大多数的艺术写生簿纸的质量都很好。尽可能购买全防水的野簿。这在特别潮湿的地区或近水的工作区十分好用，例如前滨和河流会使野簿变湿的可能性较高。

（6）铰链的位置：一些野簿铰链沿着顶部边缘，有些其他的铰链则沿着右手边缘。无论你的惯用手是哪支手，这都值得考虑。

> 小贴士：一些牛皮夹或松紧带可以用来把你不在上面写的野簿页夹在一起，特别是在刮风下雨的时候。在暴雨天气，可以把野簿放在一个聚乙烯袋子里，用手提着。

第九节　用野簿电脑、上网本或平板电脑作为野簿

小型野簿电脑、上网本和个人数码产品可以在野外工作中记录数据。一些公司和政府机构在某些特定的野外任务中广泛的使用这些设备。使用电子的野簿还是纸质的野簿，以及使用什么样的电子

产品需要考虑很多因素。列出以下重点：

（1）该设备是否在你将要工作的特定区域实用且牢靠？每天你是否有一个备份系统来下载数据？如果你不能满足这些要求，使用电子野簿的风险很大，因为你可能轻易丢失掉重要的数据。

（2）使用的电子野簿是否匹配你希望收集的数据以及如何使用数据？例如，如果数据需要共享或者需要存放在地质信息数据库中，电子野簿比纸质的能更加高效地完成任务。然而，你需要绘制大量的岩石特征图，电子野簿可能就不够灵活和高效，纸质的反而会是更好的选择。

（3）你有充足的电力供应为电池充电吗？这可以来自任何家用设备，如车载电池、便携式发电机和便携式太阳能板。

（4）你能在刺眼的环境里轻松浏览屏幕吗？

（5）你能找到用于收集各种数据的、合适的软件吗？

（6）设备能在野外的温度和湿度中充分工作吗？（低温和高湿度的环境可能造成问题）

使用电子设备有一些明显的优势：数据更容易传给他人；你能直接从数据库中使用数据；你能用他人的数据访问和覆盖你的数据。

第十节　书写设备、地图和相关文献

一、书写设备

（1）铅笔：用来做笔记、画素描图的铅笔是必需的。机械铅笔（也叫推动铅笔）用于素描图上的书写和标记很流畅。传统的铅笔倾向于更好地在素描图中描绘不同的厚度和阴影（第四章第三节）。无论是机械或传统的铅笔，HB 到 2H 的硬度适合大多数用途。H 或更高硬度的笔芯具有持久保存的优点，书写在野簿上不会轻易模糊。B 和 2B 的软芯可以在湿纸上写字而不把纸撕裂，适用于非常寒冷和阴暗的条件。在炎热的条件下 2H 铅笔或更高硬度不易被涂污。

（2）钢笔：除了个别人，多数地质学家在野外从来不用钢笔。钢笔的优点是笔迹不会被擦去，但它们在户外条件下并不总是可靠。需要留心墨汁是防水的及在炎热环境里不会弄上墨渍。圆珠笔不能在湿纸上书写。

（3）铅笔刀或小刀：传统的铅笔需要削尖。一支质量好的铅笔写出的字迹明显有工整和潦草之别。当铅笔尖略钝时，用来描绘阴影的效果更好（第四章第三节）。

（4）彩笔：有几种彩笔在野外记录某些特殊符号时很有用，如样品。彩笔的更多用法见第四章。

（5）橡皮擦：纠正错误或修改素描图的必需工具。

二、地图和相关文献

地质地形图、区域地图、照片和文献等组成了野外工具的基本部分。用地形图来确定自己的位置很重要。航拍照片也有用处。如果地区和露头被认真研究过，你野外工作目标的一部分是评估和纠正已出版的资料，那你需要拿到该区域的主要出版物和相关章节。这会使你能够检查以前研究的细节，并用你的新数据纠正之前的数据。这在野外工作是非常简单有用，你能够检验不同的可能性和鉴别文献中记录的关键特征，而不用再次返回做重复性的工作。有地质信息的地形图也是野外工作的必要用品。

> 小贴士：为保持野外工作的稳健性，带上地图或图表也很有作用，比如化石鉴别图或经常使用的地层综合图。

第十一节　舒适度、野外安全和野外安全设备

一、服装、背包和个人物品

野外工作通常涉及体力消耗，可能涉及极端的天气条件和在工作环境不友好或偏远的地区。由于这些原因，选择舒适的衣服，并为一系列可能遇到的情况做好准备很重要。查看你将要前往地区的天气情况。多数的登山和户外衣物比较合适。衣服最好有口袋可以装铅笔、钢笔和罗盘测斜仪等工具，以便使用它们时触手可及。此外，一个小的肩包或皮带包用来装野簿和野外设备也很有用。如果你在潮湿的地方工作，最好穿速干和包裹性强的衣服。如果你在炎热的地方工作，天然面料制成的宽松服装往往最舒适，并且建议覆

盖大部分的身体来保护皮肤免受晒伤。多数地质工作要求穿戴帽子（第二章第十一节）。帽子（太阳帽或是其他大的帽子）用于在长久的日晒下保护头部。在寒冷的条件下帽子也可以用来御寒。背包对于携带野外设备、食物、水、急救药物以及衣物很有用。对于衣物和个人用品的建议参考登山指导（第二章第十三节）。

二、野外安全

对于你将要前往的地区做好紧急情况的急救相关的计划很重要。这里有三个重要方面对于野外安全：

（一）做好准备

确保你或野外小组成员中的一人携带正确并能良好工作的（安全）设备。这不仅包括第二章第十三节中列出的特定安全条目，也有确定你的位置和安全返回市区的工具（如地图、罗盘和GPS）、充足的食物和水、应急口粮、应对不良天气情况的衣服、急救箱和应急的设备工具（如移动电话、收音机或卫星电话；表2-1）。团队中至少一员接受过急救训练。如果野外组织、大学或雇主要求，应做出一个风险评估。团队成员自己要决定是否有足够身体条件穿越他们将要遇到的地貌。

小贴士：提高危险意识，处于危险时及时提醒自己和他人。

（二）评估和监测潜在的危害

尽可能在出野外之前做风险评估，和之前去过的人讨论或者使用该地区的地图、导游手册、卫星图像（如谷歌GPS）、航空照片和野外照片。即使你在去野外前做出了风险评估，也有必要持续监控可能存在的任何危险。如果风险很高或是遇到危险的可能性很大，应该准备随时停止野外工作。如下是一些可采取的预防措施和常见风险：

（1）落石：避免去最近发生落石和有大量悬垂和不稳定面的地区。任何时候带上帽子都没错。小心不要把石头弄到别人身上。当天气变化时许多峭壁和陡坡变得不稳定，如暴雨和干旱。如果岩石经常不稳定，观察什么条件下它们不会掉落，尽可能在安全时间完成工作。

（2）雪崩：在高山地区存在一种危险就是雪崩。最常见是刚落雪后在30°~45°的突起陡坡和温度改变时，你应该确保自己知道哪里会雪崩，标注雪崩标志，挑选树木多或者沿桥的路线。

（3）泥石流和散石：走在泥石流或沼泽中非常危险，可能会陷入其中。泥石流常发生在暴雨后，避免去泥石流活跃的地方。

（4）涨潮：在潮汐沿海区域工作时，要确保了解涨潮的时间和位置，你的规划路线哪里有潮汐，注意海风和大浪会使潮水更加剧烈。

（5）滑石：藻类覆盖的前滨岩石或河床非常光滑。避免去这些地区，例如走在海滩的高水域里或被海浪冲刷的藻类里。当岩石表面的藻类干燥时不会湿滑。

（6）不均匀的表面和覆盖着巨石的表面：确保你穿着坚固的鞋子保护你的脚踝、脚趾和脚，花点时间挑选一条好路线，确保你不会疲劳和滑倒。

（7）恶劣天气：这很容易导致体温过低、中暑或脱水。对可能出现的天气做好准备。在炎热的条件下确保你有太阳镜、防晒霜和大量的水并且可以掩盖你的头部。冬天确保穿保暖的衣服，并有良好的防水质量，这也将保护你免受风吹。一顶温暖的帽子是至关重要的，因为你身体产生的热量相当大的比例是通过你的头部失去的。

（8）闪电：如果你在露天处遇到雷暴且距离你不到5英里，不要躲在树下和闪电可能到达的高地。如果来得及，从高地撤离。在一个空旷的地方蹲下来，尽量不要碰触其他物体。如果你在车里，你会非常安全，但避免触摸汽车的任何金属物体。如果你靠近水（例如湖和海），离开闪电可能击中的地方。

（9）危险的野兽和植物：注意任何本地的危险或有毒的生物群，例如蜜蜂、黄蜂、蛇、水蛭、蝎子、蜘蛛、熊、毒橡树（美国）和蝉，水传染生物以及处理野外遇到的其他危害。

（10）工作机械和有毒物质：在采石场和矿山，工作机械是一大危险。大型挖掘机和挖掘机司机的位置经常使他们看不到眼前的事物，所以要特别小心。对于有害物质请遵循提供的、具体的健康规定和安全准则。

（11）疲劳：疲劳会使人反应迟钝。现场工作很容易持续很长时间，特别是长时间的光照工作。保持你的正常工作时间，如果可能的话，并确保定期饮食。团队的领队或医务人员要注意那些表现疲劳、头痛或恶心的人，并采取适当的措施行动（如应对高原反应，要迅速下降高度）。

（三）了解急救工作

团队成员要知道谁是急救员。在较大的团队中，建议建立一个指挥链，以防发生事故。确保你知道如何联系紧急服务，你正在访问国家的紧急情况电话号码是什么，手机信号覆盖范围是哪里和你在哪里能获得信号。在许多海滩、悬崖峭壁及山区信号覆盖率差或不均匀。在部分地区可能需要携带卫星电话或收音机。

三、野外安全设备

在危险区域工作时穿防护服不仅是必要的也是明智的，随着多种风险评估的完成，在世界很多地方已经立法。所有的安全设备应该定期检查。

（1）安全帽：在有悬崖的地区，有岩石掉落风险，因此安全帽是至关重要的。安全帽会防止脑震荡或颅骨骨折。如果有更大的落石那它也不能保护你。塑料安全帽有内置塑料颗粒，可根据你头的大小进行调节，头顶和帽子之间留有空隙，对于大多数人的目的是可以满足的。这些都可以从大多数建材商或硬件商店获取。此外，可以使用更多专业的帽子，例如攀岩头盔。这些帽子的优点是有下巴带能固定帽子；缺点是它们往往缺乏一个面罩，因此不能保护你的脸。阳光照射塑料使它们变脆，因此要检查帽子没有超过使用期。有一个小后排水管的安全帽，在雨天是有用的，因为它阻止了水在你的脖子后面流动。

（2）反光服：在采石场和路边工作时，穿专业的荧光服非常实用且必要，这样保证你可以被看见。

（3）护目镜：当锤击岩石时，佩戴护目镜或包裹保护眼镜来保护眼睛一个很好的做法，以此防止岩石碎片对眼睛造成伤害。岩石碎片击伤是地质学家常遭遇的伤害。根据被敲击岩石的类型来保护身体其他裸露的部分。已经发生过来自岩石或锤击的碎片进入一个人的眼睛，击伤脖子、腿和手臂的事件。不同类型的岩石形成不同的碎片。火成岩特别是橄榄岩，碎裂严重，就像燧石一样。

所有的现场设备应定期检查，例如你的地质锤锤头是否安全固定在它的轴上，以及你的地质锤和凿子是否显示出金属疲劳、剥落和裂缝（图2-20）。许多冷凿上装有护手器（第二章第七节）。这些能非常有效地防止你无意中击中你的手。

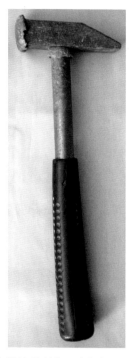

图2-20　地质锤头部呈现剥落（头部长12cm，若进一步使用，
　　　　由于金属松动可能产生小的锋利的碎片）

第十二节　保护、尊重及获得许可

　　私人土地上的所有地质遗迹或涉及的所有地质遗址需要穿过私人土地到达，野外团队中的成员应先征得当事人进入土地的许可，如有必要进行取样。这可能是一个相当复杂的过程，谁拥有土地通常是不明确的，除非像一个采石场。地质调查人员，其他参观过该地区的地质学家、地方委员会、国家公园当局和居住在附近的人都可以提供信息。尊重所有的地区和当地的法规。不要忘记其他的地质学家也希望前来调查。另外还要尊重当地的文化、宗教和国家遗

产行为守则。可能有些地区无法到达，没有特定许可样品也无法带走。不同的国家地区有不同的行为准则，但大多数是相同的。要考虑的主要问题在表 2-4 中。许多国家都有生物和地质遗迹保护区。这些地区不仅受到建筑发展的保护，也有采样和丢弃样品的特殊规则保护。对于化石区域的保护尤其重要（第五章第一节）。

表2-4　农村和荒野地区道德规范主要总结

农村和荒野地区道德规范
对个人行为负责
发现财产时不要挪动
尊重他人隐私和文化习俗
不要破坏动植物
不要留下垃圾
除非必要，不要敲击和采样
遵循土地拥有着的指示

参 考 文 献

Backer, H. D. (ed.). 1997. *Wilderness First Aid: Emergency Care for Remote Locations*, Jones and Bartlett Publishers, 350 pp.

Bagshaw, C. 2006. *The Ultimate Hillwalking Skills Handbook*, David and Charles. 160 pp. [Guide to llwalking that covers matters which are directly transferable to geological fieldwork, including fitness, navigation, fi rst aid, clothing, weather, etc.]

Duff, J. and Gormly, P. 2007. *Pocket First Aid and Wilderness Medicine*, Cicerone Press, 247 pp.

McNab, C. 2004. *How to Survive Anything, Anywhere: A Handbook of Survival Skills for Every Scenario and the Environment*, McGraw Hill Higher Education, 320 pp.

Mears, R. 2001. *Outdoor Survival Handbook: A Guide to the Resources and Materials Available in the Wild and How to Use Them for Food, Shelter, Warmth and Navigation*, Ebury Press, 240 pp. [Month by month guide to living in the wild and advice on navigation.]

Mears, R. 2003. *Essential Bushcraft*, Hodder and Stoughton, 240 pp.

Pollard, A. J. and Murdoch, D. R. 2003. *The High Altitude Medicine Handbook*, Radcliffe Medical Press, 193 pp. [Invaluable guide to the recognition and treatment of altitude sickness, as well as many other conditions liable to be encountered at altitude or simply when travelling. Contains other useful sections on trekking including legal information.]

Wiseman, J. 1993 . *SAS Survival Guide*, Collins, 384 pp. [Useful sections on clothing, first aid, what to expect in a variety of terrains, and other tips for survival in more remote regions of the world.]

第三章
不同尺度的野外观察介绍

第一节　前言：目标、地点及方法

首次到现场观察野外露头，或者即使是第二次，也可能有你不认识、不理解以及无法解释的地质特征。克服这一挑战需要仔细的研究、耐心以及经验。本章介绍了野外地质工作的一些关键问题以及克服野外数据采集及理解野外露头的系统方法。关键问题如下：

（1）野外工作的目标是什么？

（2）采集数据的最佳地点在哪里？

（3）如何准确地确定自己的位置？

（4）面对一个新的露头，该从哪里开始？

（5）采集数据最合适的方法是什么？

小贴士：如果你面对很多优质露头，不知道从哪里开始时，把它分解成许多的小部分。首先集中在露头剖面的一部分。如果可能的话，寻找平行或者垂直岩床的一个剖面。

一、定义野外工作目标

野外工作可以解决特定的科学问题。在出野外之前这些需要明确的定义。当在野外面对大量优质岩石露头，很容易被其他有趣的地质现象分心或者在特定方面花费太多时间。例如，如果野外工作的目的是确定环绕某沉积盆地的一系列断层的方向、位移量，那么对于沉积目的层最关键的特征就是用地层知识确定断层的位移量。另一方面，如果野外工作的目的是绘制地层演化综合柱状图，则不需要任何构造运动的细节。只有在按地层序列排列地层和补偿地层位移时，才考虑构造作用的影响。

在你进入野外之前，要决定好野外工作和野外总体目标，并在考察期间频繁地提醒自己。将总体工作按照日期分配成可完成的任务，在天气或时间变化时，可能需要进行审查和修订。另一个要记住的重点是不要对某单一观察点的岩石做过度解读。相反，尽可能多地结合野外考察的证据，把单一或者更多的猜想整合在一起。写下每一个假设提出的问题，想想你需要收集或从文献中寻找的其他数据，来辨别这些相互矛盾的假设。几乎所有的地质记录是不完整的，所以可能仅有一小系列的线索指示过去发生了什么。

野外考察常见的总体目标总结在表3-1，此表也提供了各章节中技能与如何实现目标的参考信息。为完成这些总体目标的日常特定活动有如下一些任务：（1）考察一个特定区域的新露头；（2）采集特定单元的数据；（3）绘制工区地图；（4）采集样本；（5）或检查前一天收集的数据。

表3-1　完成野外地质工作的常见目标及章节索引

总体目标	主要数据收集	参考章节
对工区地质的常规性全面了解	从所选代表性露头上获得岩性、构造、年代数据	第五—第十章
建立工区地质演化史	工区各主要单元的相对地层年代资料和基本地质资料及其相互关系	第五—第十章
绘制地质图	在时间和资源允许条件下从尽可能多的露头上获取岩性和构造信息	第十章
确定沉积环境	沉积特征及古生物特征的地质综合图、素描图及沉积相分析图	第五—第六章
记录气候变化	能指示环境变化的图解数据收集；具有代表性的高分辨率数据分析（如碳同位素）	第六章
确定一段地质时期的海平面升降史	由近端至远端的地质记录；层序地层学原理的应用	第六章

总体目标	主要数据收集	参考章节
生物地层学	通过地层或古微生物样品分析采集区域明显化石体系	第五章
确定灭绝事件的级别	记录发现物并确定化石的地层范围	第五章
确定一系列火成岩事件的性质和顺序	确定整体的矿物学和岩石结构包括存在物/缺少物、斑晶的组成、尺寸、形状及气泡的组构;检查横切面和冷却关系	第七章
记录活火山的运动	地震、气体排放、重力、地热及观察数据	第七章
采集样品进行地球化学分析以了解地球过程/作用	露头的取样地点和岩石特征	第六—第九章、第十三章
确定矿产资源位置	采集样本及绘制样本图做进一步分析	第十章、第十三章
记录工区构造形变史	测绘、构造测量、剖面图及立体图	第八章、第十章
地震预报与监测	测绘与地球物理测量	第十章、第十一章

二、确定野外考察地点

岩石露头的数量与类型变化取决于不同的气候区,从几乎寸草不生的100%干旱地区到大量植被覆盖的地区,如热带。如果这些地点安全且能接近,则海边悬崖、开采中的采石场、新的路边剖面,这些地点由于大量裸露的岩石及未被风化的特点能为我们提供优质的露头。溪流及河流也可以是很重要的。如果你是第一次出野外,并且基于该地区先前的考察资料没有确定明确的观察位置,花几个小时或几天完成对该地区的勘察,找到最适合的野外工作目标。表3-2提供了寻找合适野外露头的几种环境类型。如果你要绘制详细的地图,除非有横切地图剖面100%野外露头的情况,否则需要考虑所有的野外露头。为了解决所有其他野外工作的目标的问题,以下几点在选择野外露头时值得考虑:

(1)是否具有代表性;

(2)地层完整性;

(3)岩石风化程度;

(4)在不用清理野外露头的情况下岩石是否适合采样;

(5)可采集性;

（6）安全性。

表 3-2　寻找露头的可能地点（动物洞穴及树木可能会扰动岩石类型，小块岩石可能会给潜在的沉积单元做指示，这类信息应直接与从岩石暴露处收集的类似数据进行比较）

潜在的露头位置
高地、半干旱和干旱地区的自然暴露
所有河流和河流断面，特别是在有地形梯度的地区
前滨及海崖
矿山采石场
建筑场地的地基
动物洞穴
连根拔起的树桩
路堑
隧道
滑坡后壁
湖边悬崖

> 小贴士：当记录步数时，记录脚步的次数将减少数错的一半可能性。当你要走很远的路时，最好使用计步器。

三、定位

地质数据是受空间条件限制的，因此准确地记录地质特征的位置是非常重要的。第一步就是定位野外露头的位置。如果你使用的是 GPS，检查是否调整为所在国家的网络系统（第二章第四节）。你的位置可能在地形图上明显判断出来。然而也有使用这些办法并不可行，或者需要更精确位置的情况，这时就需要使用你的指南针做三角测量（图 2-11 和图 2-12）

四、定位的其他方法

在树木繁茂的地区，偏僻特征性差的地区及部分河流峡谷，可能无法使用罗盘读取你的位置。在地球两极附近罗盘不可靠，此时需要使用 GPS 或者影柱法（Wiseman，1993）。如果你在地势相当陡峭的地区，测高仪会对你有所帮助。在树木繁茂的地区和其他普通的地方，你可以设置指南针的方位，沿着它进发。当你沿着指南针方位行进时，可以手动计算你的步数或使用计步器，进而计算从一个已知点行进的距离。为此，你需要通过测定一段已知距离内行走的步数来校准你正常步伐的长度。你沿着特定的罗盘读取出的距离可以综合形成横断面。

第二节　观察尺度（规模），从何处开始及基础测量

地质观测需要在一定范围内进行。从大区域规模开始，这将提供整体背景。然后，考虑整个露头，紧接着是露头内的单元尺度，最终集中在手标本尺度上。

一、区域背景

在开始任何实地调查之前，研究区域背景及前人工作是必不可少的。除了书籍、科学论文和区域地质图，基于网络的卫星图像显示系统，如谷歌地球提供了在大尺度空间上调查该整体区域并做初步观察的简单方法，在某些情况下更详细。室内区域地质研究可以用来收集以下信息：（1）接近野外点位与内部的情况；（2）整体地形；（3）潜在露头的类型及位置；（4）岩层的构造与走向。

二、露头整体

第一次到大型野外露头是令人兴奋也是艰巨的。通常很难知道从哪里开始，检查露头是否安全（第二章第十一节），然后在做决定之前环视一遍，从不同角度进行观察。

处理一个拥有不同岩石类型及特征的大型露头的方法就是首先根据明显特征如颜色、风化特点把露头划分成不同的单元。在大多数情况下，你要寻找拥有 2~10 个单元的露头（图 3-1），超过这些将很难把控。如果你的露头有超过 10 个单元，你可以尝试将它们组合在一起。在完成更详细的观察之前，从远处观察确定这些单元的主要特征是什么，并考虑用素描图来显示这些特性及其相互关系。

野外地质考察实用手册

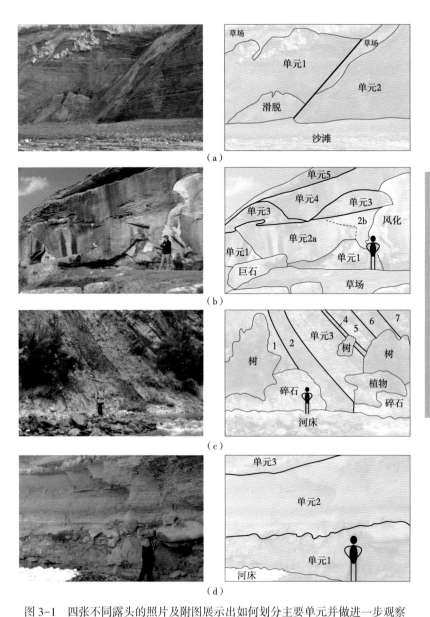

图 3-1　四张不同露头的照片及附图展示出如何划分主要单元并做进一步观察
　（a）位于英国，萨默塞特郡 Blue，Anchor 的三叠纪与侏罗系地层断层（崖高 10m）；
　（b）位于英国，Northumberland，Bowden Dors，的石炭系地层；（c）新西兰，South
　　　Island，出露的始新统地层；（d）塞浦路斯，Choirokitia 的新生界地层
　　　　　　　　　　　（a—d：英国，开放大学，Angela L. Coe）

你对野外露头大规模特征的初步观察应该包括以下特征：

（1）接触关系：记录是否为渐变接触（2单元内部和2单元、3单元之间的颜色变化；图 3-1d）、明显变化（1单元、2单元间的接触；图 3-1）或者是否它们为平整接触（图 3-1a 和图 3-1c）或不规则接触（图 3-1b 中 2 单元、3 单元之间的接触关系，及图 3-1d 中 1单元、2单元之间的接触关系）。尝试说明不规则的几何接触关系。

（2）厚度横向变化：注意任何变化的位置和数量。这些可能涉及地质作用如侵蚀、断裂、河道或海底水道，堤岸或山脊的变薄，沉积岩或火山岩沉积环境的改变。注意哪些单元存在厚度变化（单元 4；图 3-1b），哪些被截断（单元 3；图 3-1b）。

（3）交叉切割关系：寻找交叉切割。例如一个火成岩岩体切割老地层（图 7-1），侵蚀下切或角度不整合（图 3-1b 和图 3-1d）。

（4）位移和变形的证据：寻找褶皱和断层（图 3-1）。注意方向角和尺度的任何变化趋势。

（5）角度不整合：寻找与层理方向改变有关的岩石类型的变化。

你需要寻找的大型风化特征为：

（1）这些单元是否来自悬崖或者风化壳（如图 3-1 所示第 4 单元与第 5 单元）

（2）这些单元是否很大，比如：无结构（如图 3-1b 所示第 1单元、第 2 单元、第 4 单元）

（3）这些单元是否破碎成板状或是脆性的（如图 3-1c 所示第 1至第 3 单元）

（4）植被上是否有任何显著的变化，可能与岩性的变化有关联（图 3-1c 所示第 1 单元和第 4 单元有树林作为证据），即不同岩石类型的矿物成分及渗透性支持不同的植物生长或含有不同的水分含量。

（5）风化作用的改变是否与颜色的变化相匹配，这些都预示着岩性的变化。

一旦你确定了主要的研究单元，依次近距离观察每一个单元，收集与野外考察目标匹配的数据。一些露头并没有暴露多少，在其他表面可能显示更多的信息（如风化侵蚀了层理或格架）。不要担心你不能直接识别岩石类型或地质特征。如果可能的话，检查露头不同部位的岩石或特征（如自然形成与切割对比，流纹与风蚀对比）及其与围岩或其他特征的关系，其性质和特点可能随着时间的推移而变得显而易见。如果不是，用相机及野簿仔细记录岩石特征或查阅参考文献，或寻求其他地质学家的帮助来识别它们。这些都是以有必要且采集样本是适当地为前提（第十三章）。当你已经收集了足够的信息来理解岩石类型及基本关系，那么你就做好了完成更详细研究并采集样品的准备。如果可以的话，将你做好的鉴别及观察与发表的文献信息进行比较和关联。

三、手标本

当你选择松散的样品时，或对某个单元的区域进行密切检查时，检查它是否在单元中具有代表性，或者有至少一个新鲜面。用地质锤可从疏松的样本上得到新鲜面。首先问自己使用地质锤是否会严重破坏露头，除非完全有必要，再用锤子敲取小碎样。要选择有代表性的敲取位置，你应该考虑单元的主要特点。例如，如果单元内80%是砂岩，其他20%是泥质砂岩，那么确保你的标本中含有主要砂岩。在检查完新鲜面之后，你应该检查是否有风化面来补充你的观察。在一些岩石中，如石灰岩、变质岩，差异的风化过程导致一些矿物或颗粒从主表面上裸露出来，使岩石更容易被识别。

备注的问题和标注为判断岩石是火成岩、变质岩还是沉积岩提供一些需要考虑的要点。岩石的组分和结构及物源环境也为岩石类型所属类别提供了良好的指示。表3-3为书中其他部分及附录提供的检查清单、岩石矿物组分表、岩石结构及分类表做出了总览。通常一个露头的几组单元是彼此相关联的，所以一旦你已经描述了一个手标本，你应该考虑是否可以通过简单地记录它们之间的差异来描述其他单元特征。通常在沉积序列中，也可以在火成岩岩体中，正是单元间的变化和差异为沉积序列演替过程的改变提供了线索。

表 3-3

	描述	常见矿物	结构	分类
沉积岩	表 A3-1	表 A3-2	图 A3-1—图 A3-4	第六章第二节第一小节图 A3-8、图 A3-9、图 A3-11、表 A3-5、表 A3-6
火成岩	第七章第三节	表 A4-2	第七章第三节	图 A4-1
变质岩	第九章第一节和第九章第二节	第九章第三节第一小节，表 A 6-1	第九章第二节	第九章第三节第三小节

当确定岩石是火成岩、变质岩还是沉积岩时要考虑以下一些问题：

（1）岩石是由连锁晶体、细颗粒基质晶体还是由细颗粒基质组成？如果它是由颗粒组成那么它很可能是硅质碎屑岩或碳酸盐岩，也可能是火山碎屑岩。如果它是由结晶矿物组成，则可能是火成岩，变质岩或其他较不常见的沉积岩如蒸发岩、结晶灰岩。

（2）岩石中的主要矿物是什么？沉积岩中只有有限几种矿物，其中特定的几种矿物能判断岩石变质条件。

（3）岩体显示分层吗？在许多情况下层理指示出沉积岩、熔岩流和火山碎屑岩。值得注意的是，一些变质岩和火成岩也可以显示分层，可能被误认为是层理。

（4）岩石的几何结构是什么？火成岩和沉积岩都可以形成的岩墙和岩床，但这些在沉积岩中相对少见。

（5）岩体的整体背景是什么？如果它们是由于接触变质作用形成或者在更广泛的露头上发生区域变质作用，那么观察变质岩是否沿着火成岩体形成了明显的环带状。

（6）岩石是否显示出矿物剥理（第八章第三节）？如果是，那么它可能是变质岩，虽然一些火成岩也会显示出这样的矿物剥理。

（7）岩石显示明显的冷缩节理吗？这些现象只有在火成岩中显示（第七章第二节），虽然他们可以延伸到邻近的岩石。

（8）化石除了在火山碎屑岩中偶然沉积，在火成岩中很难出现。化石很少保存在低级变质岩中，在高级变质岩中也找不到。

（9）更复杂的层理结构如交错层理和波痕都局限于沉积岩和火山碎屑岩。

（10）沉积岩有一定范围的孔隙度，而深成火成岩和变质岩都具有非常低的孔隙度。

（11）变质岩和火成岩密度高于大多数沉积岩。

第三节 数据格式概述

野外工作的目标将决定数据收集的最适当格式。第五章至第九章涵盖了与化石、结构和不同岩石类型相关联的数据收集类型。这对于不同岩石类型之间的过渡型判别方法也是有用的，因此这里简要回顾野外考察方法的范围。

（1）素描图：平面图和横剖面上的一系列比例的素描图，在野外地质工作的各个方面上显示岩石的几何关系。详情参照第四章第三节。

（2）综合柱状剖面图解：这是一个岩石地层序列的图形表示，包括岩相信息，不同沉积单元之间的界限，岩层厚度及岩石地层等信息。这种图解通常用于记录沉积岩相变化（第六章），但对于无论是剖面上岩石类型改变还是化石的地层序列（第五章），或火山碎屑岩的特点（第七章第二节）或甚至是熔岩（第七章），它们可能是记录这些地层信息最有效的手段。参照第六章第三节中的详细解释。

（3）横剖面：悬崖和露头的素描图提供了一种横剖面类型。另一种值得在现场素描的是能推断地下地质情况的横剖面。这对于在有地层褶皱或者断层的地方尤其有用。横剖面上的素描图有助于聚焦任务并考虑不同的可能性。详情参照第四章第三节，第十章第四节、第十章第六节。

（4）平面图：示意图（第四章第三节）和底图（第十章第五节）为展示不同地层单元之间的地质关系及大比例尺上的地质学特征提供了有价值的总览。

（5）立体投影图：对于构造研究和沉积序列中的古水流测量往往需要收集大量的不同特征的方位信息。立体投影图可以很好地总结并分析它们，它提供了容易对比数据和评估主要方向的手段。附录A5详细的总结了立体投影图相关信息。

（6）样方图：样方图（也即一套小区域或体积的岩石）对于提供平面上具有代表性的物体快照很有帮助（第五章第四节）。它通常用来记录化石的类型、大小、保存和方位。它们也有助于表征粗粒沉积矿床，如卵石床或火成岩中的斑晶变化。

> 小贴士：对于地质野外工作来说，习惯于估计距离、角度和方向，这是一个好办法。这样当你测量某物体时，可以正确判断读取数据是否合理，也可以使你排除使用测量装置不正确或是否已发生故障的可能性。

第四章
野外记录簿

第一节 野外记录的目的

野外记录簿记录了你在野外收集的主要数据。记录中尤其应该包含采集数据的地点、不同的岩体之间的关系、它们的组成和结构特征及内部特点。它通常也记录了采集样品的位置，拍摄照片的位置和方向，想要援引的信息或注释，对于问题的理解及通过观察提出的问题。此外，野外记录通常把你在野外可能使用到的数据或者想法连接在一起。如一个物探设备上的电子数据库、野外地图、标注的数据及图件绘制清单。

可以把你的野外记录簿看作是一个"学术"日记，记录你在实地考察期间所有的观察、想法、解释和问题。野外记录通常包括一些非学术笔记，例如当日天气，当天你遇见的人，你在哪里停留或者吃饭，你是否生病了及你的心情。这是因为所有这些都会在你回顾笔记的时候起到一个备忘录的作用，并为今后的行程提供信息，可以帮助你评估在某个特定日期你笔记的良好程度。

第二章第八节和第二章第九节已经涵盖了如何选择一个合适的野外记录簿。本章集中讲述在野外你需要收集的信息类型，以及组织数据的建议。这个原则在电脑和纸质野簿上同样适用。一些功能可能适用在电子设备上使用：如使用逻辑顺序排序文件而不是按照页码顺序，创建一个索引或者文件的初步信息。使用电子设备的一个主要挑战是找到一个合适的、容易制作的详细素描图（第四章第三节）。

第二节　野外记录的页面布局

设计和使用适合你自己的需要及风格的页面布局，可以使你的笔记系统化。这将有助于确保你不会忘记主要部分，这样你收集的信息会更方便且更容易使用。野外工作可能是艰苦和困难的，尤其是在下雨、刮风的时候，非常热或非常冷，在高海拔地区或是很难勘察的地区。通常，完成关键数据的采集时间受限于交通方式、日照时间、潮汐、气候条件及完成野外工作的总共花销。所有这些约束意味着设计一个有效的方案收集数据，将在最大限度上发挥你投入的精力。

一、初始页

当你开始使用一个新的野簿时，确保把你的姓名、地址、电子邮件或任何其他联系方式写在封面或内部一个突出的位置，以防丢失。建议在野簿的前面留出 10 页，可以在其中插入目录和有用的信息。对于目录来说，2~4 页通常就足够列出页码了。这些初始页面上的其他有用信息可以包括岩心分类的数据副本（如本书的附录）、清单（确保你不要忘了使用关键的测量手段或记录重要的现象观察）、缩写和符号的应用、考察地区的地质图或地形图的复印件、你需要获得出入许可的联系方式（如采石场经理或该区域主人）及其他你可能在这一领域会发现的任何有用信息。在住宿条件有限的偏远和半偏远地区住宿，它也可以派上用场，无论是在野簿的前几页还是在日常的条目中（见下文），包括适当记录住宿及吃饭、购买处的简要信息，为下一次的考察做准备。

二、日常记录

日常记录将占野外记录的大部分信息。如图 4-1 示例了日常记录的开始部分。

虽然确切的细节信息将取决于野外考察的目的，但初始信息应包括以下几种信息类型。

（1）野外考察的日期。

（2）一个好的标题应该包括地区名称（请注意要在明显的位置

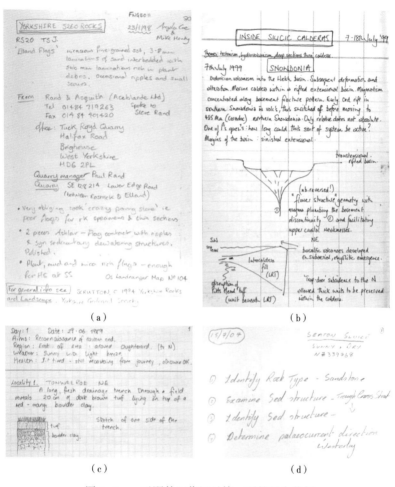

图 4-1　一天野外工作记录第一页的四个范例

（a）参观工作中的采石场采集岩石样品（由英国开放大学 Angela L. Coe 记录）；

（b）在英国 Snowdonia 的实地考察与说明性记录（由英国开放大学 Tiffany Barry 记录）；

（c）爱尔兰岛地质图（由英国开放大学 Kate Bradshaw 记录）；（d）对英国 Seaton
Sluice、Tyne 及 Wear 沉积储层的实地考察（由开放大学学生 Paul Temple 记录）

标注出来如图 4-1a 和图 4-1b）。

　　（3）野外考察的目的（图 4-1c 和图 4-1d）对勘察现象的设想
与总结（图 4-1b）。

　　（4）天气及其他信息，这将有助于你回顾考察现场（图 4-1c

和图 4-1d）。这也可能是你在考察地点及方式中最重要的一点。

（5）野外的合作伙伴或你所在工作团队的其他成员的名字（图 4-1a 右上角）。

（6）任何有关访问限制、许可、后勤安排及地形图与实景差异的说明（图 4-1）

（7）更详细的位置信息。这可能要采取参考文献的形式（图 4-1），用网格线做参考（图 4-1a 和图 4-1d），经度和纬度，详细地形图的参考（图 4-1a）和素描图。当你需要高空间分辨率的信息时，素描图对于紧邻现场的区域特别有用。（详见第四章第三节）

你野簿中的大部分信息可能是以下几种形式之一：（1）区域素描图，包括地图、横剖面和岩相图及个别特征（第四章第三节）；（2）采集数据的书面记录或表格；（3）笔记要详细介绍自己和他人对现象的想法和解释（第四章第四节第二小节）；（4）对采集样品的系统信息及拍摄相片（第四章第四节第一小节、十二小节、十三小节）；（5）在工区使用的其他参考数据（如工区地图和文献）。

三、一般性提示

（1）交替引用：给野簿标注页码，这将允许你交替引用，在要续写的地方注明笔记和数字，为其他文件提供参考，制作一个目录为日后获取信息提供便捷性。

（2）页面使用：在野簿上留出一部分空间，以便在你重访工区或者记录样本位置时添加进一步的注释。额外空间对于后期阶段添加注释或者与同事讨论数据时也有帮助。额外空间也更易于对笔记的后期跟进（图 4-2a）。

（3）组织布局：使用标题和副标题可以使笔记更容易找到（图 4-1）。设计一个系统框架来显示这些标题的层次结构。比如：主标题使用横框框起来，其他的标题使用下划线（图 4-1a）。用不同的方式记录想法和观点，如设一个专栏或画一个小云朵（图 4-2）。另一个诀窍是用彩色铅笔或防水笔标出手头上需要特别注意的任务，如样本编号、区号或照片（图 4-2b）、走向和倾角。信息也可以以列的形式展示出来（图 4-2b）。

野外地质考察实用手册

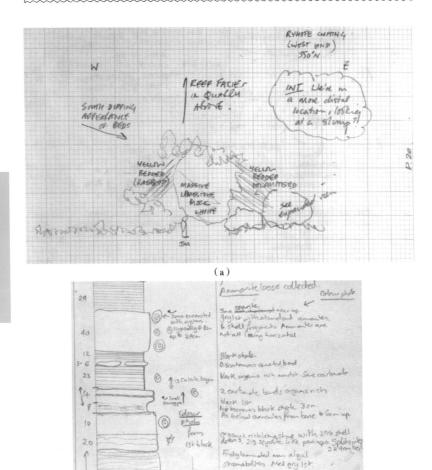

（a）

（b）

图 4-2　野外记录簿的使用

（a）野簿上的素描图展示了如何良好利用空间并划分注释（如右上角的云朵所示）（由英国开放大学 Brian McDonald 记录）；（b）垂向序列示意图的一部分显示如何有效地利用颜色显示样品（红色）及照片（蓝色）（由英国开放大学 Angela L. Coe 记录）

第三节 野外素描图：只图胜千言

素描图是所有地质学野外记录簿中重要的一部分。它包括：悬崖或采石场的图；个别特征的素描图如化石、矿物或沉积结构的素描图或横剖面。素描图可以表明出你的想法。

素描图是记录和传递地质信息的最好方法之一。原因有两点：

（1）它以一种方便的形式为表达信息提供了速记的方式。例如绘制出两个岩层的不规则接触形式比单纯的描述简单得多。因为地质学大部分都是关于不同岩体、它们的三维几何形态、不规则形状及相互之间接触关系。它比文字更容易传达细节信息。

（2）要想绘制好素描图，需要仔细观察岩相的特征、单元和相互关系。如果绘画得当，素描图可以比照片传达出更多的关键性地质信息，因为作者要在野外考察中挑出清楚客观的重要地质特征，为其他来源的数据添加标签，并添加一定的解释。

值得相信的一点是，人类眼球的构造比任何摄像机都要复杂得多。在几乎所有情况下，一个优质的野外地质素描，是由你所观察到的相关地质特征的简单线条及最初地质推论构成的。因此，照片不是素描图的替代品，因为它们既不具有选择性，也不具有演绎性，不能添加标签并交替引用。专业地质学家经常把照片与素描图结合起来。现场速写对于大多数学生甚至是一些专业人士是非常困难的，但这是一项非常值得发展的技能。

图 4-3 显示了一系列不同类型的素描图和样式，他们都记录了地质数据。简单的二维素描图可以给各种尺度上不同构造特征提供一个有效的总结（图 4-3a～图 4-3d）。相比之下，沉积构造的三维素描图更复杂且难以完成（图 4-3e）。在这张图中，作者大胆地展示了保存在砂岩块体中的结构。这种类型的素描图一般不推荐，原因如下：（1）很难画；（2）沉积构造和风化表面形状容易混淆；（3）岩石块体的形状对于记录沉积构造没有关联。展现地形、露头和主要地质单元的简单地质素描图对于回顾很有用处（图 4-3d）。当不同岩石单元之间的关系复杂时，一幅素描图将有助于集中观察（图 4-3f）。图 4-3f 也显示出色彩与插入表格的应用可以有效地详细表达内容。

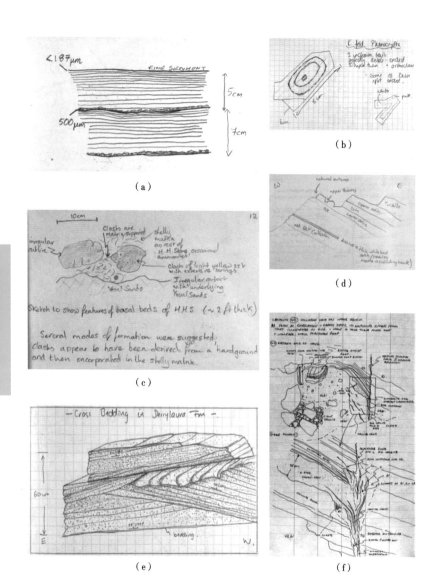

图 4-3 不同作者的野簿上的不同尺度的素描图示例

（a）简单的剖面示意图显示沉积岩的波纹（由开放大学学生 Paul Temple 绘制）；（b）划分出的斑晶显示晶带形状（由英国开放大学 Kate Bradshaw 绘制）；（c）砾岩层的横断面示意图；（d）阿根廷某山坡的大型素描横剖面（c—d：由英国开放大学 Angela L. Coe 绘制）；（e）砂岩体横剖面复杂三维示意图（英国开放大学 Kate Bradshaw 绘制）；（f）南非金伯利矿床各类岩体关系的复杂示意图（英国开放大学 Richard Brown 绘制）

一、基本原则：目标、空间和工具

在开始素描之前，你要决定绘制素描图的目的。要做到这点的一个方法是先写素描图的标题或说明文字来扼要概括绘图目的。素描通常用铅笔徒手画（不包括尺子）。绘图铅笔可以允许你修改错误或重绘素描图的一部分。使用铅笔也更容易绘制出不同厚度的线条及阴影部分来描述不同的特征（图4-4）。少数人直接用写生笔，但我们不推荐这种方式，因为它是不能纠正错误或进行改进，所以绘制出来的素描图精度受到影响。大多数素描图在普通纸上看起来更好，尽管有些人认为网格纸或图表纸对于定标和缩放比例很有用处。

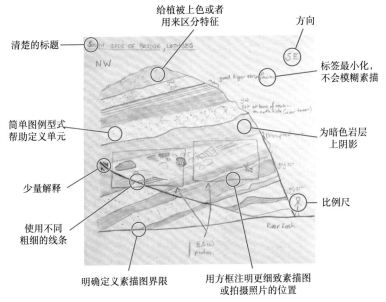

给植被上色或者用来区分特征

方向

清楚的标题

标签最小化，不会模糊素描

简单图例型式帮助定义单元

为暗色岩层上阴影

少量解释

比例尺

使用不同粗细的线条

明确定义素描图界限

用方框注明更细致素描图或拍摄照片的位置

图 4-4　一张标注关键特征的素描图示例
这张素描图描绘了苏格兰东北部 Kimmeridgian 暴露岩石
（由英国开放大学，Angela L. Coe 绘制）

以下为绘制优质素描图的一些建议，同时也总结在表4-4中。

（1）页面空间·在野簿上为素描图留出足够的空间，还可以添加标签，总结观察现象、规模和走向，相关部分的详细描绘（小图），与之后的素描图或其他书面注释做交互参考，并标注总结要点。用大比例尺绘画会更容易一些，如果你不擅长素描的话，把素描图画在野簿的一个角落看起来会很好，但这会使你自己把图画好变得更加困难。所以，从容不迫的用一整页甚至两页来绘制素描图及插入标签。不要用太多的标签标注素描图或者在素描图上放置标签，这样会掩盖素描图的部分内容。图 4-2a 示例了如何合理地使用空间，但它可以通过把绘图线顶部的标签移动到标签线的旁边，把标签画的更小进而得到改善（图 4-3c 和图 4-3f）。

（2）比例尺：所有的素描图应包括一个比例尺。素描图比例尺的精确度将取决于实地考察的目的。然而，说明岩石特征时，通过比例尺表现出来很重要。对于岩体断面、山坡等剖面，一旦你对其中一小部分建立了比例尺［如从一个人的身高（图 4-2a）或一辆车的尺寸］，使用手臂的长度对素描图剩余部分的尺度进行估算。

（3）方向：所有素描图应包括相对于北方的方位，并明确表示是平面图、斜视图还是横剖面。最简单直接的方式是使用指南针在平面图上添加方向，并且在横剖面的末端用最近的罗盘方位点进行标记，如北西—南东或北北西—南南东。另一种方式是把你的视角标注在素描图的中心，例如看向东南方向或朝向 135°。后一种方法对于倾斜表面适用，但对于横剖面不推荐使用，因为它不容易表达明确。

（4）角度及几何关系：单元之间的界限及单元内的特征（如交错层理或褶皱）是准确角度的最好证明。这不仅使素描看起来更真实，也会更准确，使特征更易于识别。一般来说，人们倾向于放大角度（也就是说让他们更陡）。准确测量角度的一个简单方法就是把你的罗盘测斜仪调整到测角模式（图 2-6 和图 2-7），然后把罗盘测斜仪放在你要测量的岩石特征上，读取视倾角。

（5）用插图框详细展示：在某些情况下，地质特征在小范围内重复，或者剖面上有一个你想收集详细数据的特定部分。因此，相较于在整个剖面上展示详细细节，一个有用的方法是在素描图上绘制主要特征，然后添加一个框，以指示已拍摄照片并绘制更详细构造素描图的区域（图 4-3f 和图 4-4）。这也使你在合适的条件下，在更大的尺度上绘制细节。

（6）颜色：绿色的彩色铅笔对于展示植被，并在素描图上与其他地质部分区分开会有所帮助（图 4-4）。红色或者蓝色彩铅对于标注交叉参考、特定物体或者关键特征有所帮助（图 4-2b 和图 4-3f）。

二、露头素描图

露头整体或者具有代表性部分的素描图，如海崖、路堑或者采石场表面通常用来观察或者展示如下内容：

（1）主要单元及他们之间的地质关系；

（2）大尺度（米到几十米）的结构，如褶皱、断层和角度不整合；

（3）更详细测量的位置（如样品或测量记录；详见第六章第三节和第十三章），以便很容易重新定位精确位置。

在大多数情况下，在野簿上绘制剖面或采石场表面的构造示意图时，最好使用一整页甚至两页纸。还要考虑野簿的方向。野簿的页面横（宽度大于高）、纵（高度大于宽度）方向是否更好地抓住了主题？长的悬崖面最好采用横向页面，而垂直悬崖面最好采用纵向页面。图 4-5b—图 4-5f 说明如何像图 4-5a 的照片中所展示的那样建立一个剖面素描图。当这个说明书被分为具体步骤时，根据事物的主题调整步骤顺序。或者回到之前的步骤进行添加，或者修改细节都是很有必要的。图 4-5 示例的练习目标就是总结主要的岩石单元及他们之间的相互关系。

小贴士：对于阴影，传统较软的铅笔（HB 或更软）相较于自动铅笔会更好一些。握住铅笔，使铅笔头的一面与纸张接触，以处理阴影。不同的力度可以绘制出不同深度的阴影。如果你希望使阴影更平滑，用食指在图片上轻轻画圆摩擦。

其他一些建议：

（1）如果露头是由许多薄层组成，并且没有真正明显的沉积单元，则集中在一两个岩层上并用它们描述剖面的整体构造（图 4-6）。

（2）如果部面结构复杂，你可能有不止一种可能性的解释。用不止一张素描图解释或者绘制一张素描，图并用一些小图展示不同的解释冉或者用不同的颜色描述不同的解释。

（3）使用不同粗细的线来区分突变和渐变界面。用阴影突显暗色沉积单元。

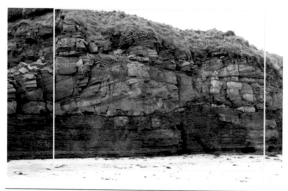

（a）评估沉积单元

　　在露头上花费一些时间判断有多少个沉积单元（第三章第二节第二小节）。别错过任何主要特征如：切割关系或者位移关系。选择剖面具有代表性的部分绘制素描图（如本例中黄框部分所示）

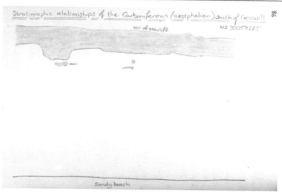

（b）绘制轮廓

　　在你的野簿上决定素描图的最佳定位。在页面顶部加上标题或者说明，详细说明素描图的主题和目标。先绘制该区域的轮廓，即剖面的底部和顶部，并将素描图横向延伸到所选区域的边缘。如果有植被，在素描图中至少添加一个主要植被区作为参考点

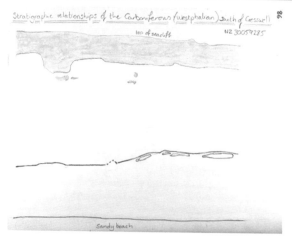

（c）绘制主要地质边界

　　绘制主要单元间的界限。在绘制素描边界时注意边界是突变、渐变、波状还是平面的。用粗线表示突变或者特别的边界；用中等粗细的线条表示渐变边界。用罗盘测斜仪测量明显角度（第四章第三节第一小节）并在一臂的距离上用手指测量岩层的相对厚度。确保单元之间的边界在整个长度上是连续的。如果边界被植被或滑坡物质遮蔽则标记下来

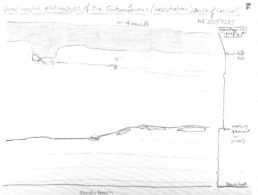

（d）绘制所有亚单元的边界及风化剖面

在沉积单元有风化差异的情况下，在这一步骤中可以在素描图旁边绘制出与每个单元直接相关的风化剖面图。这可以在素描图上重新定位你的位置，尤其是在有很多单元的情况下。

使用适当粗细的线条绘制亚单元的边界。如果条件允许，添加其他的特点如卵石，或更详细点的参考点，如植被来帮助你定位素描图的不同部位，确保这些不影响素描图的主要部

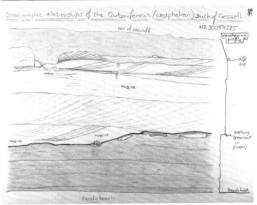

（e）绘制每个单元内的细节

一次观察每个单元并添加以下内容：给所有暗色单元上阴影（适当使用不同深度的阴影），用细线描绘单元或亚单元内部的细节部分，如较薄岩层、沉积构造和褶皱等。在素描图中添加这些内容时，确保主要单元之间的界限仍然明确。如果素描图的一部分有难以识别的特征，或者你没有时间添加细节，给相应的素描图添加标签（如未展示出的特征）

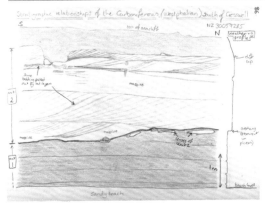

（f）润色

添加比例尺、方位、单元的序号及名称以便将来做进一步参考。完成详细素描图的任何关键信息，并标注出它们与主要素描图之间的联系

图4-5　将岩相描绘在素描图中，就像把它投影到一个二维的垂直平面上
（英国开放大学，Angela L. Coe 的笔记）

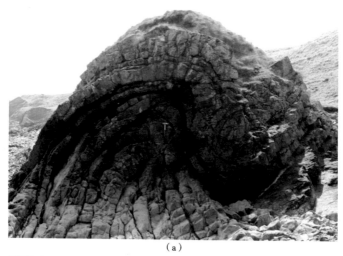

（a）

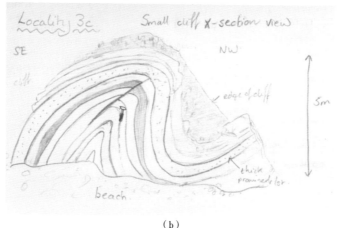

（b）

图 4-6 英国 Berwick—upon—Tweed 附近某褶皱照片（a）及素描图（b），
通过描述几个关键岩层来展现整个褶皱形态（由英国开放大学，
Angela L. Coe 拍摄绘制）

（4）不要尝试描绘岩相的三维图片（图 4-3e）。这将使图变得复杂。把岩层想象成投影在一个平面上（第四章第三节第三小节）。如果有必要的话绘制一张素描关联图，把两个不同的二维岩相图联系起来。

（5）如果素描图绘制的是一个范围很广的区域，则添加水平比例尺并考虑把素描图划分成几个版块（图 4-7）。

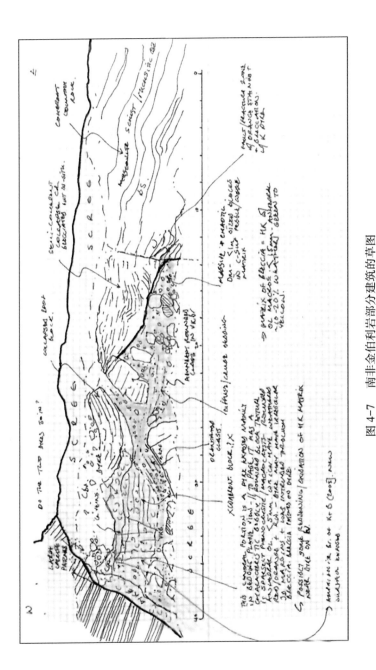

图 4-7　南非金伯利岩部分建筑的草图

展示了精确的水平比例尺的使用、色彩的良好使用、不影响草图的标记，以及不同单元之间清晰的边界
（由英国开放大学，Richard Brown 的笔记本）

三、cm—m 尺度的地质特征描绘

所有地质特征都在三维空间上形成，无论是岩石变形、沉积过程还是侵入过程。但只有一小部分人能在三维空间上展示这些过程。对于一些地质特征，如断层或者岩层来说二维空间上的解释已经足够。

然而有一些沉积特征需要在三维空间上展示出褶皱或者沉积构造。有两种根据所记录的沉积特征来确定的简单方法。

（1）以适当的角度绘制两至三个相近的岩相素描图，来解释三维地质特点。在这种情况下，选择最具有代表性的岩相是很重要的。

（2）在小比例尺上及横截面上绘制地质特征（如图 4-8 中的向斜及背斜）。

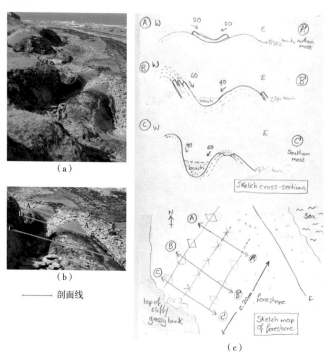

（a）

（b）

——— 剖面线

图 4-8　地质特征描绘

（a）英国北安博郡，Berwick—upon—Tweed 附近的倾伏褶皱照片；（b）在图（c）中横剖面线内图（a）的细节；（c）一系列简单的横剖面素描图以及野外记录簿上的一张平面素描图展示了这些褶皱三维空间上的特点如何从二维角度简单记录下来。通过增加轴向轨迹走向的数值，可以提高地图的精度（由英国开放大学，Angela L. Coe 拍摄绘制）

绘制素描图另一个有用的方面就是确保绘制出来的地质特征角度正确。这意味着要测量所有倾斜面的明显角度，并将绘制的角度偏差控制在 5°以内（第四章第三节第一小节），还要正确展示不同部分的几何关系。例如交错沉积层的倾角在 10°~25°之间，不超过40°；交错层理中的小层互不交叉；层理底面与一个底面相切，才是真实的层理（如附录 A3；图 A3-12a 和图 A3-12b）。化石最好用照片记录。素描具有突显地质学观察特征的优点，但是化石较复杂，拍照将更快更容易。如果化石有被遮蔽的部分或者在三维空间上样式复杂（如一些洞穴），或者你需要展示整体背景，那么也有必要用素描图的方式展示所有样式以及各部分之间的关联（参见第六章第二节第二小节）。这就确保你有能解释各个部分如何匹配在一起的记录，以便将照片插入上、下文。

> 小贴士：追踪岩石沉积构造，一个记录更复杂特征的简单方法就是用手指或手追踪沉积构造中的纹层。这可以给你更好的几何感，并将岩石沉积构造分割成它的一些组成部分。

四、平面素描图

平面素描图可以用高空间分辨率的形式展示研究区，以便于日后重新定位或者在后期整理数据时，提醒你这些不同的数据是如何关联的。它们也可以用来展示仅一张素描图所不能展示的地质关系示意图。平面素描图只需要大致的比例尺，它们包括一个近似的比例尺及指北箭头。为了能将精确的地质信息纳入环境背景，平面素描图应该涵盖充足的地形特征，如剖面边缘、建筑物或者海的位置以及可走的路线。

图 4-9 显示了一些在现场记录的、不同类型平面素描图的例子。切记，没有必要给已经绘制好的或者你可以用注释代替的地形位置图再做更详细的注释。平面素描图应该添加一些新的和有用的东西。如果你需要绘制一个精确的地质图，那么你的记录需要在工区地形图或者航摄像片上精确标绘（第十章）。有时，一个精准的基础地图规模并不大，在这种情况下，在野簿上绘制一个延伸的地图或者添加其他地形特征（图 4-10）会很有帮助。

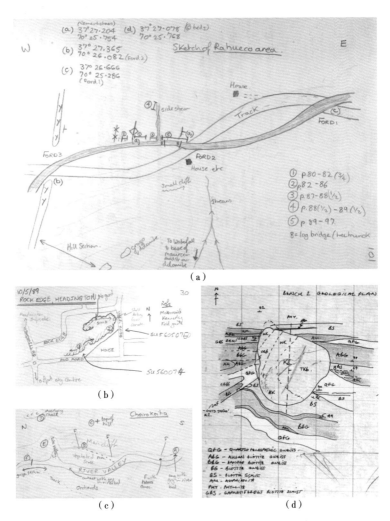

图 4-9 展示重要地质信息位置的不同类型平面素描图

（a）显示一系列地质记录图位置的阿根廷河流剖面；注意关键地形特征的 GPS 读数（a、b 和 c 等），并与野簿中记录地质图的那几页进行交叉参考；地图最好使用指北箭头代替东和西，因为后者容易使其看起来像是横剖面；（b）英国牛津一个废弃采石场的简化图，展示了被测量的两个不同位置（①和②）；（c）塞浦路斯，乔伊鲁科蒂亚峡谷示意图展示了其主要地形特征，并进一步指出其相对位置（A 至 F）；（d）约 400m×400m 金伯利矿井的详细地面示意图，显示出南非不同岩石类型之间的关系；岩石分类的颜色和缩写已被用来非常有效地区分这些复杂的关系；（a）—（c）英国开放大学，Angela L. Coe 绘制；（d）英国开放大学，Richard Brown 绘制

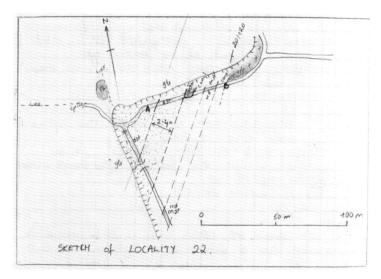

图 4-10　在现场绘制的将几个薄岩层细节放大、定比例及定向的详细
素描图实例（主要地形特征要包括方位及比例尺，由英国
开放大学 Kate Bradshaw 绘制）

如果你有一台图片复印机，那么你可以打印出一张大比例尺的
基础地图，但这通常难以实现，并且在你去现场之前很难预见。

第四节　书面注释：数据记录、想法及解释

一、数据记录及观察

在你收集的原始数据及观察信息上添加注释，注释可以从岩石
及化石的描述、沉积构造测量到岩体之间关系的更多详细注释（图
4-11）。这些观察信息和数据应该是简短的笔记而不是完整的句子，
因为这些句子要花更长的时间来写，并且可以从要点上缩减。要点
是明确的标题或编号的列表，也是现场记录的有效方式，因为这样
更简洁且更易于表达个人观点。如果收集到大量的数据信息，最好
以表格的形式呈现出来。这将使它更容易一眼看出是否所有必要的
信息已记录，并有助于转换成电子格式。建立自己的有关常用岩石
特征起的缩写语也很有用。

(a)

Garnets - crystals ≈4mm found in mica zones (red)

Mica - shiny, platy banding with fine foliation. Garnets present along the bands, foliation wraps around garnets.

Quartz - large elongated ~10cm 1.5cm thick lenses evident in veins.

Muscovite - silvery in appearance
Tormaline - green in colour.

(b)

Locality 54 Large outcrop fwone downstream.
- dip of bedding : 5° /110.
- lithology same as @ 53. fossils also, apart fm an occasional stophomenid.
- Also has calcite nodule - rather more rounded here than @ 53.
- KRL/90/40

(c)

Ss	Ls (sill)
88/356	68/079
68/357	30/075
	17/058
73/013	46/083(qtz)

→ SW on Qtz blebs
kfs megacrysts

Ss	Ls (qtz)
66/327	04/055
67/331	09/058
	Lf (sill)
	12/049

→ SW on Qtz sill fibres
kfs, bot megacrysts

(d)

COMPOSITION : QUARTZ/QUARTZ CEMENT 4 MAIN COLOURS OF GRAIN
LIGHT COLOURED (SANDSTONE) — BLACK/GREY WHITE/RED

TEXTURE : MEDIUM TO COARSE GRAINED
GLASSY (WATER/MARINE) USING BRADSTONE CLASSIFICATION
WELL-SORTED - EQUIDIMENSIONAL   QUARTZ ARENITE
SUB to ROUNDED.
MODERATELY HIGH SPHERICITY
NO PREFERRED ORIENTATION
GRAIN FABRIC GRAIN SUPPORTED.
RANDOM !

FOSSILS : NO FOSSILS
NO EVIDENCE OF BIOTURBATION.
COMPOSITIONALLY MATURE / POOR ORGANIC
ENVIRONMENT

图 4-11　从野外记录簿上摘录的几个记录数据格式的示例

（在所有的示例中数据都清楚地排列，并很容易找到）

（a）火成岩主要矿物及各矿物特征的列表（由英国开放大学学生 Paul Temple 编制）；

（b）绘制工区其中一个地区的主要观察记录（由英国开放大学 Kate Bradshaw 编制）；

（c）对平面及线性特征的构造数据进行排序及系统记录，倾角用两位数字，走向用三位数字表示；注：S_s 为主要剥理；L_s 为主要伸展线理；L_f 为断层线理；其他缩写是指矿物；参照第八章第一节第一小节岩石结构符号（由英国开放大学 Tom W. Argles 编制）；（d）基于列表中岩石组成及构造特征的沉积岩描述（参照附录 A3、表 A3-1）

（由英国开放大学学生 Brian McDonald 编制）

野外地质考察实用手册

鉴于野外考察的限制条件经常改变，定期审查取得的进展，并创建进一步任务的列表是很有用的（图 4-12a 和图 4-12b）。编制收集样本的汇总列表（图 4-12c）或拍摄照片（图 4-2b）也是很有用的。这有助于确保每个样本都有一个唯一的数字，将信息放在一个易于查询的表单中，并允许添加其他信息（例如表格引用；图 4-12b）。

Planning in the evening:
Objectives:
1. Finish measuring D, skim thru' rest of D.   (½ - 1 day).
   Fiammé aspect ratios X
   Sample imbrication   poss. add. brecciated flow front
   Photograph sheath folds + imbrication   of TL2.

2. TL (East)   @ Carboneras   Wed
   Complete sheath fold study.   (1 day)
                       inc. reccy VI.   add sheath folds to section.

3. VI
   needs full reccy.
   Complete sheath fold study. → apparently 2   (1 day).   Thurs.
                                   lineations.

4. Tidying up in Carboneras. Could do a bit   Fri
   on D.   Slop day.

(a)

TO DO

1. Finish off Yenkit traverse ✓
2. Walk inland from BL along village wadi
3. back up to eastern schist exposure - what are the limestones doing?
4. further up shear wadi - do we cross the UP/UP? As sifan boundary?
5. Measure Tertiary
6. Yenkit eastern Wadi - follow first sg3 (then bit?) contact to east and continue to top.

(b)

- Specimens List -   58

No'	Locality	Grid Ref.	Remarks
KRw/90/1	2	703 436	Oughteraid granite (pink)
KRw/90/2	3	705 438	Derryflava Formation. Red conglomerate
KRw/90/3	10	085 434	Oughteraid granite. (greenish - white)
KRw/90/4	11	086 437	"Flow-laminated", or rather very fractured green granite. (+ granite vein).
	5	16	070 420	Amphibolite with white feldspar alternations (+ vein?)
	6	16	070 420	Semi-pelite + quartzite + feldspathic psammite cut by feldspathic vein.
	7	17	118 438	Strophomenid shells and other brachiopods - orthids + probably spiriferids
	8	17	118 438	Shows way up, e that most shells rest convex side up.

(b)

图 4-12　从野外记录簿中摘录出来的清单示例
（a）要完成的任务及可能的时机（由英国开放大学 Tiffany Barry 记录）；
（b）简单的"要做"列表（由英国开放大学 Clare Warren 记录）；
（c）岩石样本列表示例（由英国开放大学 Kate Bradshaw 记录）

二、记录注释、讨论及想法

在野外记录新数据的同时也要记录想法、可能性解释及问题，这可以帮助你检测相互矛盾的理论（图4-13和图4-14）。这可以用

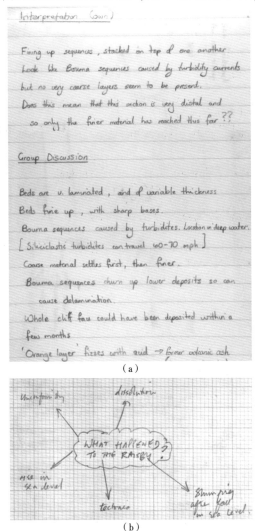

（a）

（b）

图4-13 显示清单示例的野簿摘录

（a）附注的解释并注明来源（由英国开放大学 Susan Ramsay 记录）；（b）用简单的
图表来总结某处观察的不同解释（由英国开放大学 Brian McDonald 记录）

列表、图像甚至是一系列简笔图的形式解释地质历史（图 4-14a），这对于记录整个思考过程是有益的（图 4-14b），并且可以在之后的阶段进行再分析。通常，在收集现场数据时，当你完全投入到收集的信息上时，可能会对数据有不同的解释，尤其是当你有合作同伴或者是团队的一员时。你所记录的解释或者数据不应该只是"我或者领队之前认为的正确解释"，因为新的数据可以改变之前的解释。其他的想法或者解释可以帮助确认哪些解释是正确的，以及决定还

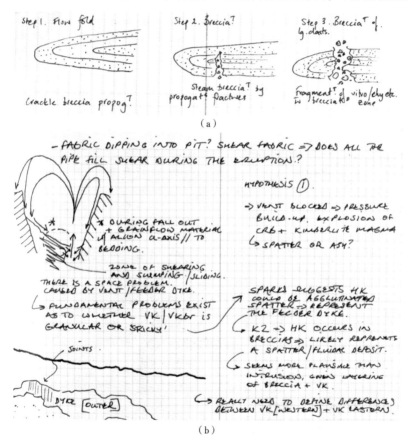

图 4-14　如何在现场记录解释的示例

（a）三个简笔画说明一个具有角砾岩交错切割的褶皱（由英国开放大学 Tiffany Barry 绘制）；（b）南非金伯利矿床的简笔画及注释；这是一个如何记录假设、依据和问题的很好示例；这种类型的注释可以形成　个很好的目录并且是进一步讨论的基础

（由英国开放大学 Richard Brown 绘制）

需要什么其他的观察。确保您将数据与解释分开，并标注好解释的来源（图4-13a）。

> 小贴士：地质野外考察依赖于对不完整地质记录的良好观察。你所做的观察和其他环节一样重要。

第五节　与其他数据整合与解释的联系

将之前收集的数据或是文献中公布的数据与野外新采集数据进行对比，是许多地质研究的重要组成部分。这是因为它使我们能够整合数据，并从不同的证据线索中获得一个更完整的图像，从而促进我们的理解。现在地球上很少有露头是地质学家们没有考察过的了，除非是新露头（如近期喷发的火山、路堑或者人工挖掘出的露头）或者之前被其他物质如冰盖所覆盖。然而，有很多原因让我们重新考察之前的露头或工区：（1）有可用的新方法；（2）露头发生变化；（3）露头为提出的问题做测试或者建立模型；（4）露头能为研究该工区提供更多的资源；（5）从现场带回来的样品产生有趣的结论，值得更深入的研究；（6）更简单地了解地质现象。

只要你能保持良好的野外笔记，即使数据是在不同的季节收集的，将他们联系起来也是很简单的。然而，将你采集的数据与他人的解释联系起来，有时是具有挑战性的。这主要有两方面原因：一是能显示直接证据及位置信息的现场记录一般是不被公布出来的；二是露头发生改变。综合并重点分析数据的步骤如下：

（1）阅读出版文章并甄别数据。记录下针对任何问题提出的解释，这些解释可能通过进一步的实地考察或新的现场方法的应用来回答。

（2）将文献的相关部分（如数据）带入野外现场，并在数据采集的地方尝试对沉积单元进行再识别。首先，使用位置信息找到主要的单元或特征；然后将你的观察与更详细的信息联系起来。

如下所示的引述可能会具有挑战性：

"……很明显，他们的岩层8是我的岩层1，他们的岩层6是我的岩层5，他们的岩层5是我的岩层6。因此，他们的岩层7只能是我的岩层 3 和岩层 2。与此同时，毫无疑问，在他们野簿上'8~1ft 0in'的岩层厚度应该是'8~10ft'…"

Arkell 1936

（3）检查任何不一致或差异并记下它们。

（4）设计一个方法将你新的野外数据与文献联系起来。如果是对不同岩层的描述，尽可能简单地为你的笔记添加目录，并与文献上的岩层号或单元进行交叉参考。

（5）如果整合数据是必不可少的，且不清楚如何将各文献联系起来，可以考虑与文献的作者取得联系。

第五章
记录古生物信息

第一节 引言：化石是聪明的颗粒

不同于许多沉积颗粒如石英颗粒，每种化石都有一个故事，从这些故事中所得到的东西远远超越了它的组成及它搬运和沉积的方式。实体化石代表了曾经生存的有机体的遗骸，它具有生命历史和一定的环境耐受性。同时根据它的地理和地层分布情况，可以确定化石的分布范围。实体化石可能很大，如完全枯干的猛犸象，也可能是微观的，如花粉粒。遗迹化石表示生物在沉积物中产生的印痕例如足迹，或动物进食时对沉积物的扰动，或为创造生活空间而挖的洞穴。化石还可以提供它们衰变过程（包括死后清道夫行为）及埋藏和构造历史的证据，所有这些都提供了关于古环境的信息。此外，化石群主要反映生命种群或搬运、沉积和衰变的过程，也可以反映古环境条件。因此，化石是"聪明的颗粒"。

> 小贴士：因为化石是聪明的颗粒，所以它们值得仔细观察。化石不仅像其他类型的沉积颗粒一样，能提供有关能量级别和物源的信息，而且化石对气候条件、时间和水深等因素也很敏感。

一、化石为什么重要?

大多数沉积岩中化石的出现及喷出火成岩中更少见的化石，如玄武岩熔岩流和灰质沉积物，可用于获得地层、环境和演化信息。化石可以提供以下信息：

（1）关于古代生命活动形式的大量有价值信息，对于我们理解地球上的生命历史以及我们所生存的区域很重要；

（2）有关我们今天和未来地球的古生态系统和古生态的数据；

（3）关于古气候的定性和定量数据，以及测试气候模型对一系列气候模式适用性的方法；

（4）岩石单元的相对年龄测定及与岩石单元相关性的基础信息；一些大型化石是目前唯一确定野外岩石单元相对年龄的方法（化石叠加和交叉出现除外）；

（5）在埋藏时和随后通过其埋藏历史得到关于生物死亡后的生物和化学条件信息——这些数据对于确定诸如岩石单元的生烃潜力方面有重要作用。

二、收集化石数据

对于肉眼可见的化石，仔细观察形态、保存模式、定向性、根据与其他化石关系确定的形成环境（组合特征）、地层位置及与埋藏沉积物的关系都对古生物进行成功解释有至关重要的作用。实体和遗迹化石的三维性质往往对识别化石类型方面提出挑战。重要的是记录化石分布的方向，并且熟悉化石各个部分的特征。记录化石的最佳野外设备包括：

（1）绘制素描图的野簿；

（2）观察细节的放大镜；

（3）照相机。

一般来说，未经搬运的化石才更有供人们观察和解释的价值。化石的位置和沉积环境是至关重要的。没有相互联系或物源信息的化石，除了美学特性之外没有什么价值。术语"物源"不仅包括地理位置，而且还包括关于地层位置的信息及沉积连续的性质以及与之相关的沉积相。理想情况下，这应该意味着可以建立包含化石数据的沉积记录。

术语"宏体（生物）化石（megafossil）"是指化石大到可以用肉眼很容易识别，与之对应的"微体（生物）化石"是指用肉眼不容易观察。megafossils 有时也叫 macrofossils，但 macro 仅仅是指长度的大小，因此用 macro 这个词不准确。

如果你确实需要采集化石，你需要考虑以下几点：

（1）野外区块是否受法律保护？许多"经典"化石地区现在受到法律保护。法律的确切规定因国家而异，但保护通常是有充分理由的，例如保护遗址。如果受法律保护，您需要得到书面许可，否则将违反法律。

（2）该区块是否属于公有地区？许多化石地区都在私人拥有的区域上而受到控制。至于采石场或矿场，还有具体的安全和法律问题。当打算在私人土地上采集时，应当获得书面许可。当寻求许可时，你应该概述以下几点：①为什么你对该区块感兴趣；②你打算在现场做什么（如详细记录岩性、沉积特征和采集样品等）；③你会什么时候到达及你打算住多久；④有多少人将在现场。在采石场或矿山进行考查时，你需要遵守通常与安全问题相关的特定地方法规。考查时表达你的感谢之情并向他们概述你所取得的成就是一个很好的主意。

（3）化石是否可以用工具安全地采集，并且不会破坏它或危及采集者和附近的人？在野外保证安全是最重要的（第二章第十一节）。切勿将自己或他人置于危险的位置，并始终将区块保持于安全的环境中。

（4）采集的样品对帮助理解真的有必要吗？采集化石应被视为特权，而不是权利。你没有好的理由就不应该去通过采集加工或使用错误的工具或方法去冒险得到化石，因为化石已经成为地球自然档案的一部分达数百万年之久。

小贴士：如果你打算采集样本，在你试图将其从埋藏地点取出之前，对其进行拍照是非常值得推荐的。取出化石过程会损坏样本，照片不仅记录了原始状态的化石，也有助于以后的修复。

采集化石有时需要进行详细的科学研究，特别是当描述新物种或扩展关键物种的范围时。这是因为根据国际植物学和动物学命名规则（ICBN 和 ICZN），在博物馆中必须保存标准样本（有其他实例的优先）作为参考材料。

大型残骸（如恐龙骨骼）的复原在运输回实验室期间，需要机械化的设备和材料来保护化石。如果你幸运地找到这样的遗骸，不要自己尝试提取任何材料。而是联系专家，如当地博物馆人员，他们有知识和资源尽可能安全与完好地恢复化石。

第二节 化石类型和保存

一、实体化石的分类

在现场你无法识别你发现的每一种化石，但实际上你也不需要。通过仔细观察可以在现场演绎出许多有机体，并且可以基于例如对称性的简单观察来制定一个现场工作分类（图 A2-1）。即使我们不知道化石的具体分类（这通常是新发现物种的情况），我们可以通过检查其在埋藏岩石内的结构和背景来推断其生活方式和古环境（工作实例 5-1）。

> 小贴士：如果你不清楚你发现的化石名字，应给它们临时命名，如类型 1、2、3 等。如果附有详细说明、素描图或照片，则可在以后通过参考书籍和博物馆藏品等专业资源进行识别。

植物常常变成分散器官的化石（叶、果实/种子、花粉/孢子、树干和根）。大多数时候，我们不知道哪些部分属于一起的来确定特定的灭绝物种。因此，每个植物器官都有自己的拉丁文名称。尽可能准确地记录每种植物各部分的形态，包括形状、大小及纹络。对于叶子来说，边缘细节和叶脉也很重要（图 5-1）。

微观实体化石（微生物化石）很少在现场识别出，采集时往往是在不知道样品是否含有它们的情况下进行的。第五章第三节提供了样品含有化石的最大可能性的注释。

二、实体化石的保存

保存实体化石的保存方式表明了它的搬运、沉积和埋藏历史及化学和构造历史。识别和记录化石保存模式对于理解沉积和埋藏过程是很重要的（图 5-3、附录 A2 和表 A2-1）。

保存模式不是互斥的，并且它们都可以随着时间的推移而受到压实的影响。如果实体部分本能地抵抗压缩或在埋藏之后很快被完全石化，"扁平化"可以是最小的。相对于埋藏沉积物的压实程度，

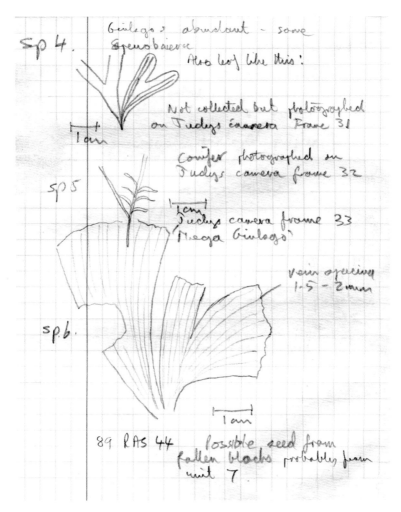

图 5-1 有关树叶素描图的野外笔记簿页面（标注比例尺，注意叶脉和
相应的参考附加照片，沉积单元和标本编号 Robert A. Spicer 的
野外笔记簿，英国开放大学）

平坦程度表明矿化的时间与埋藏和沉积物负荷有关。更多的横向变
形由于构造形成，这可以有助于理解一个地区的构造历史。结合对
矿化阶段的观察，可以重建随时间变化的化学环境历史。

生物体被保存在化石记录中的可能性取决于：（1）它相对于沉
积环境死亡的地方（搬运到该环境的路径长度）；（2）环境的性质

(最重要的是其化学性质和缺氧的程度);(3)沉降速率与相应的埋藏速率;(4)沉积物的性质(细粒沉积物排氧比粗粒更好,能更好地保护细微的表面细节);(5)生物体本身的机械强度和化学组成。缺乏硬组分的动物比那些具有一些坚固组分的动物,更不容易被保存。因此,脊椎动物的骨骼和无脊椎动物的厚钙质壳具有高保存潜力。一些植物部分,如花粉和孢子具有由称为孢子素的有机聚合物制成的外涂层,并且其具有极高的生物和化学抗性。因此,花粉和孢子具有较高的保存潜力。木材和树叶更容易腐烂,但即使如此也可以通过在埋藏之前部分燃烧炭化而显著增加其保存潜力。它可能令人惊奇地木炭化到几乎纯碳的亚细胞水平,而保留其生物惰性。一些三维保存完好的早期花朵是以化石炭(丝炭)的形式出现的。

图 5-2 中显示了两种海胆类,一种(分类群 A)具有重的甲壳,另一种(分类群 B)具有更光滑和更流线型的壳。这些形态特征可用于于确定这些形态特征中的哪一个最可能是内栖生物(即存活在沉积物中的)。

工作实例5-1使用形态观察法来推断生物的生活方式

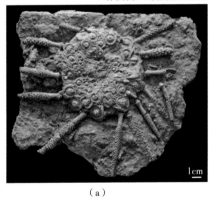 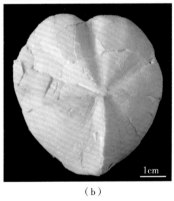

(a) (b)

图 5-2　具有明显不同形态的两种海胆类样本

(a) 古头帕海胆属(英国开放大学的 Robert A. Spicer);

(b) 小蛸枕属(Peter R. Sheldon 的样本,英国开放大学)

在分类群 A 的情况下,如果生物试图在沉积物中挖洞,则有大的刺会产生相当大的阻力。可以合理地推测,分类群 A 更可能生活在沉积物的表面(表栖生物),而更平滑和更流线型的分类群 B 更可能在沉积物中挖洞（内栖生物）。这并不是说所有的表栖生物都有棘状甲（有些是光滑的），但可以肯定的是没有穴居生物会有坚硬的突起阻碍沉积物的通过。同样，代表在晴天浪基面以上浅水中生活的生物的化石通常比那些生活在较深的安静环境中的生物更强壮。

三、遗迹化石

虽然制造遗迹的动物身体部位几乎总是缺失，但是遗迹的形状和相互联系可以告诉我们很多关于环境条件和遗迹形成的时间。遗迹化石具有优于实体化石的优点，即它们不能被再加工，尽管它们可能被后来的微生物化石破坏或毁坏。根据它们的行为，遗迹化石可分为几个类别（附录 A2，图 A2-3）。

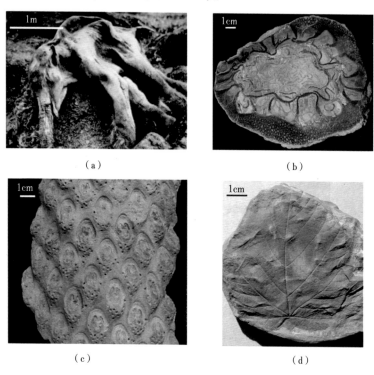

（a）　　　　　　　　　　　（b）

（c）　　　　　　　　　　　（d）

图 5-3　化石保存方式

（a）在西伯利亚发现的年轻猛犸象的尸体；（b）矿化（石化）树蕨茎的抛光横截面；（c）树蕨树干；（d）来自北阿拉斯加的叶子印记（a—d：Robert A. Spicer，英国开放大学）

遗迹化石不会随机出现，但会在与特定沉积物类型有可识别关联的地方重复发现。这些关联形成了可以指示沉积物沉积条件的很多遗迹化石相。在现场使用照片和素描图记录以下内容：

（1）大小分布；

（2）几何形状（包括通过相同类型、不同横截面的遗迹化石）；

（3）和其他遗迹化石的联系；

（4）沉积物特征（第六章）；

（5）频率和密度（第五章第五节）；

（6）是否存在潜穴壁衬（例如由有机物、壳碎片或不同的沉积物类型等组成）——与沉积物相关的沉积物类型及与填充物相关的几何形状（简单塌陷与指示由生物体回填的结构）相比，沉积物类型对沉积物的填充也是重要的；

（7）寻找分层，即在沉积物中垂直的遗迹化石类型的模式（附录A2，图A2-4），与给定的标志层标记沉降变化——一些洞穴通常形成于浅层沉积物中，而其他洞穴穿透较深，浅层的损失可指示侵蚀；

（8）表示沉积物的连续定殖现象和随时间变化的相互关系。

因为遗迹化石载有关于古生物如何移动的信息，因此它们的生物学信息也可以用来指示沉积物沉积和侵蚀（图5-4）。洞穴中可能充满了沉积物，这与洞穴形成的沉积物或其上的沉积物完全不同，表明沉积物是沉积然后被侵蚀的。通常这可能是不整合的唯一证据。相对于老的沉积物表面，具有特定几何形状的遗迹化石（如垂直

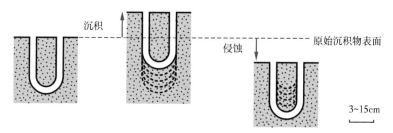

（a）原始双杯迹　　（b）双杯迹下扰动沉积物　　（c）双杯迹间扰动沉积物

图5-4　遗迹化石中的不同双杯迹对沉积和侵蚀的响应模式简图
（a）没有沉积物沉积或侵蚀的稳定情况；（b）沉积物沉积使得生物体向上迁移，留下痕迹的原始洞穴成为下面的扰动沉积物；（c）侵蚀导致生物体更深地挖掘，在垂直洞穴之间留下扰动的沉积物（蹼状构造）（图6-3e和图6-3f显示了石化的双杯迹）

"U"形洞穴）也可以用作指示地层由老至新的沉积构造。相对于正常方位的任何位移可以指示岩石移动或变形。

> 小贴士：在寻找岩层面上的遗迹化石时，别忘了抬头看上部悬岩层的下表面。下表面经常更干净，磨损更小（上表面易受踩踏影响），因此化石更容易看到和保存。

四、分子化石

通常任何死亡生物的命运都是这样衰变的，即生命形态或其活动留下的痕迹都没有留下任何东西。然而，即使在这些情况下，它可能留下其化学识别标志。在最佳情况下，可以保留全部或部分DNA 分子，但通常只有特定生物体特征的分子残余物存活。当发现这些时，我们可以推断出关于演化甚至环境的信息。一个实例是衍生自海洋浮游生物的膜脂质环戊烷的出现。这种环的数量与海面温度（年平均或可能是季节性的）相关，并且形成 TEX_{86} 古温标的基础。

第三节　化石分布及在哪里找到它们

最初寻找化石的最好方法是观察来自露头的松散岩石（漂移岩块）。漂移岩块具有展现大量可以观察化石层面的优点。如果化石是可见的，下一步是尝试将含化石漂移岩块的岩性与相邻的（如悬崖壁中的）岩性进行对比。然后可以检查原位化石物质的岩性。如果漂移岩块岩层表面上的化石不明显，则使用凿子或锤子末端的凿子将岩块顺层劈开，从而暴露更多的层面。

有机体化石的保存最有可能发生在贫氧条件下的沉积物中，其中分散的有机物也容易保存。这通常指的是暗色的细粒沉积沉积物，通常是泥岩。然而，它们也被保存在沉积速率高，有利于快速矿化的条件，或化学作用限制了壳或骨的溶解的区域（第五章第二节第二小节）。这里有一些其他特征要注意：

（1）碳酸盐岩化石：由碳酸盐介壳或贝壳及骨骼组成的实体化石最可能存在于富含碳酸盐的岩石中，如石灰岩和白垩。只要它们在沉积和随后的埋藏期间没有处于酸性条件下，它们也可以在硅质岩石中被发现。

（2）硅质化石：具有硅质介壳或硅藻细胞（如硅藻质和放射虫）的化石在低 pH 值（酸性）环境中能存活的最好，因为二氧化硅在高 pH 值（碱性）条件下是可溶的。因此，不可能在富含碳酸盐的岩石中发现硅藻质和放射虫。但注意到即使在石灰岩中，在沉积时化学物质通常发生局部变化，导致富含二氧化硅的化石（如燧石中的海绵骨针）的保存。

（3）颜色：颜色变化也可能是找到化石的线索。观察还原点（通常是红色或棕色沉积物中的灰色或绿色斑点），因为这些表示局部贫氧条件，并且可能与有机遗骸或其衍生物相关。

（4）沉降速率的变化：沉积物粒度改变和沉积速率增加也可以是找到化石的线索。经检验，氧含量与沉降速度有关。例如，积累在湖底的细粒沉积沉积物上的叶子通常会被无脊椎动物、真菌和细菌破坏，除非迅速掩埋。在这种情况下，寻找粒度增加或其他快速沉积迹象下的化石。

（5）水动力平衡：在水流（河流和海洋潮汐环境）流动的情况下，关于在哪里发现化石的重要线索是水力平衡的概念。水力平衡为化石的水动力特性（沉降速度、搬运速度等）等于石英颗粒的水动力特性。因此，例如一个大的恐龙骨或一个水淹树干的水动力大体上相当于一个大石英卵石或小石头。因此，毫不奇怪，这种化石通常在河道的滞留沉积中被发现。类似地，叶子通常沉积在河流的细粒粉砂岩中。

搬运还是原生位置？

当你找到化石时，重要的是要确定它们是否原位保存（内源的），从他们原生的地方搬运到埋藏地点（图 5-5），或者甚至从旧的沉积物（外源的）中再沉积。深层海洋沉积物中的陆生植物化石如木化石，清楚地表明了搬运作用。除非木材非常丰富，否则它可能搬运很长的距离，因为它的存在不指示临近陆地，浮木可以通过海流驱动环游地球。在一些其他情况下，是否发生搬运可能不太清楚。例如，煤（保存的泥炭）可以是外源的或内源的。内源的煤将有从其底部延伸的根，并将直接分布于古土壤；而外源的泥炭则不会。在石化的直立树根的情况下，重要的是要注意根是否渗透入古土壤（化石土壤），因为树根可能很好地在直立的位置上进行搬运。

如果发现任何化石破碎、磨损或脱落，则可能发生一些埋藏前搬运。如果化石附着或包含了未在埋藏岩石中发现的沉积物，则应推测有再沉积作用。一个例外是岩石压实过程中会发生原地破裂，但是这很容易识别，因为所有的部分将紧密靠近。

化石定向同样重要。在流动的流体（通常是空气或水）中，外源的实体化石可以有定向流动方向。最常见于细长的化石，如箭石属或树干。通常在树干的情况下，树枝在搬运期间被折断，但根部更具弹性。在河流浅部河床上搁浅的根部将使剩余的树干向下摆动并指向下游（图5-5）。如果树木被风吹、火山喷发流或横向爆炸，那么树干的尖端将再次指向远离源头的方向。

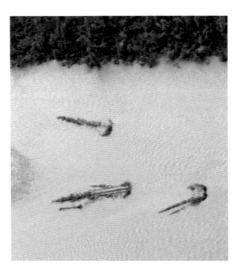

图5-5　在阿拉斯加一条浅河中搁浅的树显示相似的方位，河流从右到左流动，树长约10m（Robert A. Spicer，英国开放大学）

方位也是生活位置的重要指标。例如，许多双壳类动物生活在沉积物中，因此经常保留在该位置。如果双壳类的两个壳（壳瓣）连接和关闭，那么遗骸很可能没有经历任何明显的搬运。对沉积物的仔细检查可能表明其他化石具有相同的方位，如果是，它们可能处于相同的生活位置（图5-6）。

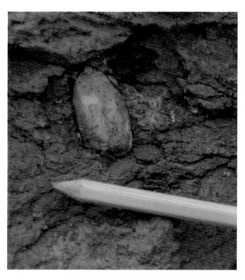

图 5-6　英国士嘉堡附近，在生活位置的侏罗纪内栖双壳类生物
（Angela L. Coe，英国开放大学）

如果发现双瓣类或腕足类的单瓣，即使搬运的距离较短，也明显看出它们在死亡后经历了一些分离和搬运。这种情况下，记录它们所在的位置是有用的。当单瓣种群呈凹面朝上时，则可能它们在某些时候悬浮在水柱中（如风暴作用），随后从悬浮液中沉降，停留在该位置的沉积物表面上。或者，如果壳瓣全部凸面朝上，这表明在最终埋藏之前，壳体受到流过壳体的水平流体作用（图 5-7）。

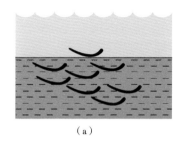

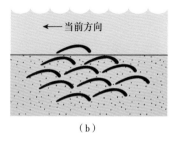

（a）

（b）

图 5-7　显示单瓣的定向简图

（a）不稳定：由于悬浮沉降向上凹；（b）稳定：由于侧向流体流动而凸起向上

第四节　取样方法

古生物学取样的目的是确定在给定的一套沉积物中的化石残留物的性质，并从中得出关于古生物种群和古环境的一些信息。为实现这些目标而采用的取样方法必须具有恰当的解决方案，并有效地执行，以便获得有效的数据。

一、生物地层或进化研究的抽样

对于生物地层学或生物进化研究，通过从沉积物中垂向采集的一系列样品通常优先于调查横向变化（对比图5-8a与图5-8b和图5-8c可以说明这个问题）。在地质时间上，不同的化石对生物地层学研究是很重要的（图A2-5）。许多研究涵盖一个以上的化石群。此外，取样方法需要适用于化石群或地质时期的生物分带类型（图A2-6）。使用微生物来减小污染的风险也很重要（第十三章）。点采样和连续采样是两种基本类型的采样方式。

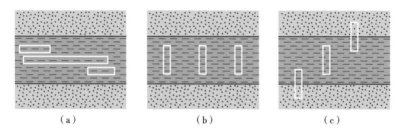

（a）　　　　　　　（b）　　　　　　　（c）

图5-8　三种不同形式的连续采样或探槽采样

（a）与地层平行的重复式采样；（b）与岩性地层成直角的重复式采样；

（c）垂直于标志层的样本，用于剖面对比的重复式短岩样

（1）点采样可以以规则的距离间隔或针对不同的岩性进行。点采样的优点是其相对快速并且采集的样品量最少。然而，使用这种方法容易错过沉积物中的小规模或微妙变化，以及潜在的重要的不可见事件。通常来说，每个岩性应在几个位置取样，以确定化石丰度和集群组成是否存在任何侧向以及垂向的变化。合理的垂直采样间隔取决于岩性变化、沉积速率、与推测边界的接近程度、估计的或已知的旋回性、研究目的所必需的精度、设备资源和现场限制条

件（第十三章）。

（2）在设备资源允许的情况下，连续采样（有时称为槽样）比点采样更具有优势。通常情况下，首先挖沟槽揭示出岩石的新鲜表面，然后在整个研究段内以短长度岩样的形式进行重复采样（图5-8c）。槽样的优点是对于后续的实验室研究有连续的记录，并且可以修正研究的精度。然而，必须考虑保护问题和取样限制。连续取样的缺点是要采集大量的样品。这需要针对点采样进行评估，如沿着巨型化石介壳层采集目标样品，而不是采集没有用处的样品，以达到研究目的。

（3）一些板状的化石，如叶片和鱼只能通过暴露层面来观察。在波浪侵蚀的台地上，这通常不是太大的问题。但在悬崖上，探槽通常是唯一的选择（图5-9）。在整个剖面中，可以采用点取样或连续取样的方式，但是这需要大面积露头层面才能进行。在这种情况下，可能需要利用水平尺寸几平方米的探槽，可以揭示剖面的顶部到底部的连续层理面。

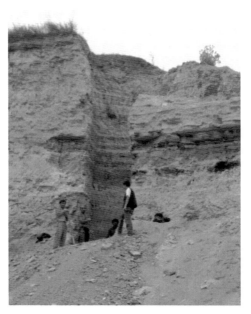

图5-9　中国硅藻土中探槽的实例，在挖掘沟槽时获得连续样品
（Robert A. Spicer，英国开放大学）

如果野外工作的目的是对比不同的化石剖面，应该通过建立综合柱形图的方式来记录它们在地层中的变化特征（第六章和图 5-10）。记录化石外观特征、缺失和丰度（频率）变化以及沉积信息。在接

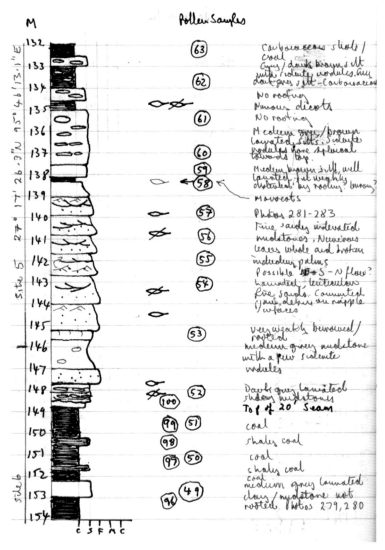

图 5-10　一个野外记录簿的示例字：此页中标明了化石层和花粉样本在综合柱状图上的位置，综合柱状图和样本来自印度阿萨姆邦区域（Robert A. Spicer，英国开放大学）

近地层界面处，如沉积间断或可能发生的灭绝事件界面，通常需要以紧密间隔进行采样从而极精确地定位边界。对于生物灭绝的情况，一个生物分类群的最后一次出现不太可能留下来，因为化石记录总是不完整的。类似地，生物分类群落的起源很难确定。稀有生物分类群使这个问题变得更加突出。一个明显的影响就是突然的灭绝也看起来是逐渐变化的。为了使这种效应（Signor-Lipps效应）最小化，在任何地层界面附近需要采集更频繁和更大的样品。哪些是临近界面的证据，取决于所研究的生物分类群落的大小和丰度。

> 小贴士：采集样品时用荧光胶带标记样品位置（用岩石或钉子固定），以便在取样结束时，你可以记录和拍摄准确的样品位置。在你离开现场前把胶带和钉子拿走。

二、层面采样和古生态学

大的层面提供了更多种化石采样方法和可能的研究机遇。通常会通过记录在限定区域中出现的化石遗迹，来分析单一层面上化石遗迹的分布。通常这个区域被称为样方，是一个正方形或矩形的区域，其尺寸与要研究的物质和对象相符。样方通常以这样的方式分布，即每个样方独立于所有其他样方及采样总体内的任何模型。这通常意味着它们的分布是随机的。随机排列最好通过使用随机数作为位置坐标的基础来实现。因为不是所有的化石组合都是可得到的，因此数据的后续统计处理必须是稳健的：对具有正态（高斯）分布的单个变量的依赖性最小，或者最好非参数化的。样方中的生物分类群需要通过在野外的测量结果和素描图来记录，或通过拍摄详细的照片来记录。后一种方法具有的优点是用图像分析软件可以分析生物分类群，并且可以永久记录。

（一）三维采样

虽然单个层面露头可以得到高精度数据，但是在实践中其应用存在许多限制。不可避免地，岩石基质的分裂性质使其不可能穿过多个层面时，还能形成大平面区域的露头。此外，单个样品的完全挖掘会损坏相邻的层面，并破坏这些层面上的采样区域。更现实的方法是接受这样的事实，即单个层面中不能可靠地挖掘并且试图代替沉积岩体的样品。用这种方法，可以在现场挖掘岩块。在条件和许可允许的情况下，使用硬质合金刀头（图 5-11）或小体积的圆盘锯切割岩石。为了使采样精度的损失最小化，采样的层面样品必须遵循在基本恒定的物理条件下沉积的沉积物间隔内，有时称为沉积单元。

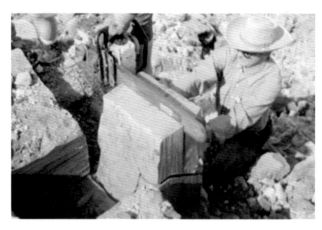

图 5-11　使用硬质合金刀头切割含有化石的黏土，这种技术的优点是可以回收样品进入实验室进行详细分析（Robert A. Spicer，英国开放大学）

（二）确定样方大小——稀有度或物种/面积（或体积）曲线

化石大小和分布模式确定样方大小。如果样方尺寸大于化石遗迹，那么抽样将是有意义的（图 5-12a）。通过构建生物群/面积（或体积）曲线可以为特定化石确定适当的样方大小（图 5-12b）。通常这个曲线是从先导研究构建的，可能不适用于化石群的所有部分。因此，合理的保障措施是将主要研究区的最小规模增加一倍。

（三）模式

图 5-12c 表示生物分类群的三个极端的二维分布模式。在每种情况下密度相同。根据所采样品的分布和数量，使用所示面积的样方，将获得不同的丰度评估结果。当涉及多个生物分类群时，情况变得更加复杂，因为它们可能代表种群的一部分或具有相似的流体动力学特征，一致地呈现正或负的相关性（"聚团"）。如果露头允许（如在波浪侵蚀台地上暴露的层面），团簇大小可以通过布置相邻样方的网格来评估。然后通过集合 2 个、4 个、8 个等的相邻样方来

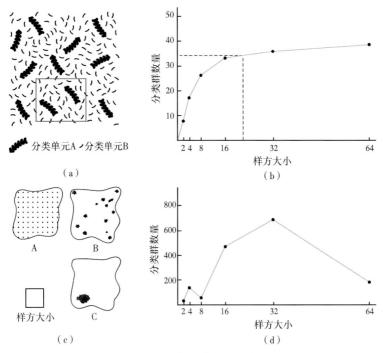

分类单元A 分类单元B

（a）

样方大小

（c）

（b）

（d）

图 5-12　样方采集与数据分析

（a）丰度估计值的相关性，特别是百分比频率对与植物碎屑大小有关的样方大小的相关性；如果使用所示大小的样方（小红色正方形）来对这层面进行采样，则对两个生物分类群的估计丰度将存在明显的差异，而与它们的实际相对丰度无关，因为样本大小与一个生物分类群大小相近；（b）稀释曲线显示随着样本大小连续倍增的生物分类群单元数量的增加；随着样方大小的增加，在样方内出现更多生物分类群，但是在曲线变平的点之上，更大的样方大小成为低效的采样方式；虚线表示该群体的最小样方大小，其中可以预期在每个样方内发生 34 种生物分类群的顺序；（c）分布模式的样方大小；A—C 表示生物分类群可能表现出的三种形式的模式：A，常规模式；B和 C，按不同大小和分布规律的团簇分布；在每个区域中，样本的数量是相同的，但是如果样方大小的样本用于采样，将获得非常不同的丰度估计；（d）检测集群内的扩散性（团簇）；如果样方大小增加并且绘制均方（方差），则峰值显示团簇的大小

增加样方的尺寸。接下来，可以根据区块大小构建均方差图。图中的峰值对应于平均团簇大小。图 5-12d 中显示了一个示例，其中有两个团簇大小：一个为 4 块（样方）大小，一个为 32 块（样方）大小。在实践中，可能存在对布置邻接的四边形网格有严格约束，并

且这种方法的使用可能受到限制。然而，这种模式分析可以证明对内源生物集群特别有价值。

（四）边缘效应

不可避免地，一些样本会与四边形边界相交。样本尺寸越小，这些边缘效应变得越重要，因为采样材料中相交的样本占有更大比例。类似地，样方的周长与面积（或体积）的比率也是很重要的。样方近似于圆或球体可以将边缘效应减小到最小，但是这些形状是不实用的。正方形或立方体（或由地层厚度和岩性因素控制的近似值）是常规选择。这里的例外可能是定向流动的细长样本的取样。布置成平行于流动方向的最长轴线的细长矩形四边形，将使边缘效应最小化。

通常的做法是，任何单一样本有超过其一半面积在一个样方中，那么也就排除了它在另一个样方中。这种方法偏向样本，因为它受到样本大小的强烈影响（小样本将比大样本更少地越过边界）。样本落入样方内的实际面积可以通过覆盖面积进行估计（第五章第五节第三小节），但这可能排除平均样本大小这样的统计研究，而它们与搬运距离和差异降解研究有关。

另一种方法是将特定生物分类群的50%样本与样方边界相交，并测量包括的样本的整个面积。50%测量方法应适用于随机样品。

第五节　丰度估计

丰度可以定性和定量地确定。丰度的测量方法，其精度及其与沉积学和生态学现象的关系变化很大。丰度可以在野外现场估计或测量，另一种方法是拍摄该区域并利用照片。这可以在不同区域之间对丰度的定性测量（第五章第五节第一小节），且区域的图像分析进行更为直观地比较，以获得定量测量结果（第五章第五节第二小节）。

一、生物是否存在和定性丰度估计

是否存在估计的优点是它们容易获得，但是这种容易性必须与由于不记录特定生物分类群数量而引起的实质性信息损失进行权衡。

定性的丰度可视估计是有用的，因为它们简单且能够快速地使用（图 A1-1）。这种方法的普及产生了许多提高其准确性和可比性的方案。最简单的方法是用准对数格式将样本中的生物分类群划分为一系列丰度类别（表5-1）。这种方案的主要问题是小生物分类群（碎屑）往往被忽视，不同工区之间的一致性在常见、偶见和极少见的生物分类群有偏差。然而，完全定量丰度的措施没有证明是完全必要的或可靠的，可能实际上证明在集群模式方面，一致的和合理的可视估计方法更有效。

表 5-1　典型、简单的丰度分级及其数值换算

描述词	数量级别
非常富集	5 级
富集	4 级
常见	3 级
偶见	2 级
极少见	1 级

二、丰度的定量测量

（一）分布频率

生物分类群的频率是度量在给定样本集内的任何一个样本内找到它的机会。它通常表示为百分比。样品量对观察频率有很大影响，应予以说明。频率受样品（碎屑）大小和相对于样品大小的分布影响较大。

（二）密度大小

密度是样品内发生的单个生物分类群的单个化石（不管代表整个或部分器官或生物体）数量的量度。因此，它是一种直接的、可能精确和相对容易测量的丰度表达参数。密度测量还包含重要的化石组分，因为容易破碎的组分倾向于过量。因此，完整的实体化石应该与碎屑分开计数。

（三）覆盖面积

植被覆盖面积定义为平行于地层的平面单位样品区域的比例，该面积由代表该单位样本内物种形态的个体在其上的正投影来表示。覆盖面积估计通常使用生态学中修正的点样方法来获得。通常，标记有 100 个随机分布点的透明塑料片覆盖在露头地层上（图 5-13），并且对各种生物分类群上的这些点的"命中"数目进行计算，并且表示为覆盖百分比。由此可见，单一层面必须完全暴露在样品区域之上，前滨及一些采石场提供了这样的机会。然而，在实践中这是非常困难的，并且一些人更喜欢剥露岩体，每个岩体具有暴露的植物承载面，并且将它们整理成样本区，从而进行覆盖面积估计。岩体之间的间隙记为"空间"。然后对额外的随机点进行计算，直到植物物质加上裸露岩石的总数达到 100。

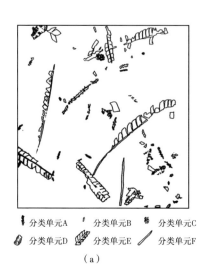
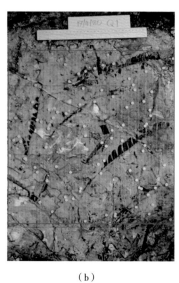

 分类单元A　分类单元B　分类单元C
分类单元D　分类单元E　分类单元F

（a）　　　　　　　　　　　（b）

图 5-13　样方中随机分布点示例

（a）来自英国约克郡凯顿湾的侏罗纪植物化石的素描图，其由（b）中所示的
具有 0.5m×0.5m 点样方的露头层面组成；为了可视化的目的，100 个
随机分布的点已经扩展成黄色圆圈

（四）百分比数和其他"封闭的"测量方法

每当丰度表示为比例或百分比时，一个生物分类群丰度的任何变化将影响其他生物分类群的相对丰度，即使它们在样品之间的绝对发生可能是常数。一个罕见的生物分类群（在整个样本群体中几乎没有绝对发生）在它是唯一存在的生物分类群的样本中可能具有高百分比分数，即使其在样本内的绝对丰度与其他样本分类群中的绝对

丰度类似。任何封闭的测量系统，如百分比，必须小心使用。

（五）对数变换和减少噪点

相邻的样品通常在化石丰度上表现出很大的变化。这可以通过使用不恰当的样本大小产生，但是由于与沉积过程相关的、流体流动的随机扰动，这样的图形似乎是大多数外来生物集群的一般特征。这种随机性还在数据中产生大量的统计噪点，可以掩盖能够反映古生态有用的模式。比如，富集的生物分类群在密度上的变化比极少见（稀有）的生物分类群更大，这种变化可以掩盖任何古生态有用的模式。克服这一情况的一种方法是使用对数变换。通过对数变换，保留了稀有成分变化，同时使大量物质中较不显著变化的噪点最小化（工作实例 5-2）。

工作实例 5-2　测定丰度

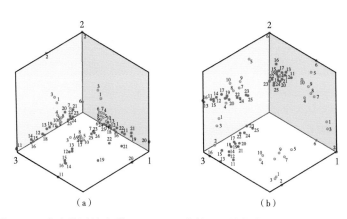

（a）　　　　　　　　　　　（b）

图 5-14　来自英国约克郡 Hasty Bank 的侏罗系植物化石地区的样品分析
该图展示出了中空立方体的三个面，样本的位置从三维空间投影到三个面上；这意味着每个图的点数是样本的三倍；立方体的三个边代表分析中最大变化的前三个轴；样本点编号在三个面中交互使用；来自粉砂岩的样品表示为空心的蓝色圆圈，而实心的红色圆圈表示来自黏土岩石的样品；（a）丰度计数；（b）数据相同，但丰度转换为类似于表 5-1 所示的对数简单丰度分级测量；在图（b）中，数据中的大部分噪点已经被去除，并且更清楚地显示了两个不同沉积相中的植物相关性的模式（修改自 Spicer 和 Hill，1979）

在 20 世纪 70 年代初，克里斯·希尔挖掘了三个垂直沟槽，在英国约克郡 Hasty Bank 的中侏罗世植物地层获得连续的样品。样品体积测量为 0.5m×0.5m 面积，0.1~0.2m 深度的粉砂岩；其中化石特别丰富的黏土样品尺寸减小到 0.25m×0.25m×0.2m。在每个样品中，鉴定和计数每个单一植物化石。在随后的分析中，所有计数标准化为 0.5m×0.5m×0.2m 体积。对原始计数、对数转换计数和使用简单丰度分级测量法（图5-14）进行分析。通过直方图和多变量统计来分析结果。总体结论是，使用第五章第五节第二小节中的对数标度来估计可视丰度比绝对计数更有效和有意义（图5-14；Spicer 和 Hill，1979）。

> 小贴士：用薄纸（不是棉毛）包好精致的化石，然后放在一个保护箱里。多个样品和箱子应紧密包装在坚固的容器中，以防止在运输过程中移动和磨损。如果可能的话，尽量把箱子重量控制在10kg以下，以便于搬运。

三、需要多少样品?

通常难以确定能够充分研究给定的数量，即何时已经得到了足够的样品。因为每个化石组合是不同的，当然不可能做出一般化的结论。样本大小的标准可以通过构建一个图解来获得，其中累计平均值（对于该生物分类群使用的任何丰度测量值）为纵轴，样本数量为横轴（图5-15）。

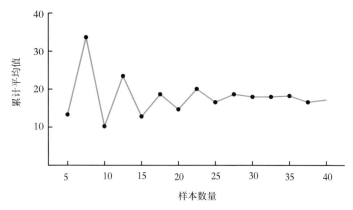

图5-15　随着采样数的增加，生物分类群数量的累积平均值的波动将减小，变化稳定的点（在25和30之间）表示调查该数量的样方群体所需的最小值

第六节 结 论

　　每个区块都是独一无二的，没有标准是全面的、可以涵盖一切可能性。特定地点或特定时间段或岩石单元的大量有价值的指导书和网站可以借鉴，表明了化石工区对于业余爱好者和专业人员的重要性。因此，在进行任何古生物学研究之前搜索相关网站和文献，以及与可能有采集物的当地博物馆联系是值得的，无论博物馆有多小。流程图显示了大多数古生物学调查的主要阶段（图5-16）。

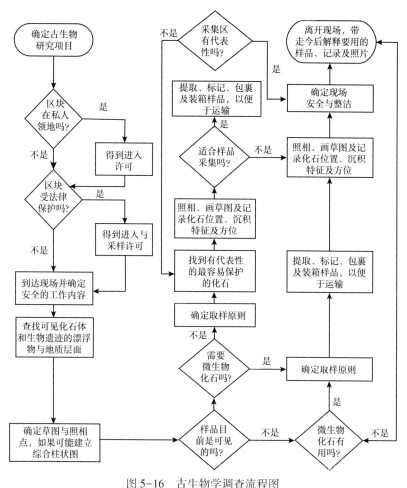

图 5-16　古生物学调查流程图

参 考 文 献

Benton, M. J. 2004. *Vertebrate Palaeontology* (3rd edition), Wiley-Blackwell, 472 pp.

Benton, M. J. and Harper, D. A. 2008. *Paleobiology and the Fossil Record.* Wiley-Blackwell, 608 pp.

Bromley, R. G. 1990. *Trace Fossils: Biology and Taphonomy*, Unwin Hyman, 280 pp. [A specialist text on trace fossils and how to interpret them.]

Clarkson, E. N. K. 1998. *Invertebrate Palaeontology and Evolution*, Wiley-Blackwell, 468 pp. [A well respected and widely used illustrated guide to identifying and interpreting invertebrate fossils.]

Cleal, C. J. and Thomas, B. A. 2009. *Introduction to Plant Fossils*, Cambridge University Press, 248 pp. [A practical introduction to the study of plant fossils. It covers the features for identifying commonly found plant fossils, illustrates details of their anatomy, explains modern research techniques and suggests how best to investigate them.]

Goldring, R. 1991. *Fossils in the Field: Information Potential and Analysis*, Longman and John Wiley & Sons, 218 pp. [Useful and practical introduction to fi eld palaeontology covering the main types of body and trace fossils but also sampling and how to interpret patterns of deposition.]

Green, O. R. 2001. *A Manual of Practical Laboratory and Field Techniques in Palaeobiology*, Kluwer Academic Publishers, 538 pp. [An excellent comprehensive manual of modern techniques in palaeobiology that takes you from fi eld sampling, through transport to the laboratory, laboratory extraction methods and subsequent analysis including photography and specialist techniques such as electron microscopy.]

Jones, T. P. and Rowe, N. P. 1999. *Fossil Plants and Spores: Modern Techniques*, The Geological Society of London, 396 pp.

Martin, R. E. 1999. *Taphonomy: A Process Approach*, Cambridge University Press, 508 pp. [A detailed treatise on the processes of fossil assemblage formation. It covers both animals and plants in marine and terrestrial settings. It tackles not only processes of transport, burial and diagenesis, it also covers time averaging, stratigraphic completeness and the chemistry of preservation.]

Seilacher, A. 2007. *Trace Fossil Analysis*, Springer-Verlag, 226 pp. [Comprehensive compilation of trace fossils based on Seilacher's life time of research in this field.]

Seldon, P. and Nudds, J. 2004. *Evolution of Fossil Ecosystems*, Manson, 160 pp.

Willis, K. J. and McElwain, J. C. 2002. *The Evolution of Plants*, Oxford University Press, 378 pp.

野外地质考察实用手册

第六章
记录沉积岩特征与建立沉积综合柱状图

第一节　概　述

　　沉积岩尤其是粗粒硅质碎屑岩，是野外地质研究中一个非常重要的领域。这是因为通过直接野外观察，你可以得到有关沉积岩形成模式的很多信息，并由此可以开始做出相应的解释（图 6-1），而

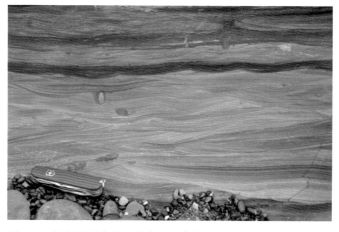

图 6-1　沉积层理实例，从中可以获得大量关于沉积作用的信息
照片显示了由浪成沙纹迁移产生的交错层理，表明沉积物沉积在浪基面附近（小于数十米水深）；图中间附近的一些波纹正在攀升，表明沉积速率较高；照片中的颜色变化可能反映颗粒或成分的变化，可能涉及能量或沉积物来源的变化；还有几种遗迹化石指示了生物活动的情况；英国Berwick—Tweed 附近出露的石炭系地层（英国开放大学，Angela L. Coe）

不需要等待薄片或地球化学分析数据，这与许多火成岩和变质岩研究（需要这些分析数据）有所不同。但是有些碳酸盐岩类和细粒泥岩在野外也很难直接解释，有关它们的研究也需要从后续显微镜或地球化学分析中得到帮助。

沉积岩和化石所包含的信息应该一起研究，因为作为"智慧颗粒"（第五章第一节），化石提供了关于沉积物沉积作用和所处环境的重要线索。比如，化石可以提供直接依据，判断岩石是海相或非海相成因的，沉积时间长或短，在什么条件下形成的，比如在海底还是湖底，甚至在很多情况下可以作为一种直接的相对地质年龄测定方法。

除了对一个地区进行常规的地质制图或地质构造演化史研究外，还有很多的专业研究需要从沉积矿床中收集数据。主要包括如下：

（1）了解沉积作用和沉积环境。这能促进对地表自然演化过程更好的理解。

（2）了解沉积盆地的资源潜力或烃源、水资源的开发单元。了解不同沉积岩类型形成于何时何地，以及它们横向与垂向上如何变化。绘制出主要的储集岩、盖层和烃源岩分布，并开发这些资源。

（3）重建过去环境变化的阶段，尤其是气候和海平面变化。细粒海洋沉积物中包含了地球海洋中横向分布广泛的、完好和完整化学物质变化的记录。由于海洋和大气之间的相互作用，海洋就像一个大的搅拌锅，因此海洋沉积物是理解过去地球系统的基础。洞穴、湖泊的沉积也是了解过去两百年来古环境变化的关键组成部分。重建海平面变化依赖于分析和对比海洋近端和远端的沉积序列，并且寻找不同类型沉积物的渐变和突变规律。

（4）了解并开发沉积建筑材料和矿藏。沉积岩是重要的建筑材料。砂岩和石灰岩都相对容易进行采石和成形，因为天然层理可以用于岩石切块。石灰岩可用作水泥生产和农业用途，而泥岩是砖的原材料。

（5）完善地质时间表。与火成岩和变质岩相比，沉积岩沉积记录越连续，其化石含量越高，那么它越是重要的地质时间尺度。沉积记录用于生物地层学、重建地磁极性模式、识别米兰柯维奇旋回和其他常规周期、火山灰的同位素年龄测定及一些直接的同位素年龄测定（如^{14}C、U 系列和 Re—Os 同位素）和化学地层学等研究。

所有这些研究内容都是综合地质时间表的主要组成部分。

除了基本的地质设备（表 2-1）外，表 2-3 所列的可选设备对沉积岩研究也是有用的。特别地，请确保你有一个对比图表，用于识别粒度、形状、圆度及分选性（附录 A3）。如果记录颜色变化有重要意义的岩石，或者颜色是主要鉴别特征，那么孟塞尔颜色图表是很有用的。约 0.5kg 的地质锤和冷凿子对采集样品是非常有用的。

第二节　描述、识别和记录沉积物及沉积构造

沉积岩的描述有四个需要记录的方面：（1）组成，沉积岩的组成与火成岩和变质岩相比相对简单，因为沉积岩中常见的矿物并不多（附录 A3，表 A3-2）；（2）岩石的结构；（3）沉积构造；（4）沉积岩中的化石。

组成和结构合并在一起作为岩石学部分（第六章第二节第一小节）。沉积构造在第六章第二节第二小节，化石的记录在第五章讲述。

一、记录沉积岩

假设我们研究的沉积岩分成不同单元，下一项工作是描述沉积岩类型。沉积物分类为我们提供大概的量化沉积成分，因此可以得出沉积作用、沉积物来源和环境条件等方面的信息。运用附录 A3 来描述和分类沉积岩，包括表单（表 A3-1）、沉积岩常见矿物特性表（表 A3-2）、结构（图 A3-1—图 A3-4）和岩石分类表（表 A3-5、表 A3-6、图 A3-11）。

（一）硅质碎屑岩

对于硅质碎屑岩，分类方案依据颗粒大小和主要颗粒的组成。除了砾岩和角砾岩，它们的碎屑形状也很重要。一般的硅质碎屑岩分类过程如下面的流程图：

小贴士：为了测试沉积岩中少量的石英砂或粉砂的含量，可以用门牙咀嚼少量的岩石。石英是让你有牙碜感的，不可能被牙咬碎；而硅质黏土矿物或碳酸盐可以变成细颗粒的粉末，感觉像光滑的膏状物。

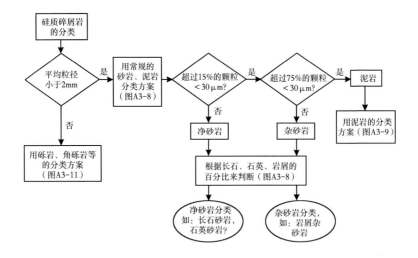

泥岩（称 mudrock 和 mudstone 都可）和粗粒硅质碎屑岩可细分，如图 A3-6 所示。相比粉砂岩和砂岩，泥岩需要不同的略微观察。这些特征在以下两部分中讲述。

（二）泥岩

细粒的硅质碎屑沉积岩占据了超过 50% 的沉积岩记录。相比粗粒的硅质碎屑岩，泥岩在野外更难于研究，因为它们的特征肉眼更难识别，变化更细微。有可忽略的硅质碎屑组成的含碳酸盐泥岩的分类放在碳酸盐岩分类方案中。图 A3-9 是常见的硅质碎屑泥岩分类方案，可用于大部分接下来的工作中。然而，有些时候我们需要基于你在测试时的特殊情况和泥岩中主要成分的分类。为此，确定主要矿物（如黏土矿物、碳酸盐、磷酸盐和二氧化硅）既要通过视觉也要通过化学分析（如果你是再次野外考察）。然后，运用这些结果得出一个能在野外观察检测到的各成分平均百分比的分类方案。如下是一些常见的野外寻找泥岩的常见特征，运用几条不同的证据来得出你的解释结论。下面列出的特征对于描述泥岩特别有用。

小贴士：潮湿的岩石，特别是泥岩，通常比干燥的岩石更暗（具有较低的值；图 2-17）。然而，湿度含量往往不会改变色调或色度。如果颜色非常重要，要记录湿或干岩石的颜色，同时要避免风化区域对颜色的影响。

（1）颜色：对于沉积岩，这主要反映了成分。大部分海相的泥岩是不同色度的灰色。用孟塞尔颜色图表，结合或者带上各种表示主要颜色的小岩石片，通过对比确定颜色。泥岩中有高碳酸盐和二氧化硅含量，或很少含有机质，它常趋于灰白色。高有机质的泥岩（如有机碳组分）是偏棕色的灰色（图2-17d）。非海相泥岩通常是红色或绿色，由铁的氧化程度决定。非海相泥岩也可以是白色和各种黄色。斑脱土（火山成因的蒙皂石质黏土）是与众不同的蓝灰色和绿灰色（新鲜时）。

（2）裂口：破裂的形式也提供了组成成分的线索和成分的细微变化。泥岩主要由黏土矿物组成，有着平坦、块状的裂口。碳酸盐越多（如泥灰质黏土和泥灰岩），泥岩越趋于有贝壳状断口（图6-2）；而有高硅质含量的泥岩更坚硬。

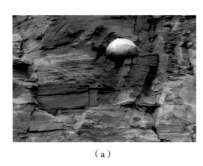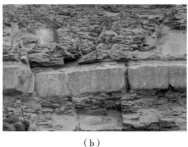

（a）   （b）

图6-2　泥岩破裂照片

（a）主要由黏土矿物组成的硅质泥岩块状破裂模式；（b）具有相当大比例碳酸盐泥的贝壳状破裂模式（a和b：英国开放大学的Angela L. Coe）

（3）页理：有页理（即裂成薄至毫米尺寸的层）的泥岩称之为页岩。页岩发育页理有两个原因：①随成分变化的纹层规模；②压实和风化。有成分变化的纹层页岩通常有更高的总有机碳含量或有一些更粗粒度的物质。不是所有的组成上呈纹层状泥岩都有页理（图2-19b）。

小贴士：富含海洋有机物质的泥岩埋藏和适度受热后，如大多数中生界地层，当它们刚破碎时，具有明显的沥青气味。由于其较低的密度，含有非常高的有机碳含量的泥岩重量非常轻。

（三）砾岩和角砾岩

砾岩和角砾岩的分类可根据碎屑类型和基质特征（图 A3-11）。与泥岩研究完全相反，我们需要对粗粒沉积物进行"广角度"的观察，以便获得代表性的数据，因为砾岩、角砾岩可能有大范围的粒度变化。样方法在评估和记录粗粒沉积物中很有用（第三章第三节和第五章第四节第三小节）。0.5~1m 的样方对大部分沉积物是合适的。

（四）碳酸盐岩

观察碳酸盐岩的风化面和新鲜面很有用。碳酸盐岩颗粒易于风化，使得它们在风化面上更容易识别。这里有两个常用的碳酸盐岩分类方案（附录 A3，表 A3-5 和表 A3-6）。在大部分情况下，有必要首先确定颗粒是否是有机地黏结在一起（即它是否是生物礁或珊瑚）。福克的分类方案（表 A3-5）容易为大家采用，它是基于颗粒的本身性质以及它们是否是基质或胶结物。使用福克分类方案采用如下的流程图进行碳酸盐岩分类。

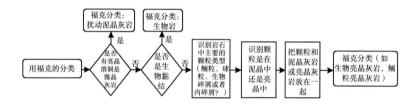

与之相比，邓哈姆的分类方案（表 A3-6）表达了关于杂基或胶结物及岩石结构的特点。颗粒类型可以由添加形容颗粒类型的形容词表示（如鲕粒灰岩）。如下的流程图展示了确定合适的邓哈姆分类的野外观察过程：

常见的碳酸盐岩类型有：

（1）白云岩：白云岩有三种区分于其他碳酸盐岩的三种野外特征：①它趋于暗淡黄棕色；②它只缓慢地与稀盐酸反应；③如果用牙嚼一下，口感像皇家冰糖。

（2）菱铁矿：根据它与众不同的黄红色（赤褐色），它形成条带或瘤状，特别是在泥岩中。

对于混合硅质碎屑岩或碳酸盐岩，还没有一个建立好的分类方

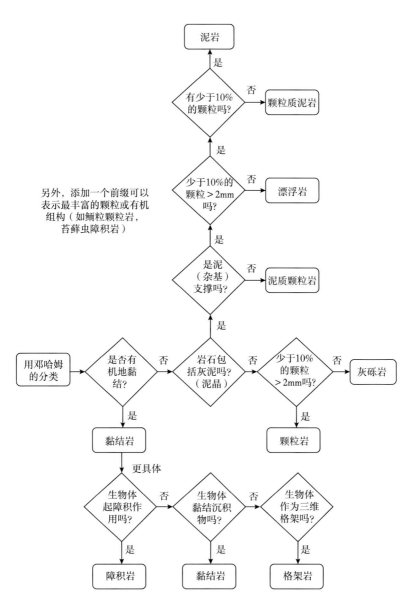

案，人们常用各种分类方案的组合。沉积环境与沉积物的类型控制了同沉积和沉积后的沉积构造，并影响了相应的一些特征（如化石）的保存。各种沉积岩最常见的识别特征总结如表6-1所示。

表 6-1　沉积岩类型、沉积构造及相关的沉积特征

沉积岩类型	沉积特征与沉积构造	沉积期后特征与沉积构造	常见相关特征
黏土岩、泥岩及泥类岩	纹层：细粒岩石条带、μm级成分变化。页理：岩石易破裂成平行层理的薄片（可能与纹层有关）。颜色：颜色变化代表成分、含铁矿物、有机质及碳酸盐矿物的变化。裂口特征：反应成分（见前述）。风化剖面：有高碳酸盐成分的泥岩容易突出，因为它们更抗风化。同样，高有机碳含量的泥岩易于风化。泥岩与砂岩或碳酸盐岩形成互层时，泥岩易于风化	结核：在特殊地化条件下，形成于沉积物与水的界面之下。早期成岩碳酸盐结核可以用来计算压实程度。在一些泥岩中，还可形成化石结核。叠锥方解石：在泥岩受超压时，方解石晶体与压力方向垂直形成锥形。软沉积变形特征：通常在砂泥岩互层中，由于高沉积速率和密度差（泥岩约含80%的水，而砂岩约含50%的水）而形成	化石：低能沉积，细粒无孔的泥岩具有良好化石保存的特征，无论是大化石，还是微体化石。如果颜色与精细的细节得到好的保存，那么生物遗迹也容易识别。黄铁矿：通常与还原沉积条件有关（水中有自由H_2S）。有机质：海相与陆相环境影响颜色，并能影响纹层。它指示高生产力和合适的保存条件
粉砂岩与砂岩	沉积构造：范围很广（见第六章第二节第二小节部分描述），许多沉积构造指示沉积作用	结核：同上。晚期成岩结核更普遍	化石：常有，但在高能沉积条件下常被改造
碳酸盐岩（非原生生物的）	沉积构造：范围很广（见第六章第二节第二小节部分描述），许多沉积构造指示沉积作用	叠层石与压溶构造：碳酸盐岩易于溶解。再沉淀能增加、覆盖或破坏原始特征	化石：在许多碳酸盐岩中生物碎屑很重要，并提供沉积地点和沉积条件的有用信息
碳酸盐岩（原生生物的）	沉积构造：常具明显垂直形态的块状。与潟湖水平岩层与陡倾杂乱生物碎屑岩层密切相关	与上述碳酸盐岩（非原生生物的）相同	化石：原地化石，能提供环境与古生态的信息

沉积岩类型	沉积特征与沉积构造	沉积期后特征与沉积构造	常见相关特征
砾岩与角砾岩	碎屑类型：识别碎屑的源岩，能提供沉积供源与沉积作用的信息。沉积构造：交错层理、层理等（第六章第二节第二小节部分）	碎屑和胶结物周边的基质压实	化石：仅见结实的大化石，如易保存的脊椎动物残体与木化石
煤	颜色与发光：指标有机质与黏土含量（附录A3，表A3-3）	观察下伏古土壤，可能指标原地煤。煤与其他沉积物可能呈互层	黄铁矿：与高硫含量有关，煤中碳酸盐岩结核可能保存植物残体
蒸发岩	注意沉积物的分布与晶体形态。大晶体与纤维晶体可能是重结晶的。	溶解与再沉淀。完全溶解非常普遍	由于蒸发岩的延展性与高可溶性，常形成断层与褶皱。与浅水沉积有关，尤其与碳酸盐岩相关
铁质岩、燧石岩与磷酸盐岩	颜色：能反映成分变化；磷酸盐岩存在再改造情况（沉淀时呈粉色或米黄色，再改造时呈灰色或棕色）	条带：这些沉积易于溶解与再沉淀，因此在整个沉积期后可以形成条带	磷酸盐岩是高生产力的指示。燧石中的硅可能来源于硅藻、放射虫与海绵骨针。可以指示宽泛的沉积条件，因此确定硅的来源很重要

二、记录沉积构造

沉积构造多变而且复杂。它们在许多地质教材和专业沉积学教材中有详细记录（第六章第六节）。这本书不可能涵盖所有的沉积构造，因此这部分集中说明以下几点：（1）如何记录描述它们；（2）如何区别相似的构造；（3）如何解决交互的关系。

沉积构造提供了形成沉积岩的相关沉积作用和沉积后变化得非常直接的线索。在很多情况下，它们提供特定的沉积背景信息。比如丘状交错层理（HCS）是识别浅海过渡带的标志，它在晴天浪基面和风暴浪基面之间形成；而洼状交错层理（SCS）出现在临滨带，靠近于晴天浪基面附近形成。

在野外，你可能会看到你不理解的沉积构造，这可能是因为它们不寻常、发育不好、保存差或出露在奇怪的角度。因此不要担心如果你不能识别每一个你看见的沉积构造——这很正常。如果你找到你理解的沉积构造，在它的周围找一找，可能有更多更好的揭示事实的例子，在同一地方或相邻的地方有更好的发现。然后你先花些时间对最好的例子进行研究，如果有时间，在之后再去研究更加难以捉摸的沉积构造。

> 小贴士：当记录和描述沉积结构时，尽可能地查看和记录在所有三个正交面中的特征，以便帮助识别它们。

如果你不能找到其他例子，照相并做些笔记，这样你可以把它给其他地质学家看，或者把它和文献中其他例子进行比较，但是不要浪费太多时间。

这里有一些观察描述识别沉积构造的建议：

（1）如果可能从平面与剖面结合起来观察沉积构造，特别是在切穿水平构造和垂直水流方向的面上观察更好。这是因为如果只从一个视角观察，不同构造看起来相似或者甚至一样。三维沉积构造的形态通常复杂，因为沉积构造是三维底形迁移的结果，或者动物植物扰乱沉积物的结果。图6-3展示了一些常见的例子，说明了在岩石不同方向的面上，沉积构造如何看起来不同。

（2）确定构造是否常见。如果不常见，是不是重要或是不是一个不值得花太多时间的怪异构造？

（3）记录尺寸（可能的三维数据）和任何系统的变化和重复，既要有侧向的也要有横向的。

（4）如果是扰乱其他层、改变其自然走向的大规模沉积构造，用照片或素描记录这些细节（工作实例6-3的第一部分）。

（5）记录在地层中沉积构造的位置。它是在沉积构造的底部还是顶部还是中间？

（6）如果你不能识别一个沉积构造，画素描或照照片。用几何形状标注素描图，并确保你在剖面或者平图上都有笔记，确保你能够把它们关联到不同视角上的沉积构造。

（7）寻找沉积构造的侧向、垂向关系。比如槽模和工具痕都是在

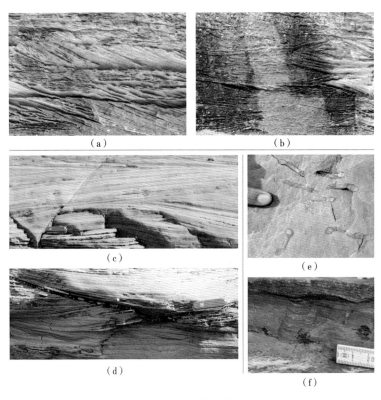

图 6-3 沉积构造照片

(a) 交错层理,从该视角难以区分是否槽状交错层理;图 (b) 与图 (a) 同层,显示出
明显的槽状;(c,d) 丘状交错层理,无论从哪个视角,结构都相似;(e) 双杯迹钻
洞,圆形是管迹顶部;(f) U形管横截面

块体流过程中形成的,有可能在同一种沉积中被发现。另外,如果你
发现槽模,就要寻找块体流的其他证据,比如以鲍马序列为典型的沉
积构造样式。在某些情况下,沉积构造可在沉积变化过程中发生细微
变化。比如在海洋沉积序列中,当沉积条件代表水深更接近晴天浪基
面而不是风暴浪基面时丘状交错层理可能变成洼状交错层理。

(8) 通过检查接触面的性质 [传统的沉积构造对应的四种分类:
沉积的、剥蚀的、生物成因的(如遗迹化石)或沉积后的] 来确定
沉积构造的类型。植物、动物来源的生物成因构造见在第五章和附
录 A2。如果构造是沉积期后的,并且你只对沉积构造感兴趣,你可

以忽略它。表 6-2 至表 6-4 分别地总结了常见同沉积的、侵蚀的及沉积后的沉积构造及底形。

表 6-2 一些常见的沉积构造，底形（标志的）与形成过程
（注意：交错层指尺寸含义的交错层理与交错纹层，可以在附录 A3 中找到）

沉积构造与底形	厚度或规模	观察特征	沉积作用	图/表
纹层	小于 1cm	连续性、变化特征、颜色	成分与压实变化	图 2-19b，图 12-1，图 12-2，图 13-2b
层理	厘米至米级	连续性、重复性、厚度变化	沉积条件多变	图 3-1，图 6-2b，图 6-15，图 6-16
粒度	多变	正粒序或反粒序，渐变的或在一定范围内的	水流增强或减弱	图 A3-15s，图 A3-15t
浪成沙纹底形	厘米级	三维的，爬升或不爬升，与丘状或洼状层理或其他沉积构造有关	波浪	图 6-1，图 A3-15k，图 A3-15l，图 A3-15m，表 A2-4
流水沙纹底形	厘米级	三维的，爬升或不爬升，与古水流有关的沉积构造	单向水流	图 A3-15i，图 A3-15j，表 A2-4
干涉波纹	厘米级	大小、方向	风成	—
透镜状层理	厘米级	波浪找水流成因？垂向变化，具向上变细或变粗粒序	在牵引流沉积与悬浮静置沉积之间变化	图 A3-15
压扁层理	厘米级			
沙丘底形	1~10m	底形的形状	风或水	—
流水线理	厘米级	提供古水流方向测量的一种方法。与其他沉积构造一起检查方向	上部流动机制	图 2-9，图 A3-15r
水平或平行纹层	毫米到厘米级	连续性，自然的（成分或粒度）流水线理	流水或波浪的牵引作用（上部或下部流动机制）	图 A3-15q
交错纹层	小于 1cm	由流水或波浪产生的沉积构造。检查其连续性或观察沙纹是否是爬升的	波浪或流水沙纹的迁移	图 6-1，图 A3-15j，图 A3-15l，图 A3-15o

沉积构造与底形	厚度或规模	观察特征	沉积作用	图/表
槽状交错层理	厘米到米级	从三维角度观察确定识别特征，提供了古水流方向的证据	在特定流速与水深条件下，起伏底形的迁移	图 6-3a，图 6-3b，图 A3-15c，图 A3-15d
板状交错层理	厘米到米级	从三维角度观察确定识别特征，提供了古水流方向的证据	在特定流速与水深条件下，起伏底形的迁移	图 6-11b，图 A3-15a，图 A3-15b
丘状交错层理	米级但比洼状错层理规模大	在所有剖面方向上看起来都差不多，平面与剖面上背形与向形之比为1:1	风暴流	图 6-3c，图 6-3d，图 A3-15e，图 A3-15f
洼状交错层理	米级	在所有剖面方向上看起来都差不多，平面与剖面上主要表现为向形	好天气波浪	图 A3-15g，图 A3-15h
潮汐层理	厘米级	需注意方向，寻找有关潮汐的典型特征（双向交错层理，双黏土层，并要考虑潮汐作用机制的不同（日潮或半日潮）	交错层理通常由在细粒沉积物见到，其层理面从近到远表现为独特的7组"人"形分布特征，表表小潮和大潮沉积	图 A3-15p
干裂缝	厘米级	在蒸发岩、古土壤及其他一些地表暴露沉积中可见	地表暴露沉积	图 A3-15u
拟形	厘米级	几何形态	蒸发岩矿溶解后的交代	图 A3-15v

表 6-3　一些常见的侵蚀沉积构造及其形成过程

（编号以 A 开头有图，可以在附录 A3 中找到）

沉积构造与底形	厚度或规模	观察特征	沉积作用	图/表
槽模	厘米级	方向指示古水流方向	浊流中的紊流	图 A3-15y
工具模，包括沟模	厘米级	某些方向指示古水流方向	水流的侵蚀和携带大碎屑特征。大碎屑有拖曳、跳跃或坠落在层面的特征。从截痕到沟模均有分布	图 A3-15x
侵蚀面	米级	与侵蚀面的特征有关	水流或波浪的侵蚀	图 A3-15w
水道	数 10m	基准面下降的标志，从海相到河流或者海底侵蚀都可能出现	水流的规模侵蚀	图 3-1b，图 4-5，图 6-12
渠模	5~10cm 宽，长数 10m 左右	方向指示古水流方向的依据	裂流	图 6-12f
冰积层	厘米到米级	方向指示冰运动方向	冰席运动	—

表 6-4　一些常见的沉积期后早期与晚期的沉积构造及其形成过程

（编号以 A 开头有图，可以在附录 A3 中找到）

沉积构造与底形	厚度或规模	观察特征	沉积作用	图/表
沉积期后早期的沉积构造				
结核（早期成岩）	厘米至米级	粒度大小、成分。早期成岩的结核是平直的，纹层或层理离结核中心越远逐渐越变得越宽。要检查是否有沉积再作用的多种其他成因	在沉积物与水的界面之下几厘米与几米，孔隙水化学性质的变化	图 6-2a，图 A3-15z

沉积构造与底形	厚度或规模	观察特征	沉积作用	图/表
变形与包卷层理	厘米至米级	分布范围，运动方向，可能有侵蚀特征	由于沉积坡度、高沉积速率、孔隙水压力变化或者地震或其他构造变动形成的不稳定沉积特征	图 A3-15x
滑动与滑塌	厘米至千米级			图 A3-15g
砂柱、砂墙及泥火山	米至千米级	延伸方向，在正常序列中有沉积物充填的相关特征	同生沉积现象。通常离断层较近	—
碟状或泄水构造	厘米级	小的上凸形状。寻找泄水的其他相关特征	水逃逸构造，形成时沉积速率高，且在更多沉积物沉积时，下伏沉积物还来不及压实	图 A3-15d，图 A3-15f
重荷模	厘米级	寻找泄水的其他相关特征		图 A3-15c
砂球与砂枕	厘米级	高沉积速率的一些证据		图 A3-15d，图 A3-15f
沉积期后晚期的沉积构造				
结核（晚期成岩）	厘米至米级	大小、成分。晚成岩结核具球度高，也有其他一些沉积特征	沉积物与水界面数十到数百米之下，孔隙水化学性质的变化	图 A3-15b
压溶构造（如缝合线、叠锥构造）	厘米至米级		沉积物压实与流体运动。与沉积物化学、孔隙水压力有关的压力变化形成	图 8-5
李泽纲环	米级		晚期孔隙流体运动	图 A3-15h
树枝状构造	厘米级			图 A3-15h

第三节　综合柱状图

上一节已经讲述了在野外记录簿上记录沉积岩序列的地层单元、绘制大比例尺与小比例尺素描图的方法。然而，记录和总结沉积岩序列数据的标准方法是采用综合柱状图（图6-4）。这是对每个沉积

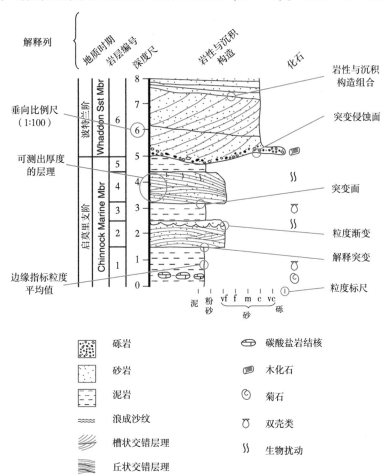

图 6-4　典型的综合柱状图的简洁版本，其中标注了一些关键特征
野外综合柱状图应该大致相似，但有些不是按垂向比例尺画的，也可能图中有的
列在一些特殊界面或岩层单元中，标注化石、照片或一些细节描述的相关内容；
有关综合柱状图的示例，如图4-2b、图5-10、图6-9b、图6-11所示

岩单元的理想化和图形化的总结，因为它们在地层序列上彼此堆叠并得到保存。

综合柱状图具有许多优点，因为它们：

（1）是总结大量数据的简洁方法；

（2）快速给出垂向序列的印象，因此有助于确定沉积相的重复和主要变化；

（3）是一种方便的方法，对不同地方类似年龄的部分进行检验，并进行对比。

综合柱状图的风格有许多，本文作者倾向于根据总体目标和个人风格形成一种格式。但是，有一些常规内容需要遵循，这在第六章第三节第一小节中讨论。第六章第三节第二小节说明了建立综合柱状图的过程。

一、综合柱状图绘制的惯例

综合柱状图的常规内容可概括如下：

（1）垂向比例：表示累积厚度，露头的特定基准点之上（基准点之上，距离向上增加），或者在钻孔取心的情况时，从顶部向下深度增加（距离低于原点向下增加）。综合柱状图可以表示从厘米到数百米的序列，取决于观察的坐标。比例尺也不同，通常选择一个利于画图的比例尺，例如：1m 岩石＝1cm 纸（1:100）或 10m 岩 ＝ 2cm 纸（1:500）。

（2）水平比例：对于硅质碎屑沉积物，它经常用来表示粒度的平均大小，并指示高速水流沉积、低速水流或悬浮沉积（图 6-5a 和图 6-5b）。通常，粒度大小向右增加。在碳酸盐沉积的情况时，粒度大小更复杂，因为碎屑的大小通常与除了水动力大小之外的其他因素有关（例如，生物成因的生物碎屑、鲕粒、球粒或豆粒）。但是，水平比例是基于碳酸盐向右减少的（图 6-5c）。

（3）岩性：岩石类型由特殊修饰符号来表示，例如：砂岩用"点"表示，石灰岩用"砖块"来表示。对于较不常见的岩石类型，例如铁质岩和蒸发岩，使用的修饰符号可能略有不同。图 A3-14 的附录 A3 中列出了综合柱状图的常用符号。

（4）沉积构造：沉积结构由非常理想化的符号或者沉积构造素描图（按比例）来表示。后者的好处是不必马上识别出岩层中的沉

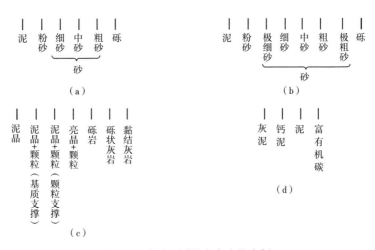

图 6-5　表示不同粒度大小的实例

（a）碎屑岩的基本比例尺；（b）更专业的校正比例尺，表示砂的粒度直径加倍的
细分（但因为在野外粒度很难细分，因此不必一定要增加这样的细节）；（c）碳酸
盐岩的粒度大小；（d）基于泥岩成分的潜在可能细分；对于混合硅质碳酸盐岩，
粒度大小通常要添加到综合状状图中

积构造或展示沉积构造的特别几何形状。例如，可以表示交错层理组的典型厚度或角度变化。

（5）其他信息：其他信息包括岩石地层名称、化石、生物地层带、样品和照片、岩层编号、古水流信息及层序地层信息。这些通常放在综合柱状图主要列的旁边，与其所属的特定级别水平对齐。这些列通常以合理的顺序排列，如岩石地层名称包括群名、组名、段名以及岩层号。如果你收集的数据需要与以前的研究数据进行比较，则这些数据通常也以总结性的格式显示。找出野外各种特征的更明显对比标志且不同对比标志能够检验是个好主意。如果需要依赖以前的数据集来获取生物地层或地球化学信息，这一点至关重要。

（6）地层级别：如果可能的话，岩石单元应以地层顺序进行观察，并记录在野簿中。这使得能够以图形方式表示出单元之间的接触面，也即上覆地层单元要标记在其下伏地层之上。有时在野外，由于特殊的条件，有必要首先记录最年轻的地层单元，然后根据地层逐步向下开展工作。在这种情况下，野簿中的地层单元仍应以正确的地层顺序记录。这可以通过从野簿页面的顶部开始记录来轻松实现。

综合柱状图常规变化

主要常规内容的常见变化是：

（1）对于岩性和沉积构造使用相同或不同的列，正如图 6-4 是岩性和沉积构造在同一列，而图 6-6 中的两者在不同的列；

（2）沉积序列主要或完全由碳酸盐组成，省略碳酸盐的砖块式表示方法（图 6-10）；

（3）沉积构造仅仅用理想化的符号来表示；

（4）请注意，只有当颜色是主要的区别特征时（如泥岩序列），或报告中用做展示目的时，才在综合状状图上使用颜色；

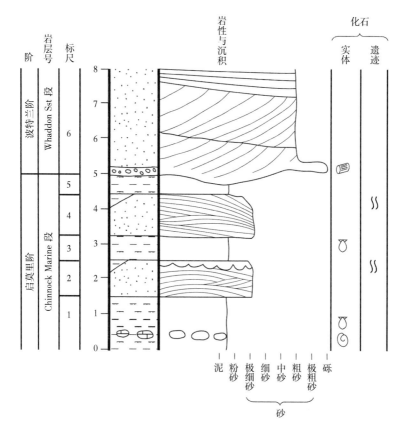

图 6-6　与图 6-4 一样的综合柱状图，但是沉积构造与岩性放在不同的列中

— 123 —

（5）在预先有格式的纸中或直接在野外记录簿上，绘制完成综合状状图（第六章第三节第二小节）。

二、构建图形日志

（1）准备野簿或综合柱状的纸页。将野外记录簿页面用垂直的划线分开，以便系统地整理数据，并作为需要收集哪些数据的提示。如果需要，对于与一个地层单元有关的所有不同列，使用两个面对的页面。根据个人偏好设置具有各种格式的选项，一些例子如图6-7a所示。有些人使用预先格式化的图形记录纸（图6-7b）。如果记录纸放在标准质量的纸张上，大尺寸的纸张在恶劣的天气条件下可能会受到损坏。而且与野外记录簿相比，一套松散页的记录纸更容易丢失某页。然而，记录纸在岩心描述（如国际大洋钻探计划（IO-DP）中和石油公司的岩心描述）中特别有用，并被广泛地使用。因

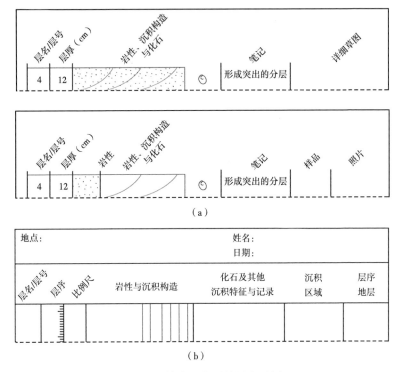

图6-7　综合柱状图的图头示例

（a）用于综合柱状图的野外记录簿布局的一些选项；（b）示例综合柱状图的图头

为记录纸更容易处理，而且标准记录纸能确保不同作者记录相同类型的信息。

（2）确定合适的垂向比例尺，要考虑地层的平均厚度、最小厚度及总厚度，时间是否充裕以及制图目的。或者，在野外你可以先以一个大致的比例尺绘制综合柱状图，然后以一个清晰的版本进行绘制。在野外不按比例尺完成综合柱状图的优点是，它允许你把细节放在非常薄的层，而不是让厚层占据太多空间，同时这也能够非常快地完成成图。但缺点是你没有对野外岩层进行好的可视化记录。

（3）决定你将沿露头的某个地方准确地进行测量和观察。你需要确保你记录与绘制的是有代表性的、可以安全到达的并且岩层不被树木或植被覆盖的地方。许多露头是倾斜的，为了观察所有的岩层，你可能需要沿层移动。在构建综合柱状图时，你应该注意横向发生的任何主要变化。例如，如果一个接触面是否被侵蚀并切断了其下伏岩层。

（4）记录剖面底部边界的特征。注意它是渐变的还是突变的。如果是在距离上是渐变的，你还应注意接触面是平面还是波状起伏的。对于不整合的接触，应优选以图形的形式记录接触面的性质。

（5）确定地层单元的上界面在哪里。地层单元是一个层或一套层，取决于地层序列的性质以及综合柱状图需要达到的分辨率。

（6）测量地层单元的总厚度，确保垂直于岩层表面进行测量。

（7）记录与上覆地层单元的接触面性质。

（8）记录地层单元的组成和沉积物构造信息（岩性）。如果研究对分辨率有需求，请注意地层单元内的任何变化。

（9）记录地层单元内的沉积构造和化石。

（10）记录任何样品或拍摄的照片。

（11）记录任何可能有助于您重新定位设备的异常功能或地形特征。

（12）根据需要，完成与以前工作的任何相关性比较和对比。

（13）对于下一个较年轻的地层单元，重复步骤（5）至（13）等。如有必要，继续记录在野簿的其他页面上。

对于横向变化或显示多个不同特征的任何地层单元或边界，请使用素描图来显示综合柱状的横向变化或特殊特征（图 6-8 和图 4-3c）。工作实例 6-1 显示了如何使用综合柱状图方法记录沉积序列的示例。

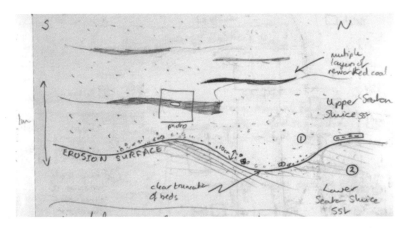

图 6-8 石炭系，诺森伯兰州的侵蚀面素描图，显示了表面上大规模的
地形变化，以及上方和下方地层单元的横向变化细节
（英国开放大学 Angela L. Coe 野簿）

工作实例 6-1 创建浅水碳酸盐岩沉积的综合柱状图

图 6-9 和图 6-10 显示了照片、野外露头及已发表版本的综合柱状图，用以总结英国多塞特郡波特兰岛淡水湾的波特兰岩层的特征。这项工作是对英格兰南部 Wessex 盆地波特兰岩层沉积历史和层序地层的全面研究的一部分。图 6-10 中的综合柱状图是沿着近端到远端盆地轮廓构建的一套沉积组合。从采集的样品中切下薄片，并将它们用于确认和补充实地观察。主要沉积中心的沉积相模型也是用许多剖面构建的。请注意，海百合虫孔附近形成的黑色燧石结核按比例画出来，这样岩层能被容易地识别出来（图 6-9）。图中也有关于鲕粒含量的注释。这些在沉积序列剖面都发生变化，因为它们的浅水成因，这对层序地层的解释有重要作用。在野外记录簿上，薄层理绘制地相对较厚，所以有足够的空间来描述细节。

所有的生物地层学资料都是从文献中得出的。特别标注是地层间断的证据，包括沉积学和生物地层学方面的证据。沉积相和地层间断来创建层序地层解释方案（第六章第五节第一小节）。标记为 P_2 的界面（图 6-10）是一个层序界面，与切入盆地边缘海相沉积的下切河谷有关，因此解释为强制性海退。界面 P_3 也是与更小的海相侵

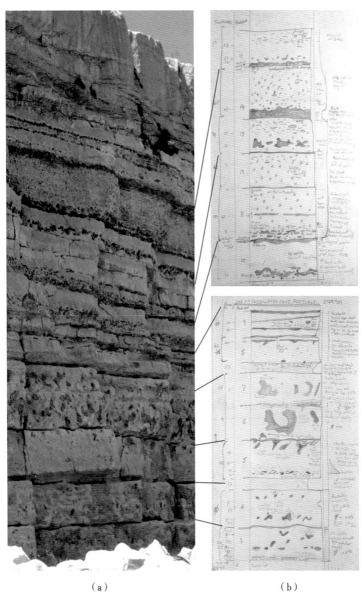

（a）   （b）

图 6-9　野外数据

（a）英国波特兰岛淡水湾的一部分露头照片；（b）两页野外记录簿，展示了
野外构建的一段综合柱状图；请注意，野外综合图为近似刻度；（a 和 b：
英国开放大学的 Angela L. Coe）

蚀有关的层序界面。

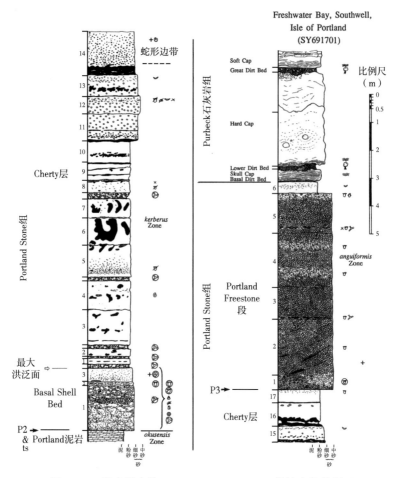

图 6-10　发表版本的 Freshwater Bay，Dorset 的综合柱状图，
包括图 6-9 所示的数据（据 Coe，1996）

第四节　空间中的岩石：重建沉积
环境及其成岩特征

　　近端和远端位置的一组综合柱状图以及素描图和其他信息，可用于记录和解释岩层的沉积环境。综合柱状图应提供沉积特征的总结，以便划分沉积相（即具有相似成分、结构、化石和沉积构造的

岩体，其代表特定的一组过程和沉积条件）。使用瓦尔特相律，了解沉积环境的不同部分及其过程，这些相可以组合成为构型要素或岩相组合。相组的建立特别适用于存在较大横向变化的沉积环境，例如在一个河流体系内。完成这项研究的要素在工作实例 6-2 中有说明。

对于先导性研究项目，如果时间较短，大范围的区域研究或简单考察可以用大致的比例尺建立反映主要沉积特征的综合柱状图（图 6-11）。这么做的优点是快速，使我们有时间考查更多的露头点，并得到一个总体的认识。得到沉积相分析结果的好处在于相模

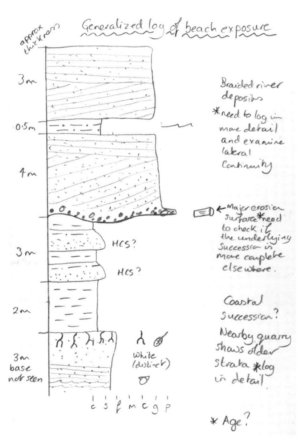

图 6-11　野外记录簿综合柱状图实例，岩层在图 6-4 和图 6-6 展示
（Angela L. Coe，英国开放大学）

式是具有预测性的，而且对评估潜在储层与烃源岩是有预测性的。同时，相模式加强了我们对相对海平面变化与地层间断的理解，也能加深我们对长时间尺度的气候变化的解释。

细粒的半远洋与远洋碳酸盐岩和碎屑岩沉积在几百米或几千米内都很少有变化。通常，在这样的沉积类型中，因为很少相变，所以没必要确定相组合。此外，相之间可见的差别非常小，但可能很好地反映一些参数的明显大变化，如流量、温度及生产力。

总之，相分析需要考虑如下问题：

（1）这个露头可以选为综合柱状图制作的地方吗？它有代表性吗？

（2）从近到远的这些剖面都是可以看到的吗？（盆地中心与盆地边缘）

（3）这些相符合瓦尔特相律，还是不符合呢？

（4）这里有指示相对水深或沉积作用的关键沉积构造与化石吗？

（5）存在大规模的地质特征吗？（如河道、盆内凸起与同生断层相邻的沉积中心）

（6）相的横向连续性如何？有可靠的对比方法吗？

有关许多可能的沉积环境中的典型相描述已超出本书的范畴。Stow（2005）和大多数沉积学方面的著作都在这方面做了很好的总结（第六章第六节）。当你试图描述沉积环境时，表6-5提供了一些寻找线索的列表。最有说服力的解释来自广泛的证据，而且没有一套观察数据是孤立的。同样地，对于附录A3中的滨岸沉积环境，图A3-12展示了不同沉积因素的主控因素与产生的地貌差异。

表6-5　一些沉积作用/特征及可能存在沉积环境的总结
（所有的情况都是不同证据链的组合，这有助于确定沉积环境）

沉积作用/特征	可能的沉积环境
水流（水流形成的沙痕、交错层理等）	河流、湖泊或海洋
波浪（波痕、丘状交错层理、洼状交错层理等）	大的静止水体，也就是大湖或海。可考虑：湖或海洋环境（高水位浪基面的标志）
大规模交错层理	风成、冲积成因或内陆架及潮坪内砂质运动
潮汐特征（如泥披覆波痕、潮汐层理）	近岸的海相环境

沉积作用/特征	可能的沉积环境
低分异度微咸水生物	限制性潟湖、河口湾及滨岸海湾
高分异度海洋生物	浅海（或可能的深海密集段序列），滨岸平原或三角洲或障壁岛
主要或总体为远洋生物	深海（除非有其他因素排除底栖生物，如缺氧条件的证据）
植物化石富集程度	三角洲、河流或可能为湖泊
大量的煤	三角洲或加积的河流体系盐
广布的蒸发岩	碳酸盐岩台地、湖泊或风成环境
细粒沉积、横向连续超数百千米	深海、远洋或半远洋或大规模的湖泊
块状重力流	冲积扇或水下扇，但也要考虑同沉积断层或陡坡沉积，如在碳酸盐岩台地边缘
风的作用（雾化颗粒、大规模高角度交错层理、干涉波痕）	风成沉积（如果证据表明横向延伸不远，可考虑为后滨）
周期性沉积序列	任何环境都有，但很少在河流与风成沉积中出现
浊流	在任何地方都有，只要坡度大于几度即可。如果延伸远且与其他深水沉积特征、块体流组合在一起，可能为水下扇。碳酸盐岩浊积在台地由于礁的垂向建造垮塌而形成，如此等
鲕粒、球粒、丰富的生物碎屑或生物礁体	碳酸盐岩台地的一部分。考虑不同相的位置与分布来确定碳酸盐岩台地的类型（斜坡、陆架边缘、点礁等）
成分变化较大的沉积物	考虑海底与冲积扇、冰川环境
冰水沉积特征（如坠石、冰积层理、冰丘、蛇形丘）	冰川环境
大规模细粒沉积包裹的透镜状砂体	曲流河体系或水下扇体系的一部分

工作实例 6-2 曲流河沉积环境：英国约克郡的 Burniston

图 6-12 显示了在英国约克郡 Burniston 附近暴露的砂岩、泥岩互层。这些沉积岩形成部分 Long Nab 段沉积，地质年代上属于中侏罗世。海崖和前滨给我们提供了一个机会，可以从三维角度记录沉

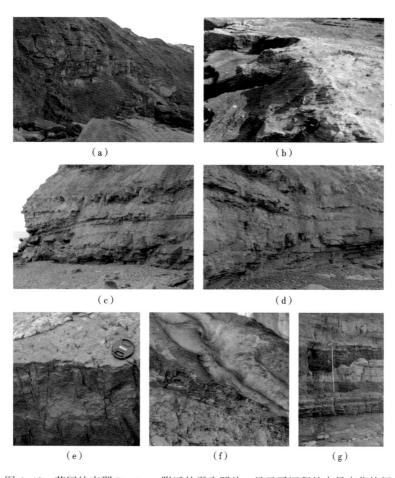

图 6-12 英国约克郡 Burniston 附近的露头照片，显示了沉积的大量变化特征
（a）全景图，显示在洪泛平原泥岩中夹持的河道砂体；（b）河道的槽状交错层理
净砂岩；（c 和 d）点沙坝的横剖面特征；（e）决口扇中的植根；（f）决口扇底部的
渠模；（g）砂泥岩互层，解释为溢岸沉积物和决口扇沉积；深灰色的岩层为植物丰
富的泥岩，解释为牛轭湖中的沉积充填（a—g：英国开放大学的 Angela L. Coe）

积物的横向变化。一些出版物已经描述过这些沉积特征，这里提供
的材料仅展示了其中的一些发现。有关这些沉积的研究具有特别的
意义，不仅是它对我们理解曲流河体系有用，而且它还是英国北海
近海石油储层研究的参照物。

　　因为这个露头本身特征变化较多，研究它需要不同的方法组合。

其中包括构建一组综合柱状图，这样就可以在海水低潮时（图6-13），利用海岸的航拍照片，记录露头整体变化情况，绘制砂体的几何形状，制作砂体的几何形态素描图。根据这些观察，可以构建沉积相模式（图6-14）。

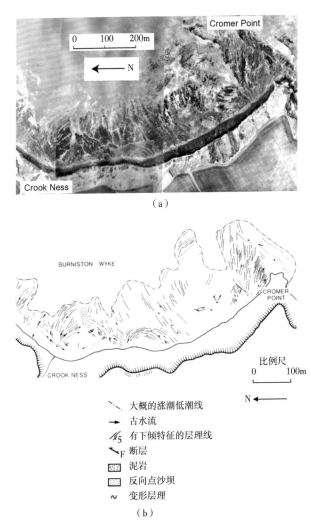

（a）

（b）

图 6-13　英国约克郡航空照片与沉积解释图

（a）英国约克郡 Burniston 的前滨航空照片的一部分；（b）部分线条图，其中（a）中的前滨具有特别的弯曲特征，解释为点沙坝和反向点沙坝（据 Alexander，1992）

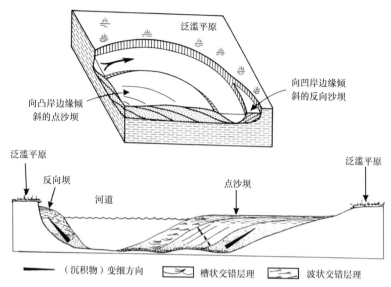

泛滥平原

向凹岸边缘倾斜的反向沙坝

向凸岸边缘倾斜的点沙坝

泛滥平原　　　　　　　　　　　　　　　　　　泛滥平原

反向坝　　　　　　　　　　点沙坝

河道

━━━　（沉积物）变细方向　　槽状交错层理　　波状交错层理

图 6-14　英国 Yorkshire 地区 Long Nab 段沉积环境解释的三维立体模型和
理想化横剖面示意图，剖面右侧部分直接与图 6-11c 和 d 中的
Cromer Point 处的沉积相关（据 Alexande，1992）

　　图 6-12a 为这些曲流河沉积物的典型照片，展示了被泛滥平原
泥岩包围的透镜砂岩体（河道填充物）。砂泥比随河流能量、沉积物
源及其与河道中心的远近而发生变化。图 6-12b 显示了一个板状交
错层理的石英砂岩，解释为接近河流中心的水下沙坝。图 6-12c 和
图 6-12d 展示了透镜状点沙坝，其横向就等同于河道沙坝。这个沉积
序列还包含薄的、侧向连续较好的、带有植根的砂岩（图 6-12e）。
这个明显不同的砂岩相代表决口扇沉积。一些砂岩的底部有渠槽构
造（图 6-12f），据此可以测量古水流信息，从而优化大致确定河道
的方向。图 6-12 展示了一个植物富集泥岩的废弃河道。它可能代表
一个小牛轭湖的沉积充填。

　　再有，沉积学研究还指出低能溢岸沉积环境为植物化石的保存
提供了理想的条件。这些沉积物中的植物化石已用于重建侏罗纪植
被研究，还获得了有关气候形成机制的研究（图 5-13）。

第五节　利用沉积岩来解释气候和海平面变化

　　海洋和湖泊沉积记录是独一无二的，因为在海洋和湖泊中，风暴浪基面以下沉积可以连续数十万年甚至数百万年。这种连续沉积记录可以与通常不太完整的近岸和陆地沉积记录相对比。综合这些沉积记录，我们可以收集关于地球表面环境随时间逐渐变化的信息。在陆地和近岸环境中发生的沉积作用会影响海洋中的沉积过程。由于地形或海平面的变化，海平面的位置会影响陆地和海洋作用，将导致地球系统改变其平衡状态。通过组合同一时间来自陆地、浅海和深海沉积序列的证据，我们可以更全面地了解地球的演化过程。

一、气候变化

　　长期气候指示包括以下存在或缺失的要素：煤、蒸发岩、古土壤、植物大型化石（第五章）、孢粉、有孔虫、硅藻、珊瑚和与纬度有关的特定动物分类群。三种主要类型的沉积岩用于研究和构建气候随时间的短期变化：（1）沉积在风暴浪基面之下的大陆架或深海的细粒海相沉积岩；（2）细粒湖泊沉积；（3）其他非海洋沉积物，如细粒风成沉积物（黄土）和洞穴沉积物。使用这些沉积物进行研究，是因为它们一般是连续的和相当稳定的，因此它们包含过去变化的相当完整的记录。相同年龄的沉积物可用于确定诸如与纬度或高度有关的温度梯度。由于气候影响了岩石的化学和生物特征，因此一系列地球化学方法已经用作（如 C-、O-、Sr- 和 Os- 同位素，Mg/Ca 比例和 $CaCO_3$ 含量）气候变化的指标。第六章和第十三章提供了基于这个研究目的、得到这种类型沉积记录的相应方法。

二、层序地层学和相对海平面变化

　　许多浅海和非海相沉积序列的相模式、不整合面、几何形状和保存情况，可以用来解释相对海平面变化。当有可能在浅海相和深海相之间，甚至穿过沉积盆地或广泛地区的非海相沉积进行对比时，这项工作特别有用。层序地层学提供了一个概念模型，用于检测相对海平面变化中的一些已发生的变化，这种变化是通过预测沉积组合的几何形状与成分以及单个旋回中相对海平面变化形成的界面来实现的。层序地层分析广泛用于预测相分布，以检查一段时间内的海平面变化历史、了解岩石沉积序列的成因并预测可能存在的沉积间断和密集段。对于层序地层学理论及其应用实例参见第六章第六节进一步阅读。下面列出了层序地层解释的典型数据集和通用方法。

（1）记录过沉积中心的近端和远端剖面上的垂向与横向沉积序列变化。这通常通过露头的综合柱状图完成或地震剖面及钻井信息来完成。所有沉积学和古生物学资料都需要整合进来。

（2）纳入任何其他发表的资料（如地表露头、生物地层学和化石组合的证据）。

（3）根据相模型解释相，以便明确是符合瓦尔特定律，还是不符合。

（4）构建或把资料与文献整合到一起，对每个剖面建立相对时间十万年至百万年分辨率尺度的信息，以实现对比。

（5）识别沉积序列中的模式和重复性，以解释副层序、堆叠模式和体系域。海侵体系域是独特的，它包含退积层序，因此这有时是最容易识别的体系域。

（6）识别主要的不整合面（一个或多个层序边界），并沿远端方向横向追踪，以找出相应的整合面。识别可能代表最大洪泛面和海侵面的密集段。

（7）整合沉积组合和关键界面的信息，从而构建层序地层解释模式、识别体系域与关键界面。

层序地层解释的例子超出了本书的范畴，但工作实例6-3说明了沿着层序界面的数据收集，同时工作实例6-1也展示了一些层序地层解释的内容。更多有关沉积背景方面的实例可在 Coe（2003）、Emery 和 Myers（1996）及 Catuneanu（2006）的研究中找到。

工作实例6-3　用一组照片和素描图来说明重要沉积接触面的方法

英国多塞特郡韦斯茅斯附近的奥斯明顿米尔斯的海崖展示了从微晶石灰石（生物岩石）到鲕粒灰岩的明显相变。鲕粒灰岩相的底部向西侵蚀和下倾。这次野外考察的目的是收集关于界面侵蚀特征的证据，并解释其可能的成因。照片显示了一个露头全貌（图6-15a）和沿剖面的近距离观察图（图6-15b）。附带的素描图或线条图（图6-15）可用于显示该重要界面的大尺寸几何形态。构建的一个综合柱状图（图 6-16）中，包含该剖面最完整的地层解释。基于这个点的侵蚀面解释，并与北部 Cleveland 盆地剖面上的证据相结合，这个侵蚀面已解释为层序界面，此处也有明显的相突变现象。

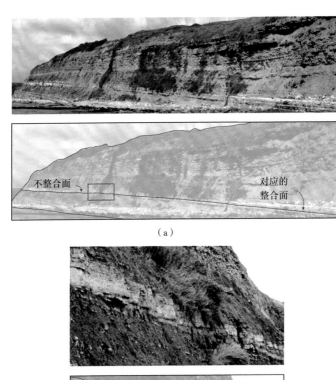

（a）

（b）

图 6-15 不整合面解释示意例图

（a）Bran Point, Osmington Mills 的悬崖照片，显示了在悬崖与所画线条中间，侵蚀面的侵蚀特征，插入框显示（b）图的位置；（b）剖面中间附近显示了向下切蚀的细节，和所画线条显示了削截特征（a 和 b：英国开放大学的 Angela L. Coe）

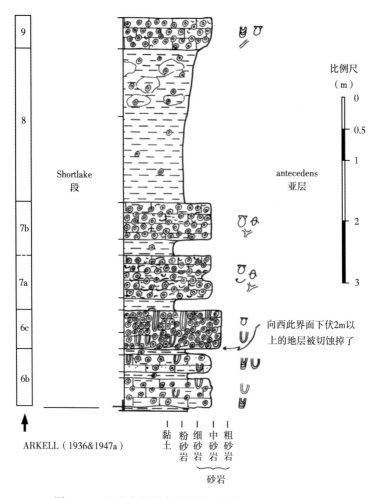

图 6-16　已发表的综合柱状图一部分，图 6-15 所示的
沉积界面中最完整的一部分（据 Coe，1995）

参 考 文 献

Alexander, J. 1992. Nature and origin of a laterally extensive alluvial sandstone body
　in the Middle Jurassic Scalby Formation, *Journal of the Geological Society*, *London*,
　149, 431–441. [Summary paper of the Middle Jurassic succession described in
　Worked Example 6. 1]

Catuneanu, O. 2006. *Principals of Sequence Stratigraphy*, *Elsevier*, 375 pp. [In-depth coverage of a wide range of sequence stratigraphy models.]

Coe, A. L. 2003. *The Sedimentary Record of Sea-level Change*, Cambridge University Press and The Open University, 287 pp. [Textbook on sequence stratigraphy.]

Collinson, J., Mountney, N. & Thompson, D. 2006. *Sedimentary Structures*, Terra Publishing, 292 pp.

Emery, D. and Myers, K. 1996. *Sequence Stratigraphy*, Blackwell Science, 304 pp. [The fi rst comprehensive textbook on sequence stratigraphy. Wide coverage of subsurface data.]

Miall, A. D. 2010. *The Geology of Stratigraphic Sequences*, Springer, 480 pp. [Indepth textbook on sequence stratigraphy and various controversies.]

Nichols, G. 2009. *Sedimentology and Stratigraphy*, Blackwell Science, 432 pp. [Good book covering the basics of sedimentology and stratigraphy.]

Parish, J. T. 2001. *Interpreting Pre-Quaternary Climate from the Geologic Record*, Columbia University Press, 348 pp. [Excellent reference text on interpreting climate change from the geological record.]

Prothero, D. R. and Schwab, F. 2003. *Sedimentary Geology*, W. H. Freeman, 600 pp.

Stow, D. A. V. 2005. *Sedimentary Rocks in the Field*, Manson Publishing, 320 pp. [Excellent in-depth textbook on describing sedimentary rocks in the fi eld. Richly illustrated with 425 colour photos of sedimentary features and many useful summary tables.]

Tucker, M. E. (ed.) 1988. *Techniques in Sedimentology*, Blackwell Scientifi c Publications, 404 pp. [Chapter 2 is devoted to field techniques.]

Tucker, M. E. 1991. Sedimentary Petrology, Blackwell Scientific Publications, 260 pp. [Long running and very popular textbook on sedimentology.]

Tucker, M. E. 2003. *Sedimentary Rocks in the Field*, Blackwell Scientifi c Publications, 244 pp. [Well respected book now in its 3rd edition summarizing sedimentary rocks and how to record them in the field.]

第六章 记录沉积岩特征与建立沉积综合柱状图

第七章
记录火成岩的特征

　　野外火成岩的研究依赖于本书介绍的已经建立的许多工作方法。现代火山喷发都有很好的记录，一些人还有幸经历过那么一次火山喷发，但是很多火成岩并不是在通常所见的区域形成。没人能真实地看到花岗岩侵入其围岩，或见到生长在岩浆中的辉石晶体，所以这些过程不可能直接观察到。因此，通过区域观察、实验分析来研究火成岩的形成过程是很重要的。

　　研究火成岩的主要原因是：（1）了解火山及火山对地球上生命构成的危害；（2）了解地球表面下的变化过程，地下的变化将导致板块构造运动、地球及其他行星的演变；（3）了解矿石矿物的分布；（4）了解地质年代。

第一节　设备、基本技巧和安全

　　如果需要研究的火成岩和其他岩类岩石存在的接触关系，需要带上基本的野外地质工作设备，表2-1已列出。地质锤对观察火成岩通常很重要，因为这样你就可以获得岩石新鲜面来做矿物学观察。第七章第四节讨论了在活火山和年轻熔岩表面的附加与细化工作内容。

　　根据研究区的自然特征，你或许已经知道或猜测到火成岩所在的特定位置。当遇到一个未知的露头时，首先要形成一个开展野外工作假设，即哪些露头部分更可能是火成岩，如第三章第二节所述。根据野外的区域接触关系（第七章第二节）、矿物学、结构（第七章第三节）的观察对你的假设进行确定和修订。最好是先研究区域接触关系，但是在仔细研究区域接触关系前，通常需要对矿物和岩石结构做一个初步评估（确认要观察的正是你所想的！）。

第二节 火成岩的区域接触关系

本节研究因自然侵蚀和采石而暴露的火成岩。保留在原始上万年干旱区域暴露面的活火山和年轻熔岩流为火成岩暴露提供了不同机会，活火山和年轻熔岩流将在第七章第四节讨论。

一、与围岩的接触关系

尽快查明火成岩体的最基本属性来确定是侵入岩（图 7-1）还是喷出岩。你可能希望根据附录 A4 的表 A4-1 对侵入类型进行分

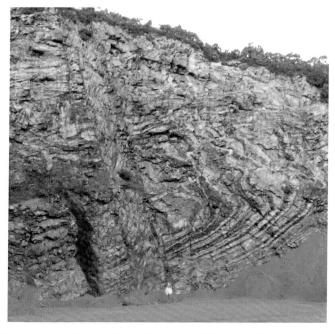

图 7-1 新生代的地层切过不平整复杂褶皱的玄武岩带（北爱尔兰 Co. Down 的 Augrim 采石场），新生界的地层 2m 宽、具红色特征，几乎垂直切过图片中人后的岩石（英国大学地质学会的 Richard Warner，英国地质调查局和 Donald Fay）

类，但是更重要的是根据可获得的众多证据来推断出其是如何形成的。

如果你能看到火成岩和相邻岩石（也可能是火成岩）的暴露接触，接下来简单观察可发现火成岩体边缘切过邻近岩石的构造（图7-1和图8-22b）。如果是这样，这种平整的接触点指示强烈的侵入接触关系。如果接触形状复杂（图7-2）则说明具明显的不平整证据，但一些不平整接触看起来是直的（或在三维确定为近平面）。在这种情况下，你需要排除两个岩石单元断层接触的可能性（第八章第二节）。

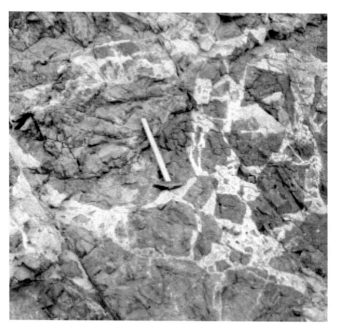

图7-2 灰白色的侵入岩和暗色围岩的复杂侵入接触关系（阿曼，阿拉伯）。
在这个例子中，侵入岩（这里是斜长花岗岩或奥长花岗岩）通过称为
"采矿"的过程为自己争取空间，围岩（辉绿岩）在这种情况下被侵入
岩侵蚀和同化（David A. Rothery，英国开放大学）

风化、土壤和植物有时会促进侵蚀接触，尤其进入沉积岩，遗憾的是暴露不足。关键的细节可能被隐藏，所以侵入岩和围岩的几何关系不易评价。在这种情况下，将接触面走向和倾角的估计值与

附近暴露围岩的走向和倾角比较是一个有用的方法。除非这两个面相似，否则接触面必须不平整（或存在断层）。判定有多么接近或相似，需要根据所处的特定环境。要考虑的因素包括：

（1）如果接触面暴露不良将导致产状估计的误差超过 10°；

（2）你可能常常测量的沉积岩地层走向和倾角的误差在 ±5° 内，但那是否代表这个地区的平均走向和倾角呢？

（3）产状可能因褶皱的存在而有所不同，所以和你所期望的测量距离有多远？

表 7-1 阐述如何揭示未暴露的接触面，但是由于火成岩和它的围岩抵抗风化、侵蚀的能力不同，化学反应和渗透性差异可将它们辨别出来。

表 7-1　未暴露接触位置的可能地形线索

类型	可能的特征
地貌	破碎带、低谷（或隆起）、地形的变化
风化	接触面的风化作用可能超出平均水平
植被	接触面附近植被变化（与土壤化学相关）或繁茂情况（与流水相关）

建立了不平整侵入边缘几何特征，你应该问你自己"它的其他边缘在哪里？"。如果你遇到的是狭窄的侵入岩（岩层）则很容易找到其他边缘，因为这些大多数不到几米宽。除非暴露非常差的地区，如果你能看到侵入岩层的一个边缘，你通常可以看到其他的边缘（图 7-1 和图 7-3）。管状的火山颈通常横跨几十米，但是如果你在另一面的深成岩体边缘可能是几十公里远。粒度粗、在接触处缺乏冷却是寻找深成岩体很好的线索。

测量不平整接触的走向和倾角是很有用的，特别是如果在该区有其他例子的情况下。测量原理和第三章列出的一样。作图时（第十章），例如侵入岩层的走向和倾角模式，它会让你认识到你遇到的是常见的平行岩层群，还是来自同一个中心的放射状岩层群（图 7-4），还是圆锥层状（圆形或椭圆形露头模式，但向内倾斜）或环形岩层（与圆锥层状类似但向外倾斜；图 7-5）。如果火成岩边缘平行于围岩岩层（平整接触），那么它可能是喷出岩（熔岩）或一层火山碎屑岩。然而，它仍然可能是侵入岩。

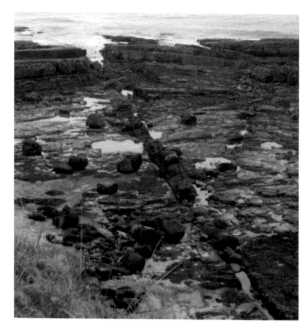

图 7-3 近垂直侵入岩层切过层状沉积岩（英国，诺森比亚，Howick 湾），
这个 1m 宽侵入岩的两个边界是清晰的（Angela L. Coe，英国开放大学）

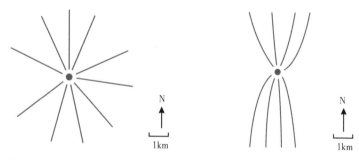

（a）没有区域构造应力   （b）向东西延伸

图 7-4 火山中心周围辐射状岩层的可能露头模式平面示意图

侵入岩侵入到具面理的变质岩通常会剥开其面理，尽管在原地有些时候你会看到它斩整的切过岩体。在混合岩中，浅色岩体（喷出的层状或透镜状火成岩物质）与岩层同期形成整体，它们通常是平整接触。

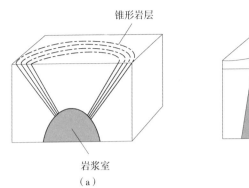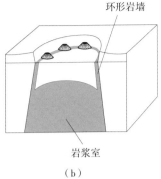

锥形岩层

环形岩墙

岩浆室
（a）

岩浆室
（b）

图 7-5　立体图

（a）锥形岩层；（b）环形岩墙，表现出典型的露头模式及与岩浆室的关系（它们固化
　形成深层岩体），地表显示（b）未被侵蚀，由环形岩墙围绕的圆形下陷是火山口

　　如果你不确定平整接触在火成岩席的顶部还是底部（图 7-6），
你应该试着去找不平整接触。火成岩席通常是平坦的，特别是侵入

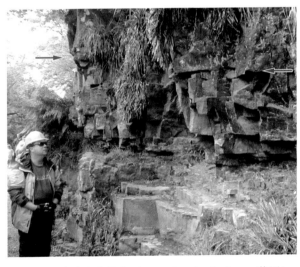

图 7-6　火成岩席基底（Teesdale，Co. Durham，英国）

图中人肩部的地层发育浅黄色细粒砂岩；图中人头高度位置的明显凹陷处不是
火成岩席基底，特别在风化面外，颜色有变化；这是一个上覆有 1m 厚的粉砂
岩层；近期通过借助放大镜对该区研究表明火成岩席的基底是图中箭头所指的
位置（David A. Rothery，英国开放大学）

到水平地层（或轻度倾斜）间的岩层。虽然他们可能水平延伸数百公里，很多火成岩席只有几十米厚，所以找到确定的平整接触证据不会很远。

当侵入到湿的、弱固结的沉积岩中，然后水岩作用会导致边缘局部出现角砾，而不像图 7-6 中的平坦接触。这种结构称为熔积岩，可能像停止接触的相反模式（图 7-2），围岩包围着不规则团块状火成岩而不是不规则碎片状火成岩。

> 小贴士：注意！平整接触必须与围岩岩层在三维方向上都相互平行，所以你要确定不要只在一个特定的方向观察一个表面。

从岩浆流中区分出火山岩席可能特别棘手，但是如果能看到（或从地形图推断）火山岩席的顶部或底部是上覆还是下伏于地层的话，你就不怎么怀疑了（图 7-7）。单个熔岩流难以做到这样，但是要注意熔岩流由不平整面而倾斜，侵入沉积岩层。你应该注意火山岩席中存在的不平整面。这些不平整面可能为发现大规模岩体提供线索。特别是大多数侵入沉积岩的火山岩席往往是碟形的，不平整的存在使火成岩席向中心方向变厚变深。

熔岩流可能存在于早期的风化面上，反过来熔岩流的顶部可能在早于风化面前已被风化，随后被熔岩流、火山灰或沉积物覆盖。虽然基岩可能沿着以前风化的水平面侵入，火山岩席自身的顶部不会被风

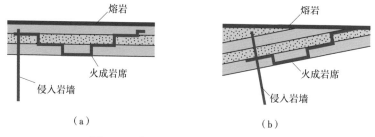

图 7-7　岩层面与火成岩席关系示意图

（a）素描剖面显示火成岩席（本例子中火成岩席接受左边侵入岩层的补给）和被它侵入的水平岩层之间的典型关系；这种火成岩席通常是平整的，但是火成岩席在岩层间的上升和下降会出现局部的不平整；而熔岩流是平整的；（b）和（a）相似，但是（b）中火成岩和侵入岩层侵入倾斜地层中；下一期熔岩将流过该地区；在这种情况下熔岩流是不平整的

化（除非在受到侵蚀后又暴露）。因此，风化（通常呈红色的，可能甚至风化为土壤）面上有平整的火成岩层，则表明存熔岩流。

熔岩与火成岩席其他区分方法是根据中等和大规模的纹理特征，我们在这里称为"内部结构"，以避免与结晶、岩石构造相混淆（第七章第三节）。

二、内部结构：节理和纹理

熔岩流的解理模式可用来推测冷却和结晶历史（它也可以说明当地的古地形），应通过素描图或照片记录纵向和水平面特征。

一些火成岩体最常见的"内部结构"是柱状节理，其通常是由于冷却过程中的热收缩形成。柱状节理发育垂直于平坦火成岩冷却面。这也可能发生在侵入岩层（图 7-8），在这种情况下侵入岩层形成时柱子是水平的，但是在火成岩席及宽广的、均匀冷却、层状（厚度大于 5m）熔岩流中柱状节理更容易发育（图 7-9）。它们也可以在一些焊接熔结凝灰岩沉积物中发现，这些沉积物以类似的方式侵入和冷却时是很热的。

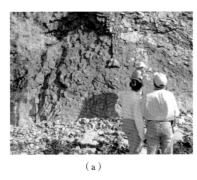
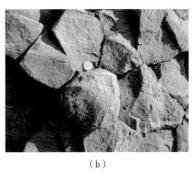

（a）   （b）

图 7-8 柱状节理垂直发育在近乎垂直侵入岩层的边缘，Hvalfjoreur，冰岛
（a）全貌；（b）特写，以硬币作参照物（David A. Rothery，英国开放大学）

熔岩流柱状节理可以在熔岩流的下三分之一到一半形成一种称为柱廊的单一的垂直柱状样式（冷却往往最慢且最均匀），在柱廊上方通常会急剧变化为方向不那么整齐地更细长的柱。这个区域称为檐部，可能持续到熔流相顶部，或许成为向上的柱廊。柱状节理宽度在 0.3~2m 之间，但单一柱廊宽度范围是很有限的。

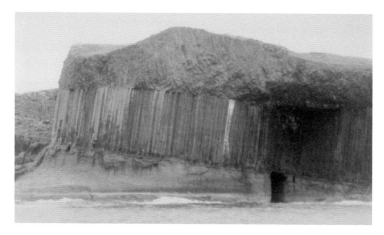

图 7-9　苏格兰斯塔法岛芬格尔山洞溢流玄武岩

悬崖高近 40m；熔岩流的基底是薄层的、略显红色的岩层（在山洞顶）；熔岩
流 15m 石柱廊的柱子非常稳定，上面的檐部节理很密集而且分散到不同的方
向；早期的熔岩流可能是水平的，但是现在已向东（右）倾斜了 3°（David
A. Rothery，英国开放大学）

　　不像在熔岩流中，火成岩席中的柱状节理很少曾经发育到檐部。火成岩席的另一个识别特征是它的柱状节理穿过火成岩席上下一两米的围岩中，柱状节理被侵入体加热然后冷却。图 7-6 中柱状节理出现在火成岩席下的沉积岩，但是这一张图片不能充分证明那是火成岩席，因为柱状节理也能侵入厚熔岩流下面的围岩。

　　岩体同样具有节理。如果你发现矿石矿物或沸石类表面接触，这是一个节理形成于冷却过程的标志，此时水性岩浆流体依然在循环。

　　发育在火成岩中的节理不一定是开放裂缝中，他们可能已被结晶的含水或后期岩浆流体完全充填而形成岩脉。火成岩中的岩脉可能比主岩更年轻，因为岩脉可能是任何岩石类型，所以确定你发现岩脉的特征很重要。表 7-2 总结了岩脉的识别特征。

　　通常很容易确定单个节理的走向和倾角，在如图 7-8 和图 7-10 的情况下，有很多种测量方法。然而，你需要考虑是否这是必要的，以及收集那些数据的目的是什么。也要注意一些节理或某一方向的系列节理，这可能是由于构造过程或挖掘时局部压力释放导致的，因此这和你所看到露头的火成岩历史不相关。

表 7-2　识别火成岩纹层的特征

岩脉种类	描述	特征
伟晶岩	粗晶，与主岩的矿物相似或具更多的长英矿物，也可能含有外来矿物的大结晶体，如磷灰石、电气石、绿柱石	后期结晶，富含挥发性物质、岩浆碎片。如果成区带化（中间部分的矿物不同于边缘），这表明随着节理增大，化学作用也在不断进行
细晶岩	细粒，砂糖状，长英质脉，常见于花岗岩	富硅岩浆岩后期碎片结晶体，可能是由于节理形成时挥发物质的突然散失引起的
热液脉	白色石英或方解石，有时含有金属硫化物、绿帘石、萤石。有时围岩是可变的，但是很少或没有物质沉淀。相比于其他岩脉围岩侵入更远	化学电荷水成岩流体，其在火成岩体和围岩间循环。它能够反映作为岩体冷却的热液循环，或可能更年轻而不相关

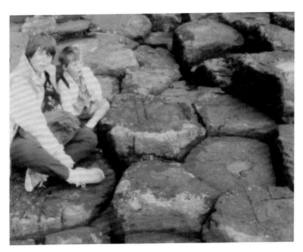

图 7-10　波浪侵蚀的露头切入苏格尔洞穴的石柱廊（大约在图 7-9 右边 200m），注意这些石柱清楚的形状（David A. Rothery，英国开放大学）

小贴士：仅仅因为你可以测量某些事物，但并不意味着这些测量实际上有用。别让自己从科学观察分心到收集大量易测量数据中，除非你能预见那些数据是有用的。

三、内部结构：其他暴露组构

（一）寻找和记录古熔岩流的其他特征

（1）一般的形态和结构。是否有一些枕状构造（喷发入水或冰的指示）？有一个碎石状的顶或底，表明在陆地上呈′a′a侵位方式（图7-11）。是否有玻质碎屑岩碎片在其上面或下面，或熔积岩状的基底（同样指示水流）？如果你发现熔积岩状的顶板，这不是熔岩流。它肯定是侵入到湿的沉积物中的火成岩席。

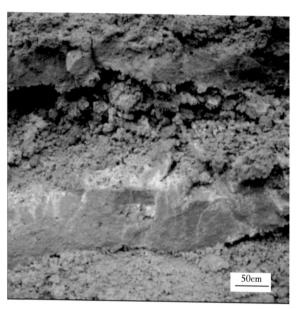

图7-11　夏威夷的沿路横切剖面′a′a熔岩流块状内部特征和红色的
顶部岩层（David A. Rothery，英国开放大学）

（2）熔岩流结构。你现在是否看到熔岩流到达地方的全部厚度，或它是否被一系列的岩脉"扩大"？寻找关键熔岩流内部的标志物，但是也要研究熔岩流的顶部。如果你可发现绳状熔岩结构或几米高的土丘，那可能是钟状火山，然后熔岩流可能会膨胀增长，表明增长相对较慢但喷出时间持续久。

（3）包裹体。熔岩流的集中或层状包裹体可以记录熔岩流膨胀过程中的暂停。非球形包裹体可能指示熔岩流过程中的剪切作用或

野外地质考察实用手册

后期停止增长。通常包裹体可以很好指示是熔岩流而不是火成岩席，特别是那些向顶部集中分布的包裹体。包裹体中的矿物充填（将它们转为杏仁核状）是后期流体渗流的结果。这些矿物的鉴定可能有助于确定变质等级。

熔岩和火山弹中的包裹体可以保存记录岩浆中气泡成核和膨胀的历史。这可能发生了几个阶段（如熔流上升期间、深度贮存期间、从喷发孔喷出期间和侵位后）。在野外，用眼睛和大脑来权衡包裹体可能传达的信息，但是要意识到透彻的分析气泡群粒度分布需要实验室测量（常基于在薄片中测量的大量气泡数）。

熔岩流太薄以至于无法发育柱状节理，而倾向于发育有大量的内部构造，但有时发育块状红色的基底（图7-12）。在玄武岩中，如果熔岩流是ʹaʹa模式，那么它的顶呈现特殊红色特征（图7-11）。如果是绳状熔岩，可能会在上表面发现明显的绳状熔岩裂片或绳索残片。薄的熔岩流不可能从水下流向陆上，所以说如果有枕状结构，整个熔岩流可能都是水下的（图7-13），这个定义包括冰下喷发。

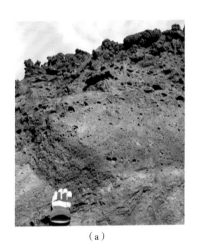
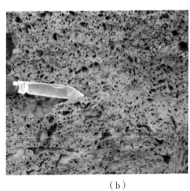

(a)   (b)

图7-12　在ʹaʹa型熔岩流内的包裹体，通过横截面可见
(a) 整体看，显示出包裹体如何向熔岩流顶部变大；(b) 熔岩流的中心、灰色部分可看到mm级和cm级的包裹体非常丰富；埃特纳火山，意大利（a和b：David A. Rothery，英国开放大学）

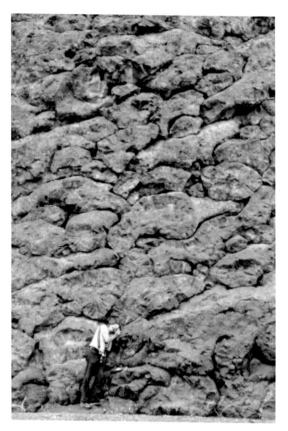

图 7-13　保存很好、易于区分的枕状熔岩，阿曼，阿拉伯
（David A. Rothery，英国开放大学）

（二）冷却作用和冷却边缘

例如，侵入岩脉或熔岩席的小规模侵入很可能位于较浅深度而侵入相对较冷的围岩中。你应该在接触带附近发现粒度递减规律，形成一个"冷却边缘"。

2002 年，通过对发生于 1930 年斯特龙博利火山喷发导致抛出 1km 外玄武岩火山弹的包裹体观察，火山学家推测出一些包裹体开始增长是火山弹撞击地面的结果（图 7-14）。这称为"包裹体形成"的可行性过程，后来在实验室中通过实验证明了这一点，即在遭受冲击的硅酸盐岩浆中形成了气泡。

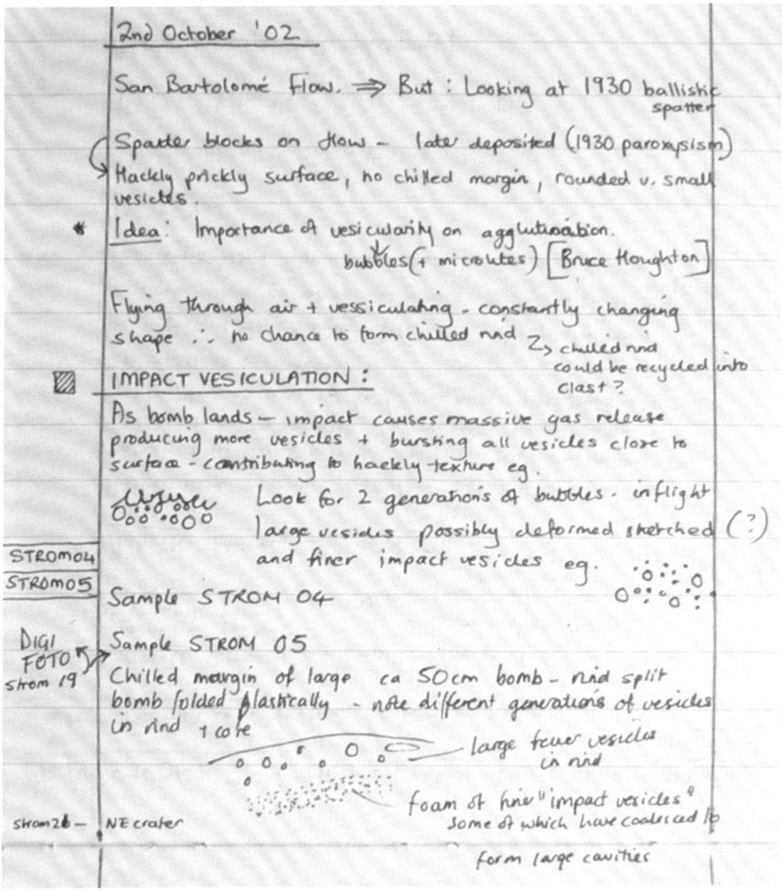

2nd October '02

San Bartolomé Flow. ⇒ But : Looking at 1930 ballistic spatter

Spatter blocks on flow - late deposited (1930 paroxysism)
Hackly prickly surface, no chilled margin, rounded v. small vesicles.

Idea: Importance of vesicularity on agglutination.
bubbles (+ microlites) [Bruce Houghton]

Flying through air + vesiculating - constantly changing shape ∴ no chance to form chilled rind   → chilled rind could be recycled into clast?

IMPACT VESICULATION :

As bomb lands - impact causes massive gas release producing more vesicles + bursting all vesicles close to surface - contributing to hackly texture eg.

Look for 2 generations of bubbles. in flight large vesicles possibly deformed stretched (?) and finer impact vesicles eg.

Sample STROM 04

Sample STROM 05
Chilled margin of large ca 50cm bomb - rind split bomb folded plastically - note different generations of vesicles in rind + core
large fewer vesicles in rind

foam of fine "impact vesicles" some of which have coalesced to form large cavities

STROM04
STROM05

DIGI FOTO strom 19

strom 26 - NE crater

图 7-14　来自野外记录簿的页面中记录了观察结果和想法，随后这些观察结果和想法将在实验室测试，这是不错的笔记，但没有大规模的素描
（Janet Sumner 的记录本，英国开放大学）

通常冷却向内影响不超过一两厘米。这个特别的边缘可能是玻璃质的，任意大小的基质晶体分布范围较小，但是随着基质晶体变大，可以更清晰地看到它们远离接触带。

小贴士：注意！古老岩石的枕状结构可能已经发生变化，使得它们很难被确认，球形风化也可导致非枕状块状玄武岩出现似枕状特征。

从一米左右外发现冷却边缘，观察岩石颜色和亮度的变化（图7-15）。有新鲜冷却边缘的新玄武岩岩石内部是灰色的，由于基质中长石变得更暗、更小、更透明，最后呈现出几乎黑色的玻璃质接触。后期的蚀变或风化作用可让接触面变得模糊，但是这些接触面仍然可见，例如，在冷却边缘从绿逐渐变红。用手持放大镜来验证晶粒尺寸的变化并尝试根据色调和颜色确定任何初步判断。

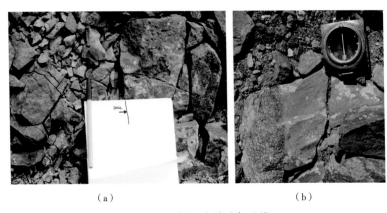

（a）   （b）

图 7-15　侵入岩脉冷却边缘

（a）可看到冷却边缘从顶到底平行于图中的笔；它的位置在专用定位野外记录簿中用箭头标出；露头是受到了风化作用并发生了破碎，但是从左到右向冷却边缘新鲜面呈轻微暗负；到冷却边缘的右边，侵入岩石位于另一侵入岩脉（dyke）的内部；（b）侵入岩脉的冷却边缘（右）与辉长岩（左）。注意图中罗盘的指针，表示走向（阿曼蛇绿岩，阿拉伯）（a 和 b：David A. Rothery，英国开放大学）

冷却作用可影响的只有基质。如果岩浆中含有斑晶，其中的一些可能出现在冷却边缘中，被火山玻璃环绕。同样，任何接触冷却不能在侵入颗粒大小上体现出来，这些侵入颗粒是富晶碎屑（假设是一些花岗岩）。如果你发现缺少任何冷却标志的侵入接触，你应该问自己是否侵入被混杂，或者是否深度侵入太热的围岩中，以至于不能快速冷却下来。

当侵入发生在与其具有相同的组成和相同平均粒度的岩石中时，接触冷却能够推断其相对年龄，尽管没有其他证据（工作实例7-1）。被冷却的岩石一定比冷却它的岩石年轻。靠近接触带，在年轻岩石中将有渐变（超过一两厘米）的色调，颜色或粒度大小的变化，但是你从另一边靠近接触带却没有如此的变化。

很少能在深成岩体内部发现冷却边缘，但是大量岩浆间通常存在接触带，这些岩浆成分略有不同。通过不同的色调或颜色、主要矿物小范围内明显的丰度差异或晶体大小变化的证据可识别出接触带。特别是基性岩浆岩来说，黏度抑制混合作用，因此使得岩浆间的接触形状类型紧受晶体大小的限制。

(三) 火山碎屑岩

火山碎屑岩是火山碎屑岩石的一个特殊部分。后者是由火山碎片组成，碎片发生在任何破碎和搬运过程中。然而，火山碎屑沉积必须定义为火山喷发过程中分散的、搬运的那部分。当解释为火山碎屑岩时要寻找背景环境线索时，试图确定其是否为真正的火山碎屑（从火山上降落的沉积物被认为是火山碎屑沉积，除非其受到了风和水的搬运作用）。

火山碎屑岩可能含有天然纹理证据和侵位模式。从火山口飞溅出的火山碎屑（撞击地面形成"牛屎"弹）可能已经熔接成一块，这种情况下就不能判断其完整性，但是随时间积累冷却的矿渣可能保留有原有的结构。可发现大小达几十米并与其他岩类（相关的火成岩、围岩）共生的包裹在火山灰中的熔岩碎片、或在火山灰或熔岩中或两者都有，传统上常视为"火山口集块岩"，是指在爆炸和倒塌后，充填火山口或者裂缝的沉积物。如果你发现这是一个好的开始工作假设，但是你应该也要考虑其他的可能性。寻找证据帮助你选择其他解释，例如火山泥石流或碎屑崩塌沉积物，或超出火山口范围的火山口沉降物。映射出区域关系对你将有所帮助，但这将失去有意义的质疑。

工作实例 7-1　塞浦路斯的冷却作用统计

在 19 世纪 70 年代初，蛇绿岩的海底扩张起源获得支持，但尚未完全被接受。Rupert Kidd 和 Joe Cann（1974）研究了特罗多斯（塞浦路斯）蛇绿岩的片状侵入岩脉合成体的冷却边缘，发现该区域只有侵入岩脉，冷却边缘基本是北—南走向。他们认为缺少非侵入岩脉的"主岩"意味着这个单元必须由 100% 延伸形成，他们引用冷却边缘证据来支持他们的观点。他们发现一个侵入岩脉的冷却边缘通常和附近的冷却边缘毗连（所以它们的相对年龄不能确定），合理的解释是年轻的侵入岩脉沿前侵入岩脉边缘注入。然而，他们观察到了大约有十分之一的侵入岩脉被年轻的侵入岩脉劈开，新侵入岩脉一定会注入老侵入岩脉的内部。这些劈开的侵入岩脉记录了冷却的方向，并发现朝向东部的冷却边缘存在统计学上的优势。从这点上，他们认为劈开的侵入岩脉的东半部比西半部蛇绿岩更常见，因此特罗多斯蛇绿岩作为一个形成于扩张轴东部的整体代表性洋底。相反，在阿曼蛇绿岩中，片状侵入岩脉也是大约呈北—南走向，向西具有冷却优势（图7-16），表明向扩展轴的西边逐渐冷却。

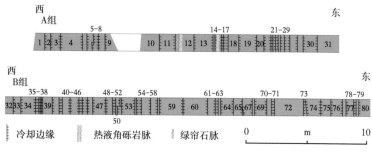

图 7-16　阿曼地区东—西横穿席状岩墙示意图（与图7-15相似）

冷却边缘上的记号显示了冷却的方向；数字识别出侵入岩脉，但不是侵入的秩序；

A组的东末端和B组的西末端被含有差的、混乱露头的20m断裂带分开；

在侵入岩脉9和10有另一条断裂带（据Lippard等，1986）

主要由凝灰岩（固结的火山灰）组成的岩石，你可以采用熟悉的研究沉积岩的技术方法（第六章），即使它是真正的火山碎屑而不是广义的原始火山碎屑。古老的细粒火山灰沉积物沉积到海底可能看起来像海相泥岩（甚至包括纹层状的和远洋浮游生物化石的存在），它们的真实归属仍未解决。你要观察的特征包括新鲜面的独特颜色（白色、蓝灰色或绿灰色）、突变接触、可能分级和质地柔软度（如果已转化为蒙脱石黏土）。鉴定可能需要通过薄片或化学分析确定。更多的近缘沉积物可能包括几毫米到两厘米的增生火山砾（图7-17）。这些最初是球形的，后因压实而变平。它们通常在潮湿条件下通过空气成核形成，在横截面上可看到同心圆图形模式。

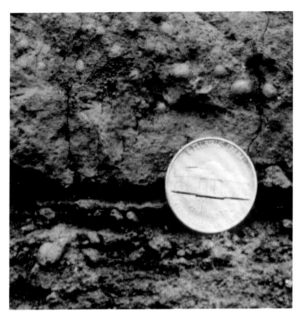

图 7-17　降落沉积物中的增生火山砾可通过球状和（暴露地点）
同心内部结构识别（Peter Francis，英国开放大学）

通常最有用的记录是有工区火山岩沉积物的图形化记录（第六
章第三节）。降落沉积物可能表现出颗粒大小变化特征。你可能首先
会在远处注意到这些，看起来像沉积层。当你靠近时，在粗粒水平
岩层中至少单个的碎屑是可见的。在火山碎屑流沉积物中，除了在
尺寸和碎屑组成的变化，也会出现交互分层。在制作火山碎屑沉积
物记录表时，特别要注意的方面包括：

（1）粒度变化。下部粒度粗、向上变细表明是一个不连续的爆
裂喷发，细粒用更长时间分散。这可能有一个序列，产生了底部粗
粒并急剧分离地向上变细单元，难以用时间去量化。另一方面，如
果你发现粒度向上变粗又变细（可能反复发生），你可能怀疑有强度
变化的持续喷发。如果沉积物是松散的，把样品从不同层筛选出做
粒度分析。这样可以分析出火山喷发和侵位的许多微妙差异。

（2）碎屑自然特征。大碎屑区别很明显。它们可能是浮石（代
表多泡岩浆，表明火山喷发导致挥发物质的挥发），致密岩石块（由

管道的墙体撕裂下来的）被称为岩屑，或单晶体碎片。特别是熔结沉积物，如许多熔结凝灰岩，在沉积物仍热时出现显著的压实。当这些发生时，浮石被压扁（被称为火焰状构造；图7-18）但是岩屑和晶体形状保存完好。如果你发现火焰状构造，你可知在沉积停止时沉积物是热的。

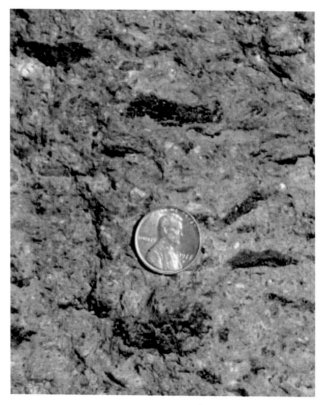

图7-18　班德利尔凝灰岩灰白色火山灰基质中的压扁浮石碎屑（暗色），
1.14Ma前新墨西哥巴耶斯火山口喷出的熔结凝灰岩
（Peter Francis，英国开放大学）

（3）交错层理。你要用对一个沉积矿床相同的记录方法仔细地记录下来（第六章第二节和第六章第三节）。在火山碎屑岩中交错层理通常意味着低密度流快速沉积（图7-19），在降落（重力）沉积物中不发生。注意局部变化的交错层理、纹层或层理，其可能是由

野外地质考察实用手册

热火山碎屑流停在潮湿或植被表面时，造成蒸汽或其他挥发物向上逸出时引起的。

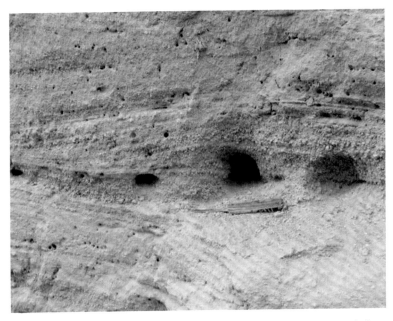

图 7-19　火山碎屑快速沉积中的交错层理，包括碎屑大小的明显变化
本例中仅有微弱胶结，这些孔洞是地质学家或其他动物在岩石表面挖出的；
Campi Flegrei，意大利（David A. Rothery，英国开放大学）

（4）流纹带。可能存在一些肉眼可见的流纹带，例如由热火山碎屑沉积开始熔结后的移动滑坡引起的（图 7-20）。在古岩石或变形岩石，例如流变凝灰岩出现，可能很难从交错层理和早期分层单元中识别出来，所以你应该意识到所有可能并寻找额外证据来辨别。

（5）火山灰和大碎屑的关系。"火山灰"是不是大量的相同组分构成的大型块状物？是否最大的碎屑相互支撑（而不是浮在基质中）？如果回答都是"是"，你应该从一个圆形熔岩的坍塌或爆炸碎裂产生"块和灰流"这个方面思考。

另一种区分火山降落沉积和火成碎屑流方法是，火山降落沉积覆盖地貌，然而火成碎屑流在山谷沉积较厚，或仅沉积于山谷。因此，你应该尝试去记录所有沉积厚度的变化和古地貌的关系。

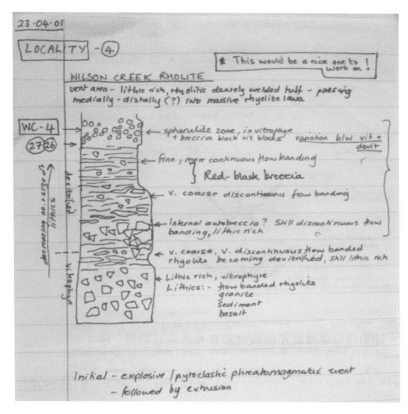

图 7-20 野外记录簿的一部分，包括对美国爱达荷州曲流河平原 11.4Ma Wilson Creek 熔结凝灰岩的近火山口部分初步解释记录，比例尺（在记录簿的任何地方）为页面中的每行代表 1m（Janet Sumner 的记录簿，英国开放大学）

第三节　火成岩的矿物学和小规模结构

在这里我们考虑判断矿物学和岩石结构的证据，可在野外直接用肉眼观察粗粒岩石，用手持放大镜观察中粒岩石也很容易，但是使用手持放大镜观察细粒岩石却很困难。

一、岩石类型

对于任何结晶火成岩，你应该尝试去根据矿物含量来识别岩石类型。如果你已经拥有手标本识别经验并有薄片辅助，你会发现确定岩石类型很容易。在野外，你不可能比附录 A4 图 A4-1 提供的简单分类方法做更深研究。更高级的分类取决于用薄片和地球化学分析做的岩相学。这里大概有三个最有用的小窍门：

（1）在中、细粒岩石中，辉石和角闪石可能特别难以分辨。不要担心，那没多大关系。超过 40% 铁镁质矿物含量意味着你看到的岩石是铁镁质的；20%~40% 铁镁质含量意味着是岩石介于铁镁质之间的。

（2）在火成岩中石英晶体是清晰的（不像在石英脉中，可以是乳白色），但是长石常常会改变以至于看起来是白色的。如果斜长石仍然是新鲜的，它也可像石英那么清晰。然而，刚敲开的新鲜手标本面的一些折断斜长石断面将是平整节理面，当转动手标本时平整节理面会捕获光，而所有石英裂缝是不规则和弯曲的。

（3）大多数的火成岩中含有一些斜长石。如果你可以识别这一点，估计它的百分比将有助于确定岩石类型。

二、矿物结构和构造

你当然应该检查你的岩石是否有火成岩结构。除了玻璃质熔岩和火山碎屑基质岩石，这意味着岩石应该有多晶。然而这是不正确的，尽管一些文献认为火成岩必然缺乏片理。事实上，你应仔细观察矿物排列特征或平面分布。但如果观察矿物可以告诉你很多关于侵位的过程，这可能比变质岩更微妙。

（1）流纹带或流面。

这是由于火山碎屑沉积物（图 7-20）或黏稠的熔岩如安山岩、英安岩和流纹岩的剪切作用使晶体（或黑曜石、微晶确定的玻璃结构、气泡、孤立的火山晶体或火山玻璃颜色）变为与流动方向一致。在这里最明显的表现可能在岩石裂缝或风化面上。寻找火焰状构造来区分来自带状熔岩流的火山碎屑岩。你应该在深成岩体中寻找流纹带，特别是作为丰富多晶体被侵入的花岗岩，尽管那是极为少见的。

（2）堆积分层。

这曾一度被认为是由于晶体沉降到岩浆室的底板而产生的，但事实表明类似的结构可能会是由晶体在岩浆室壁上生长导致的。有时交错层理很明显。堆积分层出现有厘米规模的（图 7-21），可以通过矿物丰度的变化证明。例如，在辉长岩层中出现斜长石和辉石为60%:40%或40%:60%比例分层。特定矿物相的出现和消失称为相分层。后一个例子是一个具有橄榄石交替层的辉长岩层。堆积分层可以通过综合柱状图记录（第六章第三节），注意变化是渐变的还是突变的（工作实例7-2）。

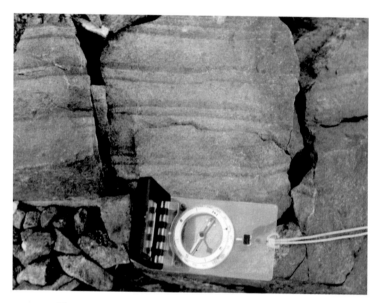

图7-21　位于阿拉伯的阿曼蛇绿岩的辉长岩堆积分层
底部突变的黑色富含橄榄层向上长石含量逐渐变多，几厘米规模的岩层重复出现；
在这个风化面，长英质岩层是红色的；从定向罗盘测斜仪指向可看出，这个
例子中的岩层走向约60°，并向北陡倾（David A. Rothery，英国开放大学）

　　矿物结构的其他属性可以帮助解释结晶顺序。孤立晶体大于基质可能是斑晶开始生长时期早（也许在岩浆贮藏期）。当一个晶体环绕另一个封闭的晶体，一定在围绕晶体前就已生长，以及形成良好的晶体可能生长在形状不良的晶体之前，形状不良的晶体是为填补空间。在野外，这样的证据只能在粗粒岩石中确定，而对于那些中、细粒岩石最好是在显微镜下做薄片研究。

工作实例7-2　阿曼蛇绿岩侵入岩脉生根和重叠扩展中心

　　阿曼蛇绿岩是一条长350km，长时间保存完好的白垩系海床地

带，俯冲到阿拉伯东北海岸之上。20 世纪 80 年代（Rothery，1983）和 90 年代早期（Macleod and Rothery，1992）对此地做了关键的野外观察，观察了此地来自复杂席状岩脉的辉绿岩岩脉向下可追溯到相同组成的粗粒高阶辉长岩（图 7-15b）。辉长岩解释成位于岩浆室上部来自岩浆室侵入岩脉的补偿，的确是有可能找到辉长岩紧靠辉长岩的冷却边缘，其代表单个岩脉的根部。在旁边和下面侵入岩脉根部区域，当发现高阶辉长岩常具有弱条纹结构时，矿物结构和构造的综合观察并结合广泛实地观察可提供有用价值。辉石晶体指示出的方向通常与上覆岩脉流动方向一致，虽然有时这种构造已被热液蚀变的重结晶破坏（当角闪石很大程度上取代辉石时）。

同样重要的是，在其他地方（几十千米范围内）来自复杂席状岩脉的侵入岩脉可追溯到堆积辉长岩，侵入岩脉横切堆积层理。侵入岩脉不可能从这些地方接受补给，因此有人认为它们一定是从附近的岩浆室沿走向注入。这些渗透区确定的约有 6 个，有人建议对产生阿曼蛇绿岩的扩张轴作分隔标记。这样的分割与重叠扩展中心一致，如那些在 20 世纪 80 年代末开始被确定在东太平洋隆起（随后在许多其他地方，包括边缘盆地），而不是由转换断层限定分隔边界。虽然洋中脊岩浆室随后被认为是小规模的或短暂的，侵入岩脉生根和侵入渗透之间的重要区别仍然有意义。

（3）伟晶岩。

你可能在深成岩体部分发现异常粗的共生晶体，或在其他中粒岩席中发现粗大斑晶。这可能是伟晶岩（表 7-2），晶体的大小与冷却速率无关，而是由最后熔体残留的成核位置有效性或挥发物的丰度控制的。伟晶岩通常出现在岩脉或透镜体中。特别要注意的是伟晶岩体的形状和它的边缘清晰度。看起来主要的火成岩体是坚硬和脆的、还是糊状和韧性的？什么时候伟晶岩是活跃的？

（4）包体。

结合不同结构和矿物学研究，在火成岩中你可能发现斑块或"包体"，但斑块不是很大（实际上它们粒度可能更细），所以不是伟晶岩。你可从远处发现这些包体可能明显不同（足够大）。仔细观察它们是为尽可能地找出异同点，从而去解释它们。

捕房体？这将是围岩的碎片被包裹在岩浆中（以捕获的方式；图 7-2）并在里面移动。如果是这样，它们可能不会起源于火成岩。

最奇特的捕虏体来自上覆物。捕虏体边缘往往很清晰，它们的形状有棱角的。最小的捕虏体可能由不超过一个外来的晶体组成，在这种情况下它被称为捕虏晶。注意不要将斑晶集合体（称为"聚晶"）误当作捕虏体。

　　不同成分的岩浆以某种方式避免完全同化到主岩浆？这些有时称为同源岩浆，可能是在部分熔融时注入主岩形成一团（图7-22）。它们往往有一个近圆形的形状，它们的边缘可能是漫射的。这确实是一个在第七章第二节中描述的岩浆不完全混合的小规模变化。

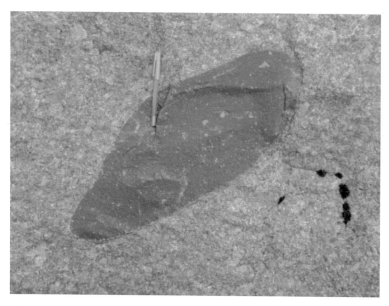

图7-22　同源捕虏体，60cm长，分布在英国坎布里亚郡 Shap 花岗岩中近距离观察，证实同源捕虏体不是基性岩（从颜色看出的）；这是一个微晶花岗岩，其黑云母的比例较包裹它的粗粒花岗岩高（David A. Rothery，英国开放大学）

第四节　近期活火山

活跃和最近活跃的火山让你看到火成岩岩石的形成过程，或者至少可看到它们风化、埋藏或其他过程前的变化。它们所在地的形成过程的研究尺度，可从分子化学（当火山气体与大气混合时）到复式火山在自身重量下发生形变的范围。这里只提到几个一般原则。

一、设备与安全

　　你的安全设备应该包括一顶安全帽，即使你不打算在悬崖附近工作，以便在火山喷发时提供头部保护。地面可能不稳定（特别是新的绳状熔岩和任何年代的′a′a 模式熔岩），因此，携带一根长棍作为支撑和（如果有必要）探测是明智的。你也应该穿坚韧的、合适材料的裤子和手套，以防止割伤和烧伤，以及暴露在高温下时不会熔化（图 7-23）。如果你有可能在喷气孔附近工作，你应该带上能

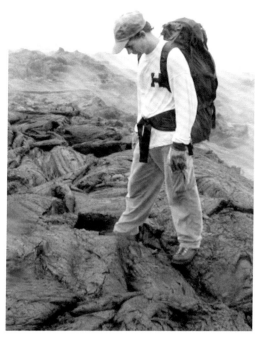

图 7-23　近期绳状熔岩流的壳面能够承受火山学家在上行走
他很聪明地穿长裤（而不是短裤），如果他跌到锋利的火山玻璃边缘（基拉韦厄，夏威夷）长裤将有效地保护他；活跃熔岩管顶的破裂将导致一个很糟糕事件的发生（David A. Rothery，英国开放大学）

过滤二氧化硫等酸性气体的面罩。

你不要在以下任何情况下冒险，但这里有一些建议可能在你遇到危险时挽救生命。

如果火山弹开始向你坠落，不要转身和奔跑。最好是站着面对火山弹，更好是到一个不会被绊倒的某地躲避。仔细观察火山弹坠落，如果你确定是向你落来，向一边躲闪让它避开你。

如果大量火山碎屑朝你来，你不能躲过它，虽然你可能从其旁边逃脱。如果没能逃脱，尽可能地覆盖自己身体，尤其是脸，并让自己尽可能低地躺在洞里或大岩石后面。当火山碎屑流过后，尽可能长时间屏住呼吸，以至于肺部不会因为吸入热气体和火山灰而烧伤。

采样和测量设备将取决于研究物的自然特征。红外测温仪可以记录温度用于研究排气过程或熔岩流速（图7-24），各种紫外线或红外线传感器可研究火山气体，当然你可能希望采集岩石样品。在爆炸性喷出物的下风口，可简单地用铝制烤盘接散落的喷出物，以用来研究火山喷发过程中的结晶作用和包裹体的变化。

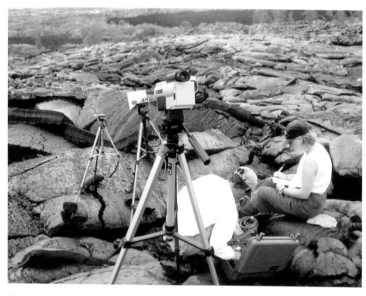

图7-24　两个红外温度计和一个红外摄像机已设置好，为观察膨胀绳状熔岩的火山天窗，用来记录夏威夷基拉韦厄熔岩管中流动速率的变化
（David A. Rothery，英国开放大学）

二、获得参观权

你应该会面对较平常更大的参观挑战（第二章第五节）。一些原始的火山景观（尤其是那些喷发很少）被立法保护，限定只能参观一些特定区域。在喷发期间，当局可能禁止入境，是为你自己的安全，也使资源不被转移以保护当地居民。相反，火山在几乎连续的低级别喷发（例如电影火山边缘之恋）有可能形成良好的当地旅游体系，引导游客观察熔岩流动。为获得一个正规的科学许可（而不是旅游）去访问一座活火山，最好联系公园当局或最近的火山观察组织，火山天文台可通过世界火山观测组织（WOVO）找到。

三、监测

监测活火山的设备涉及地球物理和地球化学方法，其超出了本书范围。然而，尽可能地让你自己拥有对喷发火山的感觉，例如，记录火山喷发的时间和离散爆炸的位置和测量熔岩流速度（把石头扔到上面做标记）。我们在这里列出了一些观测的方法，在没有喷发或即将喷发可能性的年轻火山带中以确保个人安全。

检查熔岩流形态。识别组成熔岩场的单个熔岩流。如果熔岩是玄武岩，寻找绳状熔岩（有许多种；图 7-23 和图 7-24）和′a′a 模式熔岩（图 7-12a）。看看你能不能找到一根绳状熔岩流，当它转嫁到陡峭斜坡时流速增加变成′a′a 模式。在一根绳状熔岩流场，寻找钟状火山（丘），熔岩流受到下面的挤压。钟形火山线状分布可表明熔岩管道轨迹。如果火山管道已空，你可以绝对肯定它是安全的，你可以找到一个方法进入，或许值得探索的是可寻找熔流消失遗留在墙上的"潮痕"。研究流动的方向，如果供应的熔岩还没有流完，那接下来它将去哪里呢？

你能找到任何火山弹吗？在它们撞击到地面上时它们完全是液体，或硬的，或完全凝固的？它们代表岩浆，还是从火山口剥离的墙壁岩石？

有没有最近的火山碎屑流？这可能是看到火山碎屑流产生破坏的好机会。近处的沉积物可能微乎其微（之前发生什么几乎不能察觉），但它可能已经清除了土壤和以前的积灰。

有新的散落灰仍在原地吗？在陡峭的山坡上吗？下大雨时火山

灰容易被冲走会产生火山泥流吗？哪些地区有风险？

有能接近的火山口吗？如火山渣锥、凝灰岩环、小火山口和凝灰岩锥的特点在现代环境中的意义很容易理解，但在古老岩石发现剖面时，将很难做出合理解释。

参 考 文 献

Francis, P. W. and Oppenheimer, C. 2003. *Volcanoes*, Oxford University Press, 536 pp. [A nice account of volcanism in general.]

Gill, R. 2010. *Igneous Rocks and Processes*, Wiley-Blackwell, 480 pp. [A lengthy review aiming to give students the skills and confi dence to identify igneous minerals and interpret igneous rocks.]

Le Maitre, R. W., Streckeisen, A., Zanettin, B., Le Bas, M. J., Bonin, B. and Bateman, P. (eds) 2008. *Igneous Rocks*, *a Classifi cation and Glossary of Terms*: *Recommendations of the International Union of Geological Sciences Subcommission on the Systematics of Igneous Rocks*, Cambridge University Press, 256 pp. [Formal, detailed account of the systematic classifi cation of igneous rock types.]

McPhie, J., Doyle, M. and Allen, R. 1993. *Volcanic Textures*, Centre of Ore Deposit and Exploration Studies (CODES), University of Tasmania, 198 pp. [Excellent photographic atlas of volcanic rock textures. Reprinted in 2005.]

Rothery, D. A. 2010. *Volcanoes*, *Earthquakes and Tsunamis*, Hodder Headline, Teach Yourself Books, 288 pp. [A basic introduction to active volcanoes, earthquakes, tsunamis and the relationships between them.]

Schmincke, H. – U. 2004. *Volcanism*, Springer-Verlag, 324 pp. [Beautifully illustrated account in colour.]

Thorpe, R. S. and Brown, G. C. 1991. The *Field Description of Igneous Rocks*, Geological Society of London Handbook Series, Blackwell Scientifi c Publications, 160 pp. [Further information on the field description of igneous rocks and more of the theory.]

野外地质考察实用手册

第八章
记录构造信息

我们的星球是一个活跃的、构造板块不断运动的行星。地壳和地幔受应力变化，导致岩石通过破碎或者弯曲/伸展（分别是脆性或者韧性的）发生变形。虽然我们通过复杂的地震方法探测地球的深度，或者通过用卫星测量微小的地表运动可能收集一些关于这些变形的信息，但大多数细节记录仍保存在暴露于地表变形的岩石中。

测量易碎构造可以提供上部地壳怎么样变形和为什么特别容易变形，特别是区域及局部应力方向和断层运动方向的信息。这些数据帮助我们明白为什么、怎么样及在哪里会发生地震，了解裂缝系统对有效寻找石油、天然气、煤炭和矿产资源也至关重要。岩石构造不仅提供挑战，也提供机会（如烃类圈闭）。流体在上部地壳运移，受裂缝影响强烈，因此在大范围的相关研究领域内，构造地质学都有其至关重要的作用，包括地下水研究、污染控制、地热方案及二氧化碳贮存和隔离等方面。主要的工程设计方案（如水库大坝、堰坝、高速公路、隧道）是建立在构造地质学研究基础上的。第八章第二节阐明了一些重要的脆性构造来帮助我们识别、测量数据及解释数据结果。

韧性变形在地壳和地幔深处占主导地位，所以韧性构造测量为深部断层的运动和应力方向提供信息，可以建立有远见的区域变形模式。第八章第三节部分阐明了一些常见的韧性构造。

第一节　器材和测量

构造地质学是研究构造变形产生几何特征（如平面、线、地表和椭圆）的一门学科，我们依据岩石的运动（运动学）和压力（动力学），描述和测量这些几何要素的方向和规模，达到更好地理解它们（几何特征）是怎样和为什么形成的。因此，除了地质现场工作的基本设备（表2-1）之外，构造野外工作可能要求一些可供选择的和专业的设备（例如，双筒望远镜或口袋立体镜）。为了精确测量方位角、倾向和倾伏角，则需要一个专业的罗盘测量仪（例如，袖珍罗盘，第二章第三节提到）。

构造测量和符号

第二章第三节介绍了罗盘测量仪，图2-6至图2-8涵盖了一个倾斜面的走向和倾向的测量。图2-9和图2-10描述了怎样去测量线性特征，如：褶皱轴线、线理和条纹，这些在构造地质学中至少和平面一样重要。收集方向数据对于构造工作是至关重要的一部分，所以在一个区域制定一致的、有效的测量策略是一个好主意。

因为很多构造研究要求不同路线和平面的大量测量，在你的野簿上用简明的、有组织的和逻辑的方式记录相关的数据极为重要（图4-11c）。从其他的记录中分离出构造数据（或许甚至可以通过颜色），并把它们列成表格形式。不同特征采用缩写（如：Lc = 褶皱线理）是一个有用的简化方式，但是要保证你使用简化方法的方法是一致的，包括在每一个笔记薄中的关键词是一致的，例如可在内封上标明。像在第二章第三节所述，遵循记录方位角和倾向（或者倾伏向）值的约定是很重要的：

方位角（走向，线性特征的趋向）	三位数	076
倾向或者倾伏向（倾向于水平）	两位数	76

不管使用哪种符号的样式（表8-1），通常约定应该避免在两个数之间混淆，这点尤为重要。因为许多地质学家对"平面倾斜角/倾向方位角"用短的符号表示，而不是更长的"方位角/倾斜角+倾向"，这样节约空间，但是意味着野簿中记录的平面和线看起来非常相似，因此应该仔细的标注来识别他们是什么。使用席尔瓦式罗盘时，因为精确测量平面的走向比测量倾向要容易，"走向方位角/倾角+倾向符号"表示法在非专业的构造地质学人员中更流行。

小贴士：在某些情况下，如果用罗盘测斜仪测量物体本身有困难，用长铅笔作为直线的延长线是有用的。

表8-1　构造方向数据符号

描述	符号	类型	评论
在一个047度轴上的平面走向	047/23 SE	走向、倾向、倾斜方向	不太可能混淆线性特征的倾角和倾向测量
	23→137 或者 23/137	倾向、倾斜方位角	更短的、更少的元素以防忘记或者没有记录，走向必须绘描到地图页中
线：倾伏23°到137°（平面上最大倾斜线）	23→137 或者 23 /137	倾伏向、倾伏方位角	可能会与用倾向、倾斜方向符号记录的平面方向相混淆；小心标注

第二节　脆性构造：断层、节理和纹理

在研究脆性构造特征的过程时，最好先关注它们的方向，然后再研究这些构造特征同过去发生的运动类型与运动方向的线索，并分析它们与相关构造的关系。

一、平面脆性特征—方位

断层性质受三个方向基本应力（σ_{max}、σ_{int}和σ_{min}）的强烈影响，我们定义断层为正断层、逆断层和走滑断层，通常分别有陡峭、缓和接近垂直的倾角。断层倾向可以大致在野外或者从构造图上，以及从卫星图像通过观察断层轨迹是否突变地切过地形（陡峭倾斜）或者沿着地表等高线来判断（图8-1）。很多断层在野外被植物、土壤和其他地表沉积物所掩盖，所以要寻找断层存在的间接线索（表8-2和图8-2）。断层的常见特征在图A5-1部分加以说明（附录A5）。

简单的倾向和走向、平面裂缝很容易用罗盘测量，对于不平坦表面，一个剪切板或者一本书可以用来消除不平坦的问题（图8-3a）。如果平面非常不规则，或者难以判断方向，可能必须用罗盘沿着平面观察来估计方位，如果只能看到平面的边缘，记录的倾斜将会是一个明显的倾斜，倾斜程度比真实的要低，取决于你所估计的走向的准确度。如果可能，需要我们仔细地挖掘一小部分平面去测量。

小贴士：请记住，用手写野簿时，角度或方位角的度数（°）可能会被误认为"额外的"零，导致混乱，所以最好是完全省略表示度的符号，这样清楚识别数据，并对走向或者方位角使用三位数的约定和倾斜或倾伏向使用两位数的约定，将避免歧义。

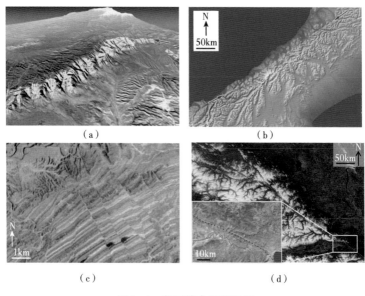

（a）　　　　　　　　　　　（b）

（c）　　　　　　　　　　　（d）

图 8-1　断层综合解释示例

（a）缓倾斜逆冲面的远景照片，沿地形等高线的逆冲断层面（上盘的暗色地层和下盘的浅色地层之间的接触面，标有箭头的面）；Keystone 逆断层，美国内华达，箭头之间有大约 20km；（b）航天飞机的雷达生成的图像，一条主要的走滑断层切过新西兰南岛地层；（c）巴基斯坦南部，卫星图像显示陡峭断层的错断倾斜地层；（d）靠近俄罗斯贝加尔湖的卫星图像，河谷与断层（红色的虚线）成一条线，插图是一个修正的地球资源卫星图像，突出显示了穿过走滑断层的河流（蓝色）的明显偏移量（红色的虚线）；（a）来自美国地质调查局地球资源观测卫星图和国家高程数据库；（b）和（c）由美国地质调查局和美国国家航空和航天局（NASA）提供的免费图片；（d）根据美国地质调查局和美国国家航空和航天局与陆地卫星照片修改

表 8-2　断层存在的地貌识别标志

样式	类型特征
地形	在斜坡中断（图 8-2a），山谷或者山脊（图 8-2b）、悬崖、河沟，突变的地形变化
剥蚀	峡谷、冲沟、小溪、河流沿着断层线（容易侵蚀表层岩石），山脊（如果断层矿化后的岩石比区域岩石更坚硬，图 8-2b）
流水	泉水、断陷湖（很多断层岩是非渗透的，图 8-2c）、排水口（断层一边石灰岩），断层与突变的流水水系相关
植被	由于不同岩石类型中土壤或者排水系统改变，在穿过断层处发生急剧的变化（图 8-2d）
错断/位移量	线性错断（小溪、山脊、堤、公路、围栏、铁路），尤其对于活跃的断层（图 8-2e）

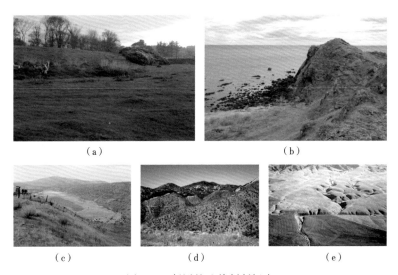

（a）　　　　　　　　　　　（b）

（c）　　　　　（d）　　　　　（e）

图 8-2　断层的地貌判断标志

（a）英格兰北东部，断层线从左边向右边倾斜（在小羊身后），标志为斜坡和低陡坡间的中断（有金雀花的）；（b）苏格兰加龙角，沿着高地的边界断层，坚硬的断层矿化岩石形成一个约 10m 高的山脊；（c）沿加利福尼亚卡里佐平原圣安德烈亚斯断层分布的一个断陷湖；（d）西班牙南部，一个陡峭的正断层（标有箭头的）通过不同的两侧不同植被的地形识别出来；（e）华莱士一条小溪错断并穿过加利福尼亚圣安德鲁断层（a 和 b：Angela L. Coe，英国开放大学；c：美国地质调查局免费提供；d：TomW. Argles，英国开放大学；e：美国地质调查局免费提供，摄影师鲍勃·华莱士）

随着深度的增加，断层在多裂缝区带有变宽的趋势，然后断层角砾或者断层泥会出现在断层面内（图8-3c）。在这些断层带中微裂缝可能看起来混乱，但是它们的方向基本上与整体断层带的运动方向有关。即使边界断层没有出露，这些断层组也可能指示主断层带的方向和运动机理。

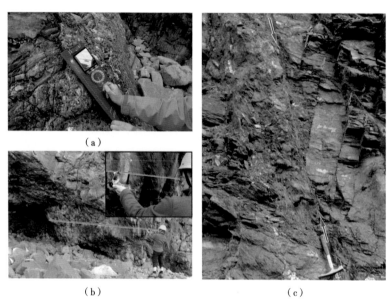

（a）

（b）   （c）

图8-3　断面的测量与解释示例

（a）用剪切板做辅助测量不平整的断面，记得确保任何金属夹子都不影响测量；

（b）用罗盘瞄准测量一个不规则断层倾向，插图展现罗盘的方向和瞄准线的细节；

（c）一系列和主断层带（粗箭头）有一致角度关系的派生裂缝（细的箭头），

这是里德尔裂缝，证据是断层向右掉落（a 和 c：Tom W. Argles，英国开发大学；

b：Angela L. Coe，英国开发大学）

节理的方向可以提供区域应力场的证据。剪节理通常发生在共轭节理中，在反映最小和最大应力方向上，形成典型的"X"型模型（图8-4a），正断层共轭节理组也相当常见。节理组可以用来测量消除局部或者区域应力的信息（如在一个单一褶皱中，图8-4b，节理的产生或者由于冰席卸载或者上覆岩层的作用，图8-4），当裂缝被矿物充填（形成岩脉），在裂缝中的矿物结构将可能为已发生的任何构造运动提供有价值的信息。在某些情况下，高流体压力局部控制了区域的应力范围，所以裂缝可以在任何方向张开着（这一过程称为水力压裂），导致纹理纵横交错的露头节理很混乱（图8-4d）。

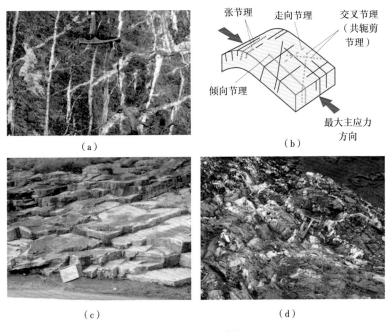

图8-4　节理示例图

（a）共轭纹理，有典型的"X"型模型和轻微的偏移量（瑞士）；（b）在一个褶皱中的剪切和延伸裂缝图表（基于 McMlay，1991）；（c）英国苏格兰巴尔莫勒尔附近，花岗岩中露头中的节理：两组接近垂直，几乎和其他的形成直角，第三组大概平行于地面；（d）这个露头中，混杂的纹理指示高流体压力下的水力压裂（英国，威尔士）（a 和 d：Tom W. Argles，英国开放大学）

缝合线（图8-5）大致垂直于最大应力方向，反映沉积压实（顺层）或者整个区域的构造应力，它们通常比断层有更不规则的面，也是岩石组成和应力方向的标志，在石灰岩中比较典型。

二、决定脆性构造的运动

对于任何一个断裂，一个重要的目标就是找出邻近岩石运动的方向，及运动的距离。积累这些数据先建立一个局部的构造运动图，然后扩展到区域上，脆性变形提供了主要断层地震研究的信息，尤其是对于板块边界区的主要断层。许多断层带有它们过去运动的线

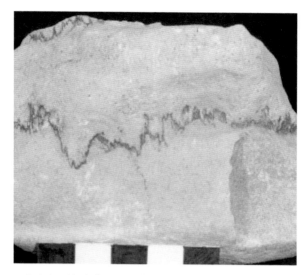

图 8-5　在白色石灰岩中通过红色、难以溶解的氧化铁识别出缝合线，
比例尺为 5cm（Tom W. Argles，英国开放大学）

索，以下指示现象是最普遍的：

（1）擦痕（图 8-6a 和图 8-6b）是在断层蠕变期间生长的矿物晶体纤维，晶体纤维的长轴平行于断层滑动方向，晶体纤维上的阶步可以揭示断层运动的过程，运动的方向是沿着阶步下降的方向。

（2）在断层面上（擦痕面）的擦痕线理（滑动线理）是一些槽和条纹，并且平行于断层滑动的方向（图 8-6c），例如在逆掩断层和正断层的下倾方向，或者在走滑断层的近于水平方向出现。线理的方向介于倾向与走向之间时，暗示断层运动是共轭走滑、倾向—走滑或是不常见的走向—走滑。这种解释假设断层是在其初始方向上运动。还要注意擦痕端趋向于记录断层运动的后期阶段，在一些情况下可能与断层滑动的主要阶段不同。

（3）在断层角砾岩或者断层泥中的较小裂缝可能也有擦痕面，这可以通过测量建立起一个贯穿整个区域的构造运动图像。

> 小贴士：确定擦痕的运动方向时，上下平行于擦痕移动你的手，擦痕向消失端逐渐变光滑。

在某些情况下，滑动的增量（或许代表单一地震）可能通过断层线或者断层脊显示高角度线理而记录下来（如图 8-6c 中的近水平脊），走滑方向的变化可以产生弯曲的滑动线理，复杂的擦痕具有不同的方向，通过分析这些叠合特征，可以在某些情况下用来分析构建一个与断层滑动有关的年代表。

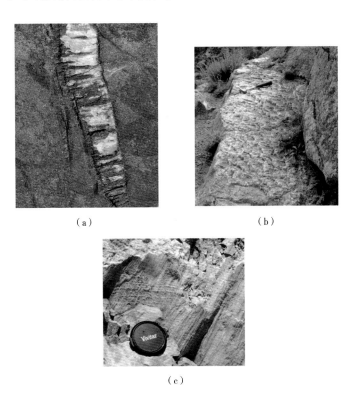

（a）　　　　　　　　　　　　（b）

（c）

图 8-6　擦痕与断面的野外示例照片

（a）在这矿脉中矿物晶体纤维生长和矿脉壁呈直角，展现出它是一个膨胀的矿脉，在图片的顶部矿脉宽有 15mm，英国威尔士南部；（b）在巴基斯坦北部喜马拉雅山脉一个微小的逆掩断层中，石英擦痕展现共轭走滑的特点（平行于锤柄），上盘移动的方向从右到左，平行于锤子的手柄；（c）在瑞士阿尔卑斯山的石灰岩中的一个断层的陡峭线理（如擦痕线理）指示倾向—滑动，近似水平的断层脊可能记录了一系列滑动事件，但无法记录运动的过程（a—c：Tom W. Argles，英国开放大学）

一旦断层运动方向确定下来，接下来的问题是：运动的机理是什么？这里有很多的建议可以帮助回答这个问题，但是首先要注意一点，观察剪切的机理应该是始终平行于运动的方向（如平行于你已经记录的滑动线理），如果你不能确定运动的方向，你就不能确定你发现的任何剪切机理指示的重要意义。简单的偏移特征可以很好地阐述这个观点，如果你没有首先确定断层运动的方向，就很容易错误地解释倾斜层的位移（图8-7）。

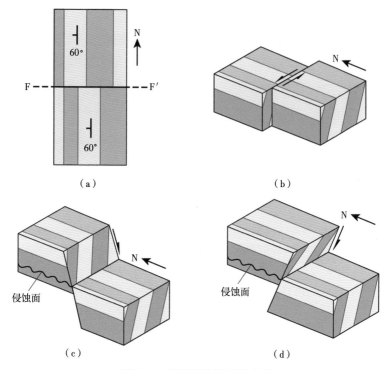

（a）　　　　　　　　　　　　　　（b）

（c）　　　　　　　　　　　　　　（d）

图8-7　断层位移特征示意图

（a）这个简单错断岩层的露头模型表明了一个左旋走滑断层，正像（b）中展示的，但是这个模式也可以通过正断层（c）或者反转断层（d）产生

断层运动的最佳指示（给出位移的意义和大小）是与断层面相交的线性特征的偏移量，在断层的两侧可见一个"穿透点"（图8-8）。想象一个埋藏管道被一个活跃的断层切割和偏移：你可以拟合在断层两边的两个被破坏的管道尾端，去看断层移动了多远。然而，像这样的管道线性特征很难看到，所以对于相关断层运动的证据应该从断层邻近的其他运动学标志中获得（图8-9）。

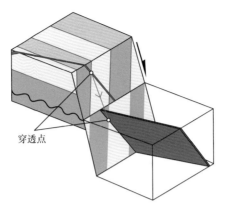

图 8-8　拟合相应的穿透点

在这种情况下用一个横切岩石地层边界的面（红色的）来进行拟合，是确定断层总体位移的最好方法；线性特征，像在一个沉积系列中的河道，在岩石中记录非常少；最常见的情况类型是两个平面特征沿着一条线相交，如这里一样

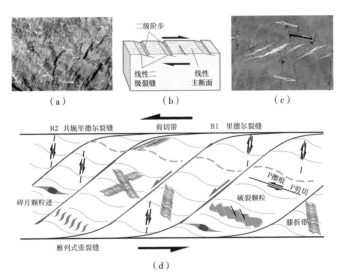

图 8-9　阶步与剪切缝示例图

（a）英国威尔士西南，这个擦痕面上箭头标记各个断阶和指示缺失岩块滑动方向，6cm 的视野区域；（b）发生二次裂缝可能产生一个和（a）相反效果的断阶；（c）雁列式岩脉排列指示相关的剪切机理，可以确认在这个例子中，是穿过剪切带的弯曲黑色溶结缝导致岩脉变形（英国，威尔士西南部）；（d）一个宽的剪切域内的一些裂缝可以用来判断剪切机理（里德尔裂缝，共轭里德尔裂缝，允填物组构，破裂的碎屑）

对于很多运动学标志，一个简单区域素描就是一个完整的记录，照片虽然也很有用，但是素描图（图8-10）可以包含照片中所缺少的一定程度的解释，对于任何构造素描图或者照片，其本质都是要具体：

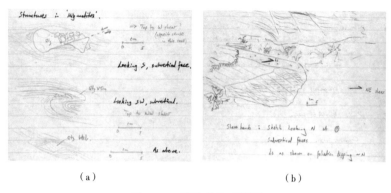

（a）　　　　　　　　　　　　　　　　（b）

图 8-10　野外构造素描图

（a）来自一个野外记录簿的构造运动指示方向缩略图的素描图实例；（b）在一个较大露头的构造特征的一个方位素描图（Tom W. Argles 的野簿，英国开放大学）

（1）方向：使用罗盘的方向（如照片中看到的西南或者素描图两端的东南—北西）；

（2）表面素描的样式（如接近垂直的悬崖，缓倾斜面）。

对于一些特征（如里德尔裂缝，断层泥组构）测量可以提供更多的信息，例如整体断层带的方向（如果这是模糊的）可以进行判别（如 8-1 的工作实例）。

没有一个可见的贯穿点时，在野外断层走滑的实际规模难以确定，因为明显的位移量可以由大范围断层位移产生的（图 8-1），对于记录良好的地层剖面中的并置岩层，你可以确定断层的最小逆冲量（垂直断距，图 8-13），这是走滑断层中一个有用的一级标志（主要断层有大的逆冲量）。很少有断层面充分暴露到足以增加断层走滑步距（图 8-6c），或者走滑长度（图 8-6b）。由于纤维构造通常只记录运动历史的一部分，测量所看到的最长的纤维构造能使你做出最好的最小估计。

图 8-12 是表明破碎岩石的多数露头中的一个，是在云母片岩山脊之间拗口边缘的断层碎裂岩。山坳为新近纪沉积物一个狭小的露

工作实例 8-1　断层带识别实例

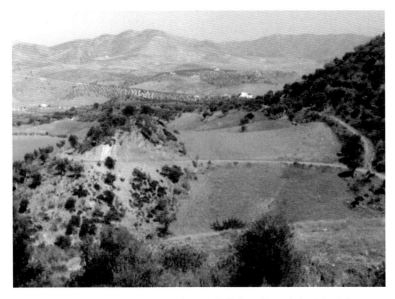

沿南东东方向的新近系沉积岩（下伏棕色地带）狭窄露头照片，
它将断层岩石（中间偏左的灰白色岩石）与黏性片岩（右侧陡坡），
靠近西班牙南部埃尔乔罗地区（Tom W. Argles，英国开放大学）

头，是一个断层带被剥蚀时形成凹陷，有小裂缝的碎裂岩和凹槽区证实存在一个主要断层带，观察和测量小的裂缝表面、断层泥组构面和相关地走滑线理为了确定：（1）断层带的方向；（2）走滑的方向；（3）构造运动的过程。

数据显示断层带内裂缝和走滑线理方向的实质变化，通过在这个立体图上两组分散的数据阐述（图 8-11，有关立体图的说明，参见附录 A5）。然而，一大批裂缝和断层泥组构总体倾向北东，决定了整体断层带的展布样式。在这些表面几乎所有的走滑线理倾没于北和北西之间（指示共轭走滑方向），少量的运动学标志给出顶部朝北的剪切过程（图 8-12）。一组相对小的裂缝子集向西陡倾，伴有下倾线理，可以代表里德尔裂缝，它们的方向与断层带的整体剪切过程的方向一致，这个共轭走滑断层带向北俯冲，对其折返到造山带地表的后期地壳变薄起作用。

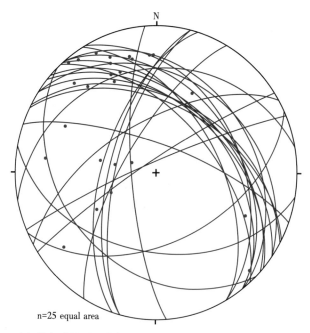

图 8-11 可变的小裂缝平面数据（蓝色弧线）和走滑线理数据（红色小圆点）
在一个立体图中呈现，当主要线理数据组标志着整体走滑方向（倾伏角通常为
北北西）时，主破裂面数据组用来大概解释总体断层带倾向（总体倾向北东）

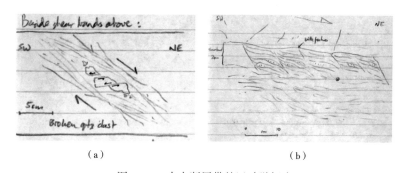

（a）   （b）

图 8-12 来自断层带的运动学标志

（a）断层带内石英脉破裂；（b）断层边缘附近假想的里德尔裂缝

（Tom W. Argles 的笔记簿，英国开放大学）

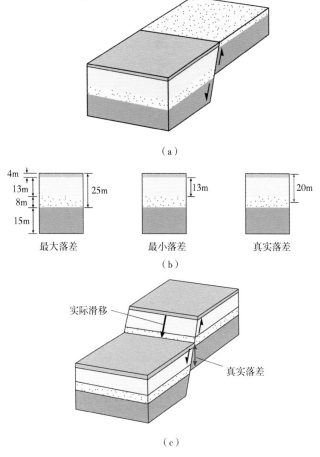

（a）

4m
13m
8m
15m
25m

13m

20m

最大落差　　　　　　最小落差　　　　　　真实落差

（b）

实际滑移

真实落差

（c）

图 8-13　估计已知地层中断层的逆冲量

（a）在一个区域中两个单元并列发育一个断层；（b）逆冲和实际逆冲对比的
可能估算结果；（c）如果在断层区没有发生剥蚀，立体图代表理想情况

第三节　韧性构造：剪切带、面理及褶皱

　　韧性构造易在深部岩石中形成，这是由于深部岩石有更高的温
度，可以流动和弯曲。测量这些构造提供在地壳和地幔深部变形的
信息，应力机制反映大规模的构造作用力，而构造力是形成地球系

统中很多现象的驱动力。

一、韧性平面特征的方向

构造组构（面理）可以在离散剪切带中找到（至关重要的韧性断层），或者作为整体区域平面组构贯穿岩石。在许多区域中，面理大致垂直于最大应力产生，作为区域构造力量的响应，面理随着岩石类型和深度发生变化（也即增加温度和压力），下面的流程图可能有助于理解野外不同类型的面理（图8-14）。

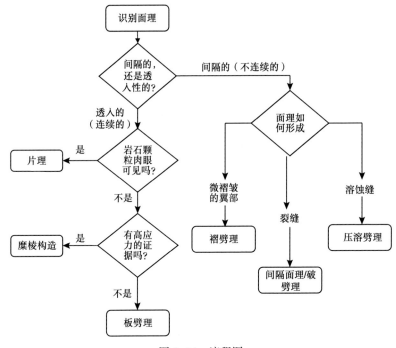

图 8-14　流程图

图8-15中有不同面理的例子（照片）来说明它们之间的一些不同特点，表8-3总结了主要类型构造组构的一些特征。一些糜棱岩构造容易被误认为是板劈理（或者甚至小规模火成岩的流纹构造）。为了确认糜棱岩构造，应寻找高应变的证据，例如强伸展线理。带"尾"的强包卷碎斑，香肠构造或者鱼骨状构造和片内褶皱（图8-16），原始的层理构造很少在糜棱岩中观察到，然而在有流劈理的岩石中，

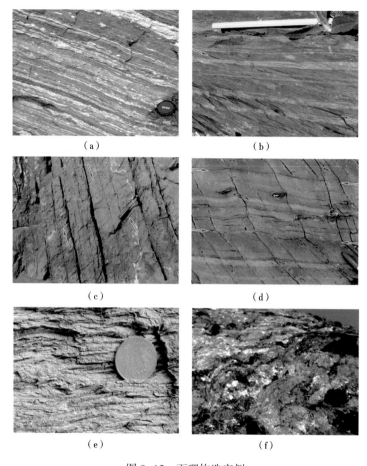

图 8-15 面理构造实例

（a）糜棱状面理，喜马拉雅山脉西北部，高应变通过强平面纤维结构和带"尾"的强包卷碎斑显示出来；（b）板劈理，来自英国坎布里亚郡的例子，在泥岩和粉砂岩中，可见细线从左上角到右下角分布（两个张开的节理面被标出），劈理斜切（深色/灰色近于水平的层）；（c）石灰岩间隔裂缝（标有箭头）切过近垂直的岩层，来自英国威尔士西西南部，这种构造有时候被称为破劈理；（d）在粉泥岩中的压溶劈理（细的暗色线），来自英国威尔士西部，要注意劈理折射，穿过一些层面（箭头）的劈理方向突然地改变，反映颗粒大小改变；这是一个非常细的（几乎不可见）平行于压溶劈理的板劈理；（e）片岩中近于水平的细褶皱劈理，来自喜马拉雅山脉北西向，显示了清晰的微褶皱枢纽；（f）特写镜头，俯视显示可见的矿物颗粒，包括云母。样品的表面切割了许多不规则的毫米级面理；视图是4cm（a-f·Tom W. Arglcs，英国开放大学）

层理常通过不同颜色的褶皱带和板劈理中颗粒大小进行追踪。板劈理在颗粒大小可变的岩石中可能改变方向，在一个单一层中渐变的，穿过粒度不同的岩层时，方向突然变化，这种现象被称为劈理折射（图 8-15d）。在粗粒岩石中，劈理倾向与岩层成高角度，但是随着粒度变小，劈理面可能弯曲成圆形，直到它们几乎平行于岩层。板片状和非连续纤维状构造（压溶和破裂劈理）在造山带外部区域常见，它们与系统的区域褶皱的关系对于理解区域变形是至关重要的。在山区的中心，韧性面理方向很大程度上反映了区域构造应力。

一些岩石被超过一个构造变形事件的影响可能形成多种构造，例如在图 8-15e 中细褶皱劈理可能记录早期构造运动证据、微褶皱面理，一些情况下原始层理也可见。这些早期的构造和相关线理的方向，以及它们与后期构造的关系，可以详细揭示岩石怎样逐渐变形的。在某些情况下，最晚的变形太强烈，以至于任何早期构造发生大幅旋转平行于褶皱轴平面而无法追踪，这称之为构造换位的过程。

很多粗粒的、高级变质的岩石通过定向排列的或者是扁平的矿物颗粒形成有一个平面构造，被称为片麻构造，然而，在片麻岩中同样的术语也被运用于厘米规模组成的条带，所以最好避免使用这个术语。片麻岩条带可能反映了变形的过程（如部分熔融、变质分隔或原始岩性层的换位），而片麻状面理是一种简单的糙粒形式的片理。

表 8-3　一些常见的构造名词

构造	典型形成区域	形成原因	野外识别线索
压溶劈理	上地壳、造山带之外	可溶性颗粒由于定向应力的溶解	黑色/浅色条纹；部分溶解的化石，碎屑；缝合线表面
板劈理	上地壳、造山带之外，细颗粒岩石	在施加的应力过程中，通过旋转，溶解和重结晶使板状颗粒对齐	岩石沿着细的结构破裂开，通常与褶皱相关
破劈理	上地壳、造山带之外，能干岩石	高流体压力下的拉伸失效[①]	能干岩石中的间隔裂缝
糜棱状面理	在所有的浅深度的高应变带和剪切带	在窄的、高应变剪切带中极度平坦和拉伸	强平面构造；其他高应变特征（见示例文本）

构造	典型形成区域	形成原因	野外识别线索
片理	中部地壳，山区内部；变质岩	变质结晶过程中在应力下的矿物排列	可见的矿物颗粒；毫米至厘米级的叶理比片理更粗糙
细褶皱劈理	中部地壳，山区内部区域；变质岩	一个预先存在的平面（构造或沉积）的微褶皱	微褶皱翼，细褶皱线理

①许多劈理的形成机理（尤其是破裂劈理）还一直有争议。

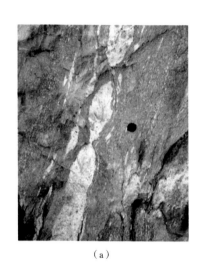 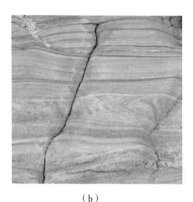

（a）   （b）

图 8-16　糜棱岩的典型高应变特征

（a）印度西北部一个能干层的石香肠构造；（b）印度西北部的片内褶皱

（视域约 1.5m）（Tom W. Argles，英国开放大学）

二、剪切/伸展方向：伸展线理

当岩石变形，伸展趋向于一个主方向，就形成线性分布的优先方向（如伸展矿物颗粒、卵石和化石或者定向拉长晶体）。线理在面理平面是最容易测量的（如果它们存在的话，图 8-17），一致分布的大面积线理最有可能反映区域应力方向，然而在狭窄带中的线理方向通常指示这些主要剪切带的运动方向。你应该不仅是记录线理方向的标志（如伸展石英颗粒，定向排列的箭石），而且同时记录其方向，因为这可能会提供变质岩石的变质历史信息。

小贴士：密切关注中尺度褶皱的枢纽带，在压力影中主要面理围绕刚性物体包裹着，像石香肠和岩脉，与早期的构造关系在那里常常可以观察到。

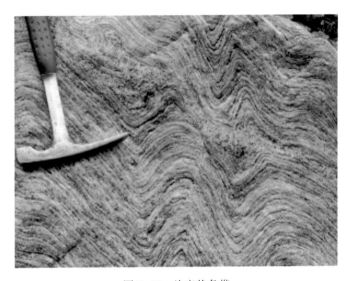

图 8-17　片麻状条带

在粗粒片麻岩中 1cm 规模的复合层理；不丹，没有详细的岩相或者地球化学分析很难说到底这个条带是否有沉积、构造或者变质起源（Tom W. Argles，英国开放大学）

你可以用放大镜来辨别拉伸颗粒（拉伸线理）和已生长或旋转成平行方向（排列线理）的拉长颗粒（图 8-18）。一些火成岩由于岩浆流动（岩浆线理）呈现出微弱的伸展拉长斑晶排列。

需要从其他线理，比如相交线理或者条纹线理（图 8-6c）中小心地区分出伸展线理。用放大镜检查矿物颗粒，确定它们的伸展性质，通过其他线索证实你的伸展方向的原始印象，如伸展卵石、化石、石英透镜体、香肠脉或者层理、拉张裂缝、压力影（如斑状变晶或者碎斑）。图 8-19 给出了一些作为拉伸方向线索的特征示例。

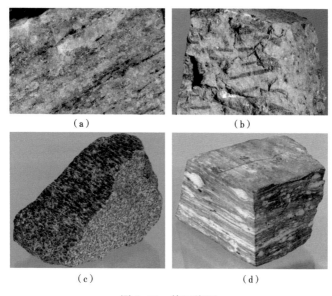

（a） （b）

（c） （d）

图 8-18　伸展线理

（a）伸展线理通过石英伸展颗粒和糜棱石英岩中的黑云母来确定（5cm 宽）；（b）
弱定向排列的斜方辉石颗粒，大致确定了地幔橄榄岩的伸展方向（样品底部为
10cm 宽）；（c）缺乏面理的角闪岩中，由细长的角闪石晶体形成伸展线理（样品
底部为 8cm 宽）；（d）正交面与拉伸线理平行（左面）和垂直（右面），在顶面上
隐约可见彩色条纹（风化面理）；注意左面（平行于线理）比另一个切面（右面）
　　显示出更多的剪切现象；在寻找不规则的露头的伸展线理时，这是一个有用的
　　特征；顶表面上的线是开始用于标记样品方向的（右面宽 5cm）

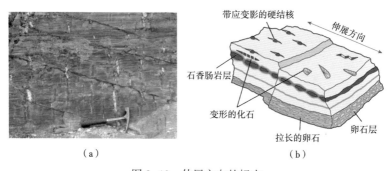

（a） （b）

图 8-19　伸展方向的标志

（a）垂直于糜棱面理平上的张裂缝证实了伸展方向，印度西北部；（b）综合素描图
　　描绘了伸展方向标志（a：Tom W，Argles，英国开放大学）

三、剪切过程：运动学标志

在韧性变形带最关键的观察点之一是剪切机理，一致的剪切指示与断层同样的方式制约主要韧性剪切带的运动过程，但是剪切应变通常分布在一个更广泛的区域。

对于运动学标志，当然是越多越好。你可能会发现并不是所有的标志有同样的剪切方式，只有当你发现大部分标志一致时，你才可能推断出一个确定的、非同轴的剪切过程。

在强的非同轴（简单）剪切应变带，一个剪切过程主导大部分活动标志，如果不能反映所有过程，需要多个运动学标志来判断。然而，通常在不同的条件下（压力、温度、流体等），一些岩石可能遭受了多次剪切。后期的剪切构造和运动学标志可能已经部分覆盖了早期的特征，所以记住哪个特征你曾经用来推断哪个剪切过程及它们的方向很重要，图 8-20 提供一些常用的韧性剪切过程标志的例子。

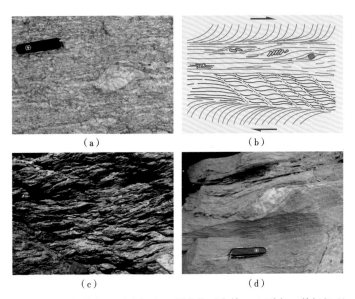

（a） （b）

（c） （d）

图 8-20 韧性剪切运动学标志，所有指示右旋（上到右）剪切机理

（a）印度西北部，糜棱岩中长石斑岩的不对称燕尾；（b）综合素描图：用来描述剪切过程（宽度 40cm）中的各种特征；（c）瑞士，在云母片岩中的 S—C 面理（剪切带劈理），底部附近的相机外壳为 25cm；（d）印度西北部地区，片麻岩中的石香肠中的不对称压力影（a、c 和 d：Tom W. Argles，英国开放大学）

小贴士：侧面中最好观察（和描绘）褶皱，如有可能的话，与褶皱轴成90°，这个部分通过褶皱最如实地表示其关键特征（对称性、形状等）。

四、剪切应变的大小

评价一个岩石经历多少应变是不太容易的，在很少情况下一个变形物体可以和它变形之前的已知形状和大小做比较（如一个化石），高应变岩石倾向于表现出平面和线性延性展元素的强烈平行，而刚性较高物体的纵横比在较高的应变下增加，大致球形的物体（鲕粒、卵石、缩小的斑点）将会变形成椭球体（图8-21），长短轴比率可以估计应变大小。

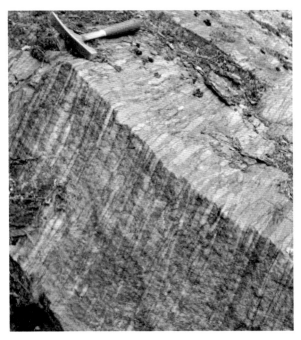

图8-21 一套变形的砾岩，显示出扁平的卵石在原始沉积物中可能更接近球形，不丹（Tom W. Argles，英国开放大学）

五、褶皱分析

很多岩石在变形时具有弯曲的平面，形成不同形状的褶皱。描述和素描断层类型可以找到主体岩石及其形成条件（温度、深度、应变强度）的有用信息。一个褶皱常规的剖析在图 A5-2 中阐述（附录5）。

在描述褶皱时应该考虑大小、形状和方向。褶皱大小可以通过记录它们的振幅和波长概述出来（如在一个素描图中）。所有规模的褶皱都可能形成，一个小褶皱叠加在一个大褶皱中的情况通常发生在一个单一变形事件中，褶皱的形状是非常多样的，可以用多种方法描述。你应该注意褶皱闭合的方向（背斜或者向斜）、翼间角（图 8-3），这些可以给出褶皱岩层曾经受到的大量应变的线索。开阔褶皱反映相应的低应变，然而等斜褶皱指示在造山带深部剪切带、高应变强度类型（图 8-22），在侧面上的褶皱层形状也是很重要的。

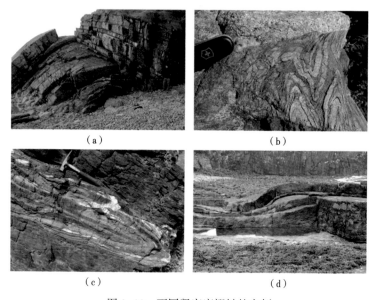

（a）   （b）

（c）   （d）

图 8-22 不同紧密度褶皱的实例

（a）低应变地层开阔褶皱，靠近米恩黑德，萨默塞特郡，英国；（b）紧密褶皱指示了高应变，褶皱被一套未变形的（后期）花岗岩（顶部）切过，格伦吉恩，苏格兰；（c）等斜褶皱，在西班牙南部的变质泥岩（黑色）和砂岩（浅棕色）中显示出强烈的应变；（d）石炭纪沉积岩中的单斜层，诺桑比亚，英国；图中的锤子为比例尺

（a 和 d：Angela L. Coe，英国开放大学；b 和 c：Tom W. Argles，英国开放大学）

褶皱是一系列整齐"V"形叠加吗（图8-23a）？或者是它们是不协调一致的（图8-23b）？还是一系列岩层平行的或者形状相似的（图8-22c和图8-22d）？褶皱形状反映褶皱变形时相应岩层的能干性。

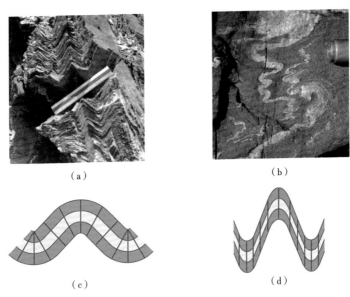

（a）　　　　　　　　　　　　（b）

（c）　　　　　　　　　　　　（d）

图8-23　不同褶皱形态实例

（a）尖棱褶皱，常见于相对较浅的均匀分层的地壳地层中，美国田纳西州；
（b）不协调的褶皱反映了不同岩层的不同流变性能；（c）平行褶皱，指示能干层；
（d）相似褶皱，枢纽加厚，两翼变薄，指示软弱的岩石容易变形（a：由美国地质
调查局提供，摄影师汉密尔顿；b：英国开放大学，Tom W. Argles）

在复杂的变形带中（如造山带），顶底的证据很重要。地层甚至整个构造可能被反转。最年轻的顶底方向标志（如侵蚀构造、粒级层）是平行褶皱轴面的标志，也决定了一个褶皱是面向上还是面向下的。如果你发现是后者，这表明褶皱至少被两次不同的变形事件影响，一个有价值的推断应来自一个独立的露头（图8-24）。

对称褶皱有等长的两翼，是枢纽两侧的镜像，但是很多褶皱是不对称的（图8-25）。褶皱不对称可以帮助做以下内容：

（1）对于小褶皱，它们在主褶皱枢纽之间的不对称变化，这对绘图是有用的帮助（图8-25a）；

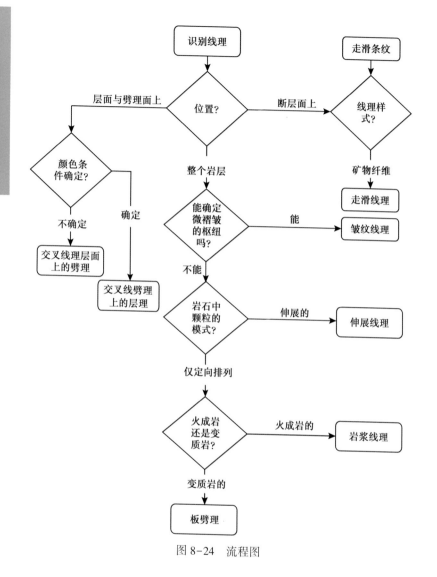

图 8-24　流程图

（2）非对称剪切相关褶皱可能成为剪切带良好的运动学标志（图 8-25b）。

然而，褶皱方向（附录 A5，图 A5-4）与局部或者区域的构造应力直接相关，这就产生了要精确测量什么的问题。如果有可能，你应该测量以下要素（使用你喜欢用的符号；表 8-1）：

褶皱轴面	倾向和倾斜方位角	例如：83/147
褶皱轴（枢纽线）	倾伏向和倾伏方位角	例如：11/056

这些理论要素怎么测量？幸运的是，相关的轴面节理大致平行于褶皱轴面，这可以容易地测量出来。如果劈理方向被劈理折射强烈的影响，应估计穿过几个岩层的节理总体方向，这与相关的褶皱轴面近似。如果一个后期横切劈理切过褶皱，这对于它们不太可能成为轴面。交叉剖面或者褶皱线理可能也有用。下面的流程图显示了如何区分不同的线理（图 A5-5 的图示过程）。

在某些情况下，褶皱枢纽几乎等同于褶皱轴，容易测量；但是如果一个枢纽点得不到，接下来的方法可能有所帮助。

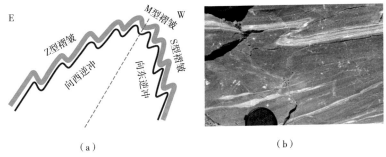

图 8-25　非对称褶皱的特点

（a）示意性剖面显示褶皱不对称性（和聚散程度）在褶皱轴面（红线）两侧的变化
情况；（b）钙质的糜棱岩中孤立的不对称褶皱，指示了右旋（顶至右）剪切，
瑞士（Tom W. Argles，英国开放大学）

岩层上的劈理交线在一个区域内通常是可以见到的，在岩层面上为细的、暗的线，而劈理交叉点倾向于显示为不同颜色的条纹，其中连续的岩层与劈理面相交。与主要褶皱同时形成的小褶皱的枢纽也可以确定平行于主褶皱轴的线条。这被称为褶皱线理（图 8-26c），沿着小褶皱枢纽很容易测量，在表 8-2 中提供怎样去区别不同的构造组构的例子在工作例子。

小贴士：轴面劈理切割褶皱层理时，产生的线理与褶皱轴线是平行的（图 8-26a）。

这样的线理比它对应的褶皱轴线更易于发现与测量，因为可以在褶皱的任何地方出现（图8-26b）。

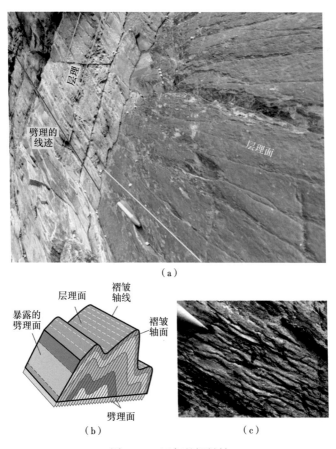

（a）

（b）　　　（c）

图 8-26　近似的褶皱轴

（a）深灰色岩层面上的薄沟槽和线（平行于黄线）是劈理与岩层的交线；层理面向左陡倾；劈理迹线（平行于红线）在照片左侧的垂直节理面上可见，切穿陡倾的沉积层（标记的绿线），威尔士本部，英国；（b）该图表明了交叉线理与主要褶皱构造的关系；褶皱层以棕色的阴影显示；在褶皱的棕色岩层面上，褶皱的劈理交线在中部棕色层面上以虚黄线标出；岩层在劈理层面上的交叉线（标记为虚红线）标记在左侧陡峭的劈理面上；两个线理都平行于褶皱轴；（c）褶皱线理，毫米级别褶皱枢纽，出现在较大褶皱的两翼，在野外没有看到；斯特拉斯·菲奥南，苏格兰

（a 和 c：Tom W. Argles，英国开放大学）

工作实例 8-2 揭示多种构造组构和褶皱

一系列砂屑和泥质片岩显示出很多褶皱，为云母占多数的云母片岩，有近水平轴面，通常为平卧褶皱。在很多露头中，主面理几乎平行于原始的岩层，然而在某些露头中（图 8-27），这种平行表现为一种转换的结果，所以主面理形成了轴面丰富、平卧的褶皱。

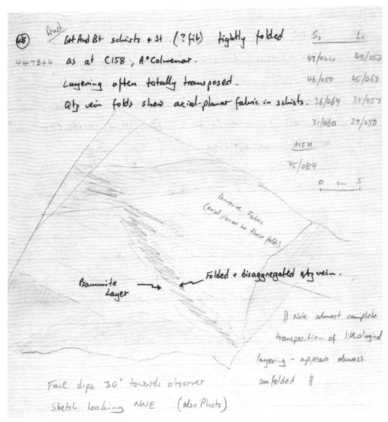

图 8-27　来自一个野外记录簿的野外素描图，显示在强烈变形片岩中岩层的转换（Tom W. Argles，英国开放大学）

片岩的进一步详细研究强调低应力区带的一些露头，如在 10m 规模褶皱的枢纽区和近石英石香肠脉（图 8-28），主面理揭示早期褶皱的面理特征，表现为粗粒的片理（S_2）。

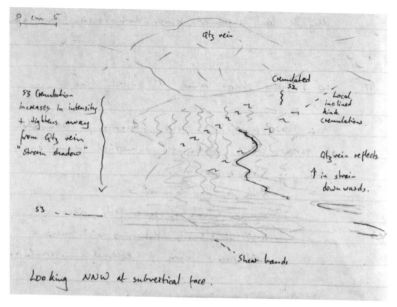

图 8-28　野外记录簿的素描图显示在石英脉附近的低应变带的主面理（S_3），可以明确地看作是早期片理的细褶皱（S_2）（Tom W. Argles，英国开放大学）

　　基于仔细检查，发现这些早期片理似乎可分为云母层和富含石英的岩层，典型的构造最初通过细褶皱形成。这一假设由更早的构造观察所证实（S_1），它与 S_2 斜交，可见钠长石斑晶的包裹体迹象，斑晶在 S_2 形成期间生长（图 8-29）。

　　这种现象在野外非常少见，还需通过薄片研究进一步证实。基于如下的野外观察，总结示例的构造历史研究：

　　（1）初始构造组构形成，细的劈理。证据太少不能确定到底是沉积层发生褶皱形成了这种组构，还是埋藏与压实过程形成的。

　　（2）在受加热与变质岩矿物（如钠长石）的生长的影响，S_1 劈理的微褶皱形成了 S_2。

　　（3）S_2 褶皱劈理的褶皱形成大量的褶皱和相应轴面褶皱组构 S_3。平卧褶皱轴面方向与 S_3 劈理表明这种变形过程导致岩层垂向减薄（同时水平拉伸）。

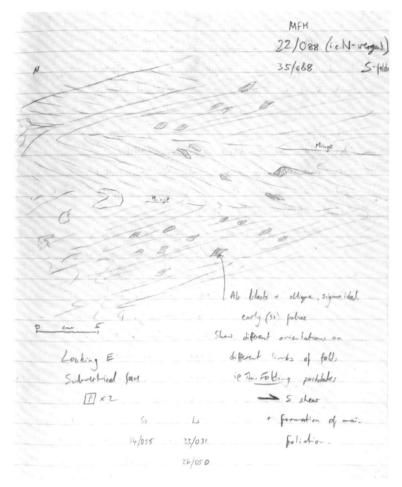

图 8-29　弯曲的、具斜交结构、面理（S_2）包裹的钠长石斑块，面理同样也强烈褶皱，具有不明显的轴面结构（S_3）（Tom W. Argles，英国开放大学）

参 考 文 献

Davis, G. H. 2009. *Structural Geology of Rocks and Regions*, John Wiley & Sons, 635 pp. [Clear, readable text on structural geology and tectonics, with illustrations, explanation of techniques, and experiments.]

McClay, K. R. 1991. *The Mapping of Geological Structures*, John Wiley & Sons, 168 pp. [A small – format book focusing on how to map, record and analyse geological structures.]

Park, R. G. 1997. *Foundations of Structural Geology*, Routledge, 216 pp. [Good, simple, introductory – level text.]

Ragan, D. 2009. Structural *Geology: An Introduction to Geometrical Techniques*, Cambridge University Press, 624 pp. [This book focuses on geometrical analysis of structural problems, including the use of stereographic projections.]

Ramsay, J. G. and Huber, M. I. 1984. *The Techniques of Modern Structural Geology Volume* 1: *Strain Analysis*, Academic Press, 307 pp. [Rigorous and well – illustrated text covering all methods of strain analysis.]

Ramsay, J. G. and Huber, M. I. 1987. *The Techniques of Modern Structural Geology Volume* 2: *Folds and Fractures*, Academic Press, 391 pp. [Rigorous, well – illustrated text on the analysis of folds and fractures (faults).]

Twiss, R. J. and Moores, E. M. 2007. *Structural Geology*, W. H. Freeman & Co., 532 pp. [Attractive textbook with numerous diagrams and illustrations, covering both theoretical and practical aspects of structural geology.]

Van der Pluijm, B. and Marshak, S. 2004. *Earth Structure–an Introduction to Structural Geology and Tectonics*, W. W. Norton & Co., 672 pp. [Illustrated textbook that uses examples and analogies effectively to explain structural geology and tectonics.]

第九章
记录变质岩特征

　　变质岩所形成的环境，在破碎压力、灼烧温度和岩石受高温削弱的拉伸扭曲力等方面，与我们现在所经历的环境有很大不同。研究地球表面已经暴露岩石的组构和矿物特征是研究这些陌生环境的窗口，为地质作用如何进行、活跃造山带和俯冲带运动过程以及地壳和地幔再生过程等研究提供了重要依据。变质作用对一些有用元素在经济性沉积矿物的聚集、变质过程起着关键作用，因此变质作用研究对于勘探和开采这些资源至关重要。

　　在我们研究如何从野外变质岩中提取不同变质过程的时间信息之前，本章将讨论常见的变质结构和变质矿物。

第一节　野外变质作用调查的基本技能和设备

　　野外变质作用的研究仅仅需要一些基本设备（表2-1），你可以从表2-3中的可选设备中找到简单的矿物鉴定辅助工具（如钢质小刀和稀盐酸）。变质岩的野外研究主要需要对所有规模研究对象的灵敏观察，特别是使用放大镜观察细微纹理（第九章第二节）来进行矿物鉴定（第九章第三节）。

野外岩石的相互关系和背景

　　在详细地观察一个露头之前，我们需要广泛地考虑它的背景。层状的岩石是大块的还是片状的？不同类型的岩石之间是否有交叉关系或联系？附近是否有侵入岩？你应该注意到这些总体的特征，因为它们可能会提供岩石（其原岩）原始的、变质前岩性的关键线索，并建立与可能存在的岩石的一些对应关系。岩石作为一个整体（如颜色、密度、硬度、风化方面）可能会存在寻找其关键矿物的线索。例如，一个黑色岩石可能含有暗色的矿物（黑云母、角闪石、辉石等）。工作实例 9-1 展示了组合矿物的多样化特性。

许多变质岩由于经过变形，所以使用较熟悉的构造特征与术语（第八章和第九章第四节）来描述和解释野外的变质作用是有价值的。

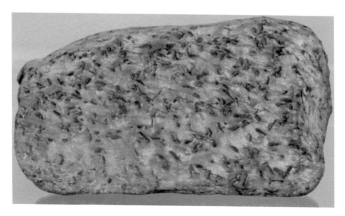

图 9-1　来自西班牙南部的深灰色细粒片岩，样品长约 15cm

工作实例 9-1 西班牙南部的矿物鉴定

图 9-1 展示了一个灰色细粒片岩的手本本。它含有不易辨认的深灰色棱柱斑状变晶矿物。它可能是几种常见的矿物之一，包括绿泥石、红柱石或角闪石。因此，这有几个线索可用于帮助野外鉴定：

（1）棱柱形状——大致顶部等宽；

（2）岩性组合——一系列层状的灰色泥质和砂质变质沉积；

（3）变质程度——细结晶，因此最有可能为低到中等变质等级；

（4）相关矿物——石榴石、黑云母、白云母（石榴石区）；

（5）母岩——具有丰富的灰色铝质泥岩棱柱体，但没有砂层。

随后，在整个研究区域发现：具有丰富的同种变质矿脉中含有一种或多种硅铝酸盐多晶型矿物形成的良好结晶（红柱石、蓝晶石和硅线石；图 9-2）。通过制图并结合薄片分析研究，这些母岩的片岩与矿脉中的硅酸铝相对应，从而形成了一组变质带。此外，根据温度条件，矿脉中的纹理证实了三种多晶型矿物的相对生长时间，早期的蓝晶石被硅线石或红柱石代替。在这个例子中，这个地区丰富的灰色棱柱状结晶是最终的独特现象，西班牙的安达卢西亚地区因此而闻名。

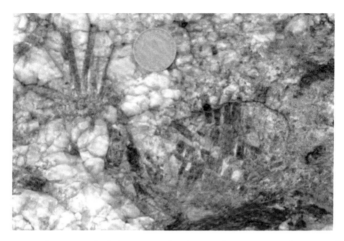

图 9-2　离图 9-1 中片岩不远的同生变质矿脉中的晶型良好的棱柱体
显示了粉红色红柱石的特征；暗灰色围岩中的晶体中缺乏大量石墨包裹体，
包裹体产生红柱石与其他的斑晶（Tom W. Argles，美国开放大学）

第二节　结　构

在你使用岩性显微镜观察时，不要忘记变质结构研究。仔细的野外观察可以帮助理解早期复杂岩石，以避免误导性的假设，并有助于野外采样和资料收集。

小贴士：注意！变质岩的晶粒大小变化可能不是残存沉积层的可靠指示，因为变质作用期间晶粒可能会放大或缩小（图9-3）。

一、条带结构

许多变质岩含有变形构造组构，但也可以保留原岩的成分分层（图9-3）。前者由对称的或扁平的矿物颗粒形成，后者最好通过颜色的变化和矿物学来区分。我们通过寻找低变质程度岩石中的残留沉积特征（如交错层理、底痕）来确认这些结构。

三级条带是一种在原岩中形成的变质作用，它造成矿物分离成相邻的条带。它可能在低变质岩石中产生，造成某些矿物优先溶解，以此产生由交替的亮条带（石英、方解石）和暗色（云母、不溶性氧化物、黏土）矿物（图8-14d）相间的裂理。

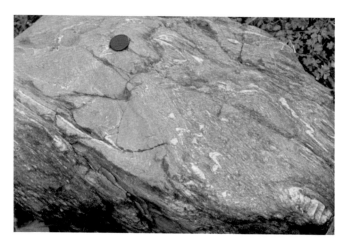

图9-3　层状变质泥岩和变质砂岩，西班牙
生长在黏土岩（右半部分）的变质矿物粒度比生长在砂屑岩中的（镜头盖下）更粗。由于应变再结晶，石英颗粒的大小甚至可能会减小；原始沉积物的相对粒度正相反，用矿物的颜色和可能的成分来推测原岩，要比用粒度大小来推测更好（Tom W. Argles，英国开放大学）

在所有沉积证据被抹去的一些片麻岩中，从继承的沉积层中区分出变质条带几乎是不可能的。通过寻找成分变化证据来表明，它与镁铁质和长英质片麻岩带的主要变化是不同的。比如，在一系列的泥质或砂质片麻岩中，含钙硅酸盐或碳酸盐矿物夹层（如角闪石、透辉石、方解石），通常反映原始沉积物中的钙质岩层。许多这样成分独特的层与其他片麻岩层明显不同，并且通常形成石香肠构造。具有斑晶且硬度较大矿物（如长石和辉石、花岗岩和辉长岩）的火成岩母岩形成的片麻岩，除非经过强烈地变形，否则它通常显示出一种隆起纹理。硬度较大的斑晶比杂基具有更好的抵抗重结晶的能力，杂基常包裹在大颗粒周围，使其呈现出眼球状。眼球状结构可能由沉积变质的片麻岩变质生长和变形组合形成，矿床之间原始成

分的不同通常意味着眼球状体的丰度及类型也是不同的。源自斑岩侵入的片麻岩，在几分米到几米的尺度上往往表现不出什么变化（图 9-4）。

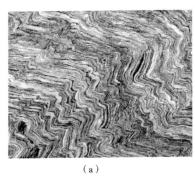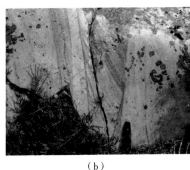

（a）　　　　　　　　　　　　（b）

图 9-4　片麻岩中的颜色带条示例

（a）交替的长英质矿物和镁铁质矿物条带形成的厘米级宽的片麻岩带，印度西北部；较大规模（5~10 个条带宽）颜色的微弱变化表明原始岩石是由层状沉积岩或火山岩组成；视野范围约 5cm；（b）由重矿物浓度引起的颜色条带，变质石英岩的交错层理；因此较年轻层理方向朝向右边；底部的小刀为比例尺（Tom W. Argles，英国开放大学）

二、颗粒/变晶结构

观察岩石较为关键的一点是看岩石呈现出定向的晶型（如典型变形，区域变质岩）还是颗粒状的结构。其中后者可能表示是由附近的火成岩（角砾岩；图 9-5a）引起的接触变质作用，这可能是变质晶粒的生长控制或消除应变特征的低应变主导（图 9-5b）或是比变形存在更久的区域热变质晶粒的生长（图 9-1）。

岩石整体粒度往往随变质程度的增加而增加，而且这是个很好的指示（如片麻岩粒度通常粗于片岩；图 8-15 至图 8-19）。然而，高应变通常也可以降低晶粒的大小（如糜棱岩）。此外，一些颗粒（通常是一种特定的矿物）增长程度可能比别的矿物大得多，变成细粒基质中的斑晶（图 9-1）。为了在野外确定岩石变质程度，你需要考虑矿物的组合及颗粒大小。

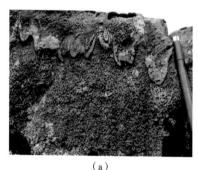
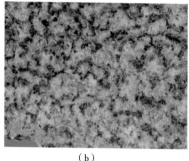

（a）　　　　　　　　　　　　　（b）

图 9-5　颗粒结构

（a）接触变质角岩的粒状结构，英国北部；堇青石颗粒经风化，其结构在防风化

较强的石英基体中得以保存；视野宽 25cm；（b）榴辉岩相辉长岩中的粒状结构，

此处应变力被分解进入了附近的强度较弱的岩石；瑞士；视野宽 4cm（a 和 b：

Tom W. Argles，英国开放大学）

三、反应结构

反应结构对岩石的变质历史研究是有价值的。下面列举一些常见的例子。

（一）假晶

假晶是通过改变或替代原来的斑状变晶而形成新的矿物颗粒集合体。在许多情况下，集合体保留原始晶体母体的形式，这可以认为是新产生的矿物（图 9-6a）。集合体中的新矿物可以使用放大镜来识别。如果可以识别原始矿物或其替代矿物，则可以推断出压力（P）或温度（T）条件的变化。

（二）冠状体或反应边

冠状体可能表明矿物被另一种矿物部分替代，或代表在两种其他矿物接触面之间形成的一种新矿物的边缘（图 9-6b）。

（三）冠状体带

颜色（和矿物）变化标记的地方可能反映局部交代作用，例如沿着裂缝渗透的热液（图 9-7）或作为流体前沿流过岩石时形成的区域。

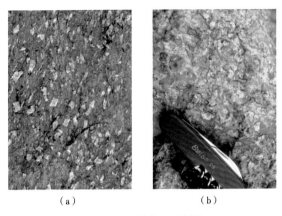

（a）　　　　　　　　（b）

图 9-6　野外的反应结构

（a）退变蓝片岩钠长石后的细粒白云母和尖晶石（钙硅酸盐、铝硅酸盐矿物）假晶，瑞士；从晶体形状（菱形）中推断出钠长石部分；最大的菱形是 5mm；（b）在榴辉岩中冠状体结构，瑞士；石榴石红色薄冠状体，把白色滑石假晶（橄榄石后）与蓝灰色黝帘石（斜长石之后）及绿色单斜辉石分开（a 和 b：Tom W. Argles，英国开放大学）

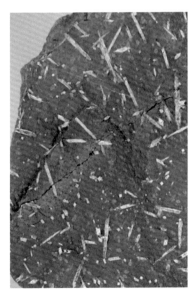

图 9-7　交代形成的颜色变化（变红）表明流体改变了裂缝两侧的矿物，图中岩石在一个断层带附近被发现，赤铁矿交代作用使它变红
（Tom W. Argles，英国开放大学）

第三节 矿物学标志

一、识别常见变质矿物

一些矿物在野外很容易识别，但是在岩石与其他岩石之间许多矿物的外观有所不同。如果对矿物的识别有疑问，请注意它的矿物属性（颜色、形状、光泽、劈理等）和素描图示例。你可能需要采取各种方法来收集信息：

（1）描述风化颗粒的外观（风化矿物看起来可能是十分不同的，例如尽管颜色被削弱了，裂理可以明显标出）；

（2）注意矿物在新鲜面上的特性（锤击之前先找新鲜碎片）；

（3）打湿表面，这可能有助于让颜色和结构变清楚（或简单地清除灰尘）；

（4）关注成矿的丰富性、斑状变晶、组构形成或可能的指示矿物；

（5）必要时使用矿物鉴定表；

（6）注意晶体的形状和结晶习性（这是鉴定变质矿物比使用颜色鉴定更好的辅助方法，因为颜色是变化的并受其他因素如夹杂物和蚀变的影响）。

附录 A6 的表格 6-1 中列出了许多常见矿物的性质。图 9-8 说明了常见变质矿物的一些可靠的鉴别特征。

如果你无法在野外识别一种矿物，那可能需要采集样品在实验室中做进一步测试。注意通过常见矿物的任何不寻常的特征，来解释你所识别的、不常见的问题。尽可能使用附录 A1 中的百分比表与图 A1-1，来记录岩石中矿物的相对比例，以避免对矿物组成或变质等级的误判。

> 小贴士：不管矿物的特征颜色是什么，许多变质岩中的矿物有石墨包裹体，因此看上去呈深灰色（如图 9-1 中的红柱石）。

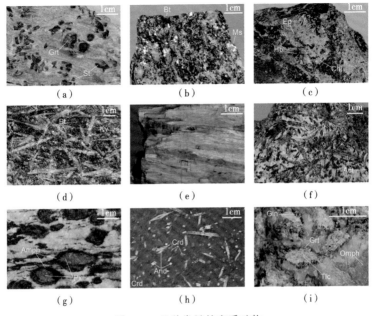

图 9-8　几种常见的变质矿物

（a）深红色石榴石（Grt）的典型圆形晶体，由变形构造包裹；具有尖端的暗棱柱是十字石晶体（St），由于石墨包裹体而呈黑色；晶体的形状是比颜色更好的鉴别特征；黄铁矿的特征是富含铁的元素；（b）在片麻岩中，黑云母（Bt）和白云母（Ms）常出现在闪光的弹性薄片状面理中，明亮的蓝色颗粒是小的蓝晶石（Ky）晶体；（c）三种绿色矿物与这种变质岩中的淡粉红色石榴石有关；黄绿色特征的矿物是绿帘石（Ep），通常形成集合体；深绿色（几乎是黑色）是角闪石（hbl）；另一种蓝绿色矿物是绿泥石（Chl），常见于细粒、低变质的岩石；（d）蓝晶石（Ky）的叶片形状是可靠的鉴别特征；然而，在这种蓝晶石—黑云母片岩中，引人注目的蓝色在其他的矿物中通常是灰白的或是不存在的；（e）具有珍珠色光泽的硅线石的纤维状集合体，与石英共生，但它通常与黑云母共生；（f）棱形角闪石晶体可能在完整的晶体中显示菱形横截面；角闪石较为广泛，并且在许多镁铁质岩中含量丰富，这种深绿色的角闪石是阳起石（Act），它与白云母共生；（g）辉石通常看起来比角闪石更钝，并且可能显示方形或矩形横截面；辉石的特征是高变质岩石的特征；在这个受剪切的辉长岩中，棕橄榄色辉石晶体（Px）在变形期间被改变为角闪石（Amph）的暗色冠状体，形成我们所知的眼球状体特征；（h）堇青石（Crd）通常表现为模糊的卵形斑点，几乎像油脂斑点或雨滴一样；这可与红柱石尖锐的轮廓和角闪石中的斑状变晶相对比；（i）滑石很软，感觉像肥皂一样；滑石（Tlc）在变辉长岩中的橄榄石之后形成卵圆形的、带有珍珠光泽的假晶，具有薄的石榴石（Grt）冠状体（粉红色），还有暗色蓝闪石（钠闪石；Gln）、亮绿色绿辉石（钠辉石；Omph）和灰白色变质斜长石的基质

二、使用矿物组合

矿物和矿物组合的鉴定提供了以下重要的信息：

（1）原岩组成—变质前岩石类型；

（2）变质等级—重要的指示矿物或矿物组合，可能对变质的压力或温度条件加以限制；

（3）变质历史—变质作用如何进行的。

石英岩和偏硅灰岩（大理石）的外观可能非常相似，但是如果连晶颗粒可以见到刀划后的铁痕，它很有可能是石英岩。岩石成分的线索可以依次帮助我们寻找合适的指示矿物。指出一种岩石是一种变质相或者是变质组合，这不仅仅是简单的分类问题，它还要提供变质作用的温度和压力条件的信息，两者联系十分紧密。这些数据提高了我们对大规模构造活动的认识，如俯冲和大陆碰撞。有些矿物质在某些条件下具有的特征（如蓝闪石表明相对较高的压力和温度之比；堇青石在低压下产生；绿泥石倾向于在低温下产生）。然而，矿物组成和矿物学特征密切相关，而矿物稳定性在不同的岩石类型中也会发生变化（如富锰变质沉积物中石榴石在较低温度下产生）。一些块状岩石成分中不含足够成为指示矿物的要素。例如，变质砂岩可能只发育石英，也可能只发育一些黑云母，这两种矿物可以在较宽的温度和压力范围内共存。表 9-1 列出了一些常用的矿物，它们可以用来约束不同条件下不同块状岩石组合矿物的变质条件，有些在广泛的压力和温度范围内发生，因此用处不大（表中最底部那行）。

表 9-1 是一个非常简单的总结，认识到单一的变质矿物不能很好地说明变质作用的条件。尝试确定平衡共生矿物组合，在野外确定较多的矿物以便改进你对变质等级的解释。在地图上绘制首先出现的指示矿物来构建等变线是总结某一地区变质演化的好方法。

> 小贴士：矿物随着温度升高而失去水分，因此含水矿物如绿泥石、滑石等一般具有低温特征；而在高温矿物组合中以无水矿物（辉石、石榴石、长石、尖晶石）为主。

表 9-1　常见变质岩成分中的主要矿物

压力或温度条件	泥质（泥岩）	镁铁质（玄武岩）	长英质（花岗岩）	超镁铁质（橄榄岩）	硅酸钙（不纯的石灰岩）
低温	绿泥石	绿泥石	绿泥石、绿帘石	蛇纹石	滑石
低压	红柱石、堇青石、无石榴石	辉石、橄榄石、没有石榴石	红柱石		
中等压力或中等温度	绿泥石、十字石	阳起石、绿帘石、黝帘石		滑石（充足）	透闪石
高压	蓝晶石、金红石、滑石、无斜长石	硬柱石、钠辉石、金红石、蓝闪石、无斜长石		钠辉石、蓝晶石、无斜长石	黝帘石
高温	硅线石、尖晶石、斜方辉石、无白云母	单斜辉石、斜方辉石	斜方辉石、堇青石、硅线石	斜方辉石	硅灰石、镁橄榄石、钙辉石、尖晶石
宽泛的温度和压力范围	白云母、黑云母榴石、石英、斜长石	石榴子石、角闪石、斜长石、黑云母、石英、钛铁矿	石英、黑云母钾长石、斜长石、白云母	橄榄石、绿泥石、菱镁矿	方解石、白云石、斜长石、钙质石榴石、角闪石、绿泥石、绿帘石

三、变质岩的分类

变质岩的整体复杂性很少可以通过野外调查来揭示，而是要对变质的岩石进行分类观察，并用系统地记录观测结果。一个好的习惯是把关键的矿物与一个结构术语相结合，例如"蓝晶石—绿泥石片岩或红柱石角岩"。还有一个习惯，在原始名称（如变辉长岩、变质石灰岩）上添加前缀"变"字，需要在实验室分析后修改。任何关于成分或原岩的解释或推论都应该明确说明，并通过证据支持（如保存的火成岩组构、颜色、矿物学）加以证明。对于在野外无法进行矿物识别的细粒岩石，应使用其他描述性术语结构性名称（如紫色板岩、弯曲灰色千枚岩、斑点角砾岩、带状糜棱岩）。

第四节　揭示变质作用和变形过程

由于变质作用通常与变形过程密切相关，变质岩中的许多特征可以作为变质作用与应变作用相对时间的线索。下面用实例强调说明在野外观察到的构造前变质、同期变质和期后变质的运动学特征。

一、构造期前变质特征

早期斑晶通常被后期构造面理覆盖（图9-9），但是较大的构造体（如石香肠构造；图8-15）也可能显示出这种关系，从而保留了在这

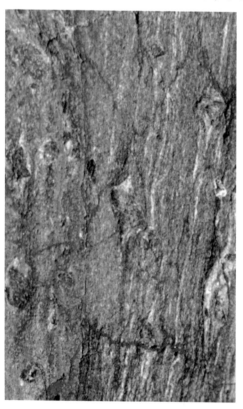

图9-9　变质前的十字石晶体由高硬度的片岩强烈包裹（方向垂直），一些斑晶（如中心的大晶体）侧面是应变阴影，主要由浅色矿物填充，视野大约7cm（英国开放大学 Tom W. Argles）

种石香肠构造中早期的构造或矿物。它们对你仔细地观察、记录和可能的取样有帮助，这样便可以破译岩石的完整历史。变质前运动的颗粒或碎屑可能会裂开、弯曲甚至拉开，这种纹理在糜棱岩中很常见。如果可能的话，应该描绘斑晶体中的包裹体痕迹，因为它们的形态不仅可以揭示矿物生长的相对时间，还可能揭示运动学信息（图9-10）。

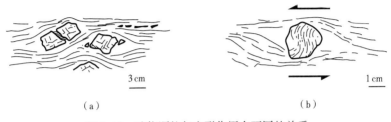

图 9-10　矿物颗粒与变形作用有不同的关系

（a）构造运动前，破碎的钾长石颗粒和香肠构造的电气石晶体（右上），由高应变面理包裹；（b）含有弯曲包裹体痕迹的构造同期石榴石，表明了推断的剪切力

小贴士：斑状变晶通常为野外获得有用的构造信息提供最好的机会，并对你仔细观察和手绘素描图有帮助（图9-10）。

二、同构造期变质特征

你应该一直记录哪种矿物定义了主平面的变形组构，其他的组构也是如此，尤其是如果它们之间存在明显的时间关系（例如剪切带使早期面变形）。识别不同线理的矿物可以为变形过程中的变质条件提供有价值的信息。仔细观察线理组构可能说明在当时哪些矿物是稳定的，正如下列要点所示：

（1）矿物晶粒向一个方向拉伸（矿物在变形过程中的稳定性）；

（2）它们已经排列成细长的颗粒（矿物在变形过程中的稳定性）；

（3）细长的晶粒被动旋转成一个队列（矿物不一定稳定）；

（4）矿物 X 拉伸和香肠化，而矿物 Y 充填到香肠头中（在变形期间，矿物 X 可能不稳定，矿物 Y 稳定）。

同构造期矿物生长在压力影上，在特定的构造事件中，边缘或拉分带也可以提供有价值的关于压力和温度的信息。变质岩中高应变的一个指示是眼球状构造的发育，刚性碎屑或颗粒在两尾端都出现了重结晶矿物。一般情况下，尾迹由细粒的相同矿物组成，这表明矿物在剪切条件下是稳定变质的。在一些情况下，眼球状构造反映出新矿物的形成，意味着眼球状构造矿物在剪切期间不稳定。眼球状斑晶形成的新矿物可能提供变形作用时压力和温度条件的变化线索（图9-11）。

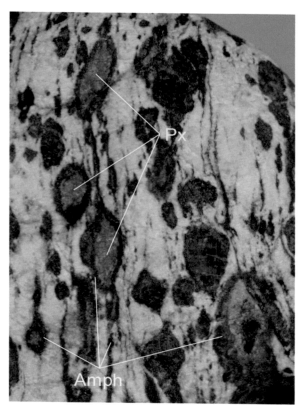

图 9-11　变质辉长岩中的眼球状斑晶，角闪石的尾迹和
边缘被拉长到硬的面理中，视野宽大约 12cm

三、构造期后运动特征

　　构造期后运动学特征通常显示随机方向，指示静态的构造期后的运动学过程。未变形的冠状体和变质区是一个常见的例子，假晶是随机取向（交错）替代的矿物颗粒。然而，构造期后运动学变质作

用最明显的例子就是随机取向的斑晶在早期结构上加大（图9-1）。这是接触变质岩的一个共同特征（图9-8h）。工作实例9-2显示了如何通过不同的观察来重建变质作用的历史。

工作实例9-2　寻找俯冲洋壳的图解

在瑞士采尔马特附近西部阿尔卑斯山的中心地带，一些研究人员对一套变质镁铁质岩进行了研究。这些岩石解释为洋壳（蛇绿岩）的变形部分，我们使用了野外证据，如图9-12所示的特征。

在形成阿尔卑斯山的大陆碰撞期间，蛇绿岩内的不同岩石以不同的方式发生变形。许多辉长岩体除了边缘附近几乎不变形，有些样品保存了原始的火成岩矿物和结构（图9-12b）。其他的变质辉长岩也未出现变形，但在深部出现完全重新结晶成为指示榴辉岩相条件的矿物组合，表明它们在俯冲过程中发生了变质（图9-13a）。榴辉岩相组合似乎是由于变质作用期间流体的存在而形成的，这意味着图9-12b中的中间过渡交叉带说明了流体的存在。在一些微弱变形的变质辉长岩样品中（图9-13b），当蛇绿岩出露到地表时，面理由蓝色角闪石（蓝闪石）组成，形成于较低压力的蓝闪石相中，在这种情况下变形过程会有助于形成变质重结晶作用。

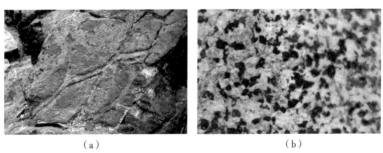

（a）　　　　　　　　　　　　　（b）

图9-12　证据表明，采尔马特地区的变质岩曾经是海洋地壳

（a）变质玄武岩中形成的菱形，解释为枕状熔岩在水下喷发而形成；矿物组合表明，这些岩石变质为榴辉岩相，深度在90km左右（镜头盖作为露头的参照物）；（b）火成岩矿物（斜长石和辉石）保留在与图（a）的变质玄武岩来自同一地区的变质辉长岩中，视野的右半部分看起来很模糊，因为在这个领域原始的矿物已被部分地改变成榴辉岩相矿物，包括石榴石（红色）；视图大约6cm（图a和图b：Tom W. Argle，英国开放大学）

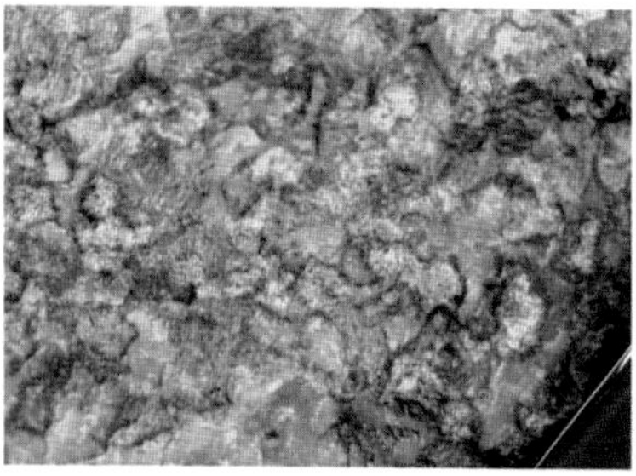

(a)

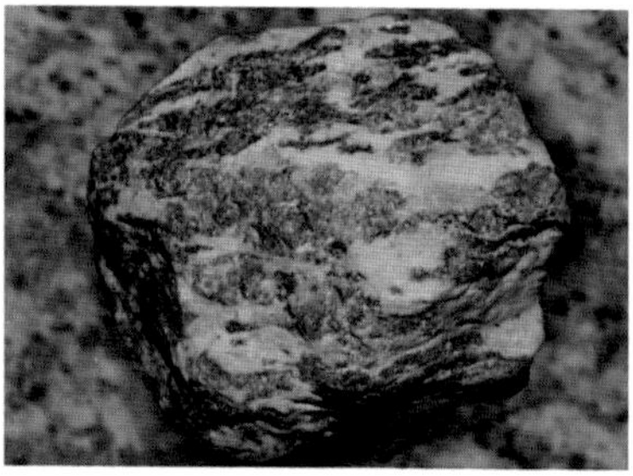

(b)

图 9-13 采尔马特地区岩石的变质结构

(a) 榴辉岩相变质辉长岩，含绿色绿辉石（钠辉石）结晶和红色石榴石环绕富含滑石的假晶体（火成橄榄石）；灰白的基质是斜长石蚀变，视图约 9cm；(b) 榴辉岩相变质辉长岩，暗蓝色角闪石组成的弱蓝片岩相面理，包裹着构造运动前的绿辉石晶体（绿色）；视图大约 7cm（a 和 b：Tom W. Argles，英国开放大学）

在蓝片岩相条件下或者在更接近地球表面甚至更低的压力和温度下，同一地区较弱的变质玄武岩会经过更强烈的变形作用。这些退变质岩石主要由绿色角闪石、绿帘石和绿泥石的坚硬面理组成。

仅仅从这些野外观察，可以推断出以下的地质历史：

(1) 海底洋壳的形成涉及巨型辉长岩和玄武岩的形成，其中一些是海底枕状玄武岩；

(2) 大陆碰撞期间，洋壳俯冲到很大的深度；

(3) 榴辉岩相中镁铁质岩石在高压下发生变质作用，当许多变质玄武岩变形时，大块辉长岩会抵抗变形；

(4) 开始形成的蛇绿岩，没有明显的进一步受热，而是复制了许多具有相同构造的蓝片岩相矿物组合岩石；

(5) 当蛇绿岩进入到较浅的地壳深度，会形成强烈剪切的绿片岩相岩。

参 考 文 献

Fry, N. 1991. *The Field Description of Metamorphic Rocks*, Blackwell Scientifi c Publication, 128 pp. [Useful aid to studying metamorphic rocks in the field.]

Miyashiro, A. 1994. *Metamorphic Petrology*, UCL Press, 404 pp. [A good textbook covering many aspects of metamorphism.]

Shelley, D. 1993. *Igneous and Metamorphic Rocks under the Microscope*, Chapman & Hall, 468 pp. [Invaluable aid for anyone studying igneous or metamorphic rocks using the polarizing microscope.]

Vernon, R. H. and Clarke, G. 2008. *Principles of Metamorphic Petrology*, Cambridge University Press, 460 pp. [Modern text with numerous examples of features illustrating metamorphic processes.]

Winter, J. D. 2009. *Principles of Igneous and Metamorphic Petrology*, Prentice Hall, 720 pp. [One of a number of textbooks dealing with both topics together.]

Yardley, B. W. D. 1989. *An Introduction to Metamorphic Petrology*, Longman, 26 pp. [Excellent, readable introductory text.]

第十章
绘制地质图

第一节　原则和目标

　　地质图是地质学家交流的最重要的工具之一。它显示了一个区域地质特征的分布情况（岩性组合、断层等）；它是地表部分的二维显示，按比例缩小到可以方便地在纸上和电脑上显示出来；其三维信息通过地层走向、倾角和其他构造标志来展示。通常将不同的岩石单元显示为不同的颜色（标记），并覆盖在地形底图上以便定位。此外，用于解释地下地质情况的构造、岩性、地层等特征也包括在内。与传统的纸质地图相比，通过构建地下地质信息模型而形成的地质地图数据允许更复杂的可视化和三维操作。

　　在不同的区域，制作地质图有各种各样的目的，具体如下：

　　（1）记录特殊的地质特征或露头的位置；

　　（2）帮助我们理解一个区域的地质历史；

　　（3）确定资源矿产的位置，并明确最好的勘探方式；

　　（4）识别潜在的灾害（如断层、火山、不稳定地层、危险的沉积物）；

　　（5）深入直接地了解地下环境，进而来控制土壤、排水系统、农业和生态系统；

　　（6）建立精细的地质横剖面来，推断与可视化地下岩层提供基础信息。

　　地质填图的目的是将简洁的数据标注到地质底图上，以适当比例在平面图上展示一个关于地质体的简洁的、详细的图像。虽然地质图上通常附带有显示水平和垂直横剖面特征的总结报告，但是一幅完整的地质图应该达到没有上述帮助也能轻松了解区域地质情况的地步。本章将介绍绘制地质图和横剖面的一些基本技能。制图的基本原则适用于任何工具的使用，无论是铅笔和纸，或是越来越受地质调查者青睐的手提电脑。一些电子绘图方法的具体细节超出了本书的编写范围。

第二节　准备和材料

第二章提供基础的准备工作和野外装备的指导。下面将会详细的介绍如何准备绘制地质图。

一、底图和其他辅助工具

（一）地形图

一幅好的地形图取决于好的基础图件。当你开始研究一个区域时，你应该好好地了解此区域，以便你能选择合适的地形图（包括合适的规模）。大多数国家都以特地为国家设计的"国家网格坐标"为基础制作高质量的地形图，且这些地图越来越数字化（如英国的1∶10000 Landplan 地图；美国的1∶24000 quadrangle 地图）。数字化地形图都能被免费下载，例如从美国地质调查局网站可以下载大多数美国地图。然而，仍有一些国家或地区的高质量地形图需要付费或者不可用。在野外，为了防止这种情况，便携式 GPS 装置（见第二章第六节和第十章第二节）是定位十分必要的，它除了拥有一些地图的功能外，还能提供航拍照片和卫星图片。

基础地图通常在一套网格绘制，通常特定的国家用自己的网格坐标。在大多数情况下，地图网格上的北方基本上等同于真正的北方（地球的旋转轴），但是也许存在一些小的不同，具体不同可见第二章第三节和图 2-4。在野外比较罗盘读数和地图上的方位，必须纠正网格和地磁北极之间的角度不同，因为这种差异与地域和年份有关。第二章第三节告诉你如何调整你的罗盘—测斜仪来绘制地质图。

如果可能就使用印在薄卡片上的高质量的基础地图，如在英国使用的比例尺为 1∶10000 的地形图（图 10-1a）。这些地图在野外广泛使用并且不会因为复制而产生失真，使用一幅复印图也能确定一个地区的全部数据，能更好地确定不同的线路。定期对野外地形图的复制或拍照可作为防原图丢失的保障或者通过重绘地图预防原图丢失。如果底图有大量的特征或颜色，底图的黑白复印件将比彩色原件能更清晰地展示地质数据记录，即使一些信息在底图上很难被一眼识别出来（如等高线、图边界）。图 10-1 展示了地形图的三个例子。图 10-1b 为一幅比例尺为 1:25000 的地形测量图，包括了能在地图上特别用到的几个特征（在地图上，标注东北方 1km 处为蓝色）：

（1）地形等高线确定一个区域的地形和海拔；

（2）指明方位特征（如在 NX342572 处，在 Meikle Crag 上立界标；在 NX348579 处，标记为 coniferous plantation 的一角；在 NX361583 处，标记为 Pauples Hill 顶部墙的一角）；

（3）用线性特征来校正罗盘的磁偏角（如在 NX342580 处，根据小路边北东方向的墙来校正）；

（4）点高度校准高程（如在 NX357580 处的公路交叉口）；

（5）特殊暴露物的位置（如在 NX339572 处的 Craigdow 沼泽）；

（6）植被的指示（如在 NX351575 处的沼泽地；在 NX338575 处的灌木丛；在 NX343574 处的起伏不平的草地）。

在这个地图上，（制图）选取的基岩主要出露在西南角，少量的此类岩石在其他地区出露。然而，其他类型的露头，如河流和公路切出来的露头可能没有表示出来。这个基岩露头标志的地层走向并不能给人留下深刻的印象，但是大多数地图上露头的走向都是伸长状的。在这套基岩东半部，有几个椭圆形的轮廓分明的小山（如在 NX357576 处的 Spittal 山），它们的长轴大致为北—南向。缺乏基岩裸露和光滑的轮廓线指示，（它们）也许是一些形成于末次冰川时期的地表沉积物（如冰丘）。验证这个假设的一种方法就是检查位于 NX362577 处 Gool 山和 Boat 山之间的 B733 公路切出的露头。

当心！复制底图时，避免放大太多。因为线条变得更粗时，就会没有精度。

（二）航空图片

航空图片也可用来制图，或者用一个透明覆盖物（如醋酸、聚酯薄膜）或者在地图上直接将图片扩大到适应的比例尺（如

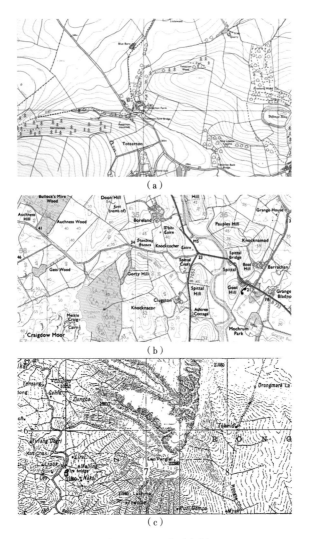

（a）

（b）

（c）

图 10-1　地形图实例

（a）摘录于英国什罗普郡的一幅 1:10000 的地形测量图展示了该区域的边界、小路和
建筑等细节；（b）摘录于英国地形调查苏格兰南部的一幅 1:12500 的地形图 [在 NX
（25）35 的 10km 网格内]，网格长度为 1km，间隔为数米；（c）印度北部一些更小规
模的地图组成的一幅复印图，成图时间最早在 1940 年，网格长度为 10000 码，间隔
为英尺级别，这幅大地图细节粗糙且资料过，但是对于广阔的区域来说这样的地图
正好（a：地质调查局 1:10000Sheet SO38NE 版权所有；b：地质调查局 1:25000 Scale
Colour Raster 版权所有；地质调查局/EDINA 支持）

— 221 —

1:7000)，大多数高分辨率的地图都有一个较大的比例尺（如 25cm
分辨率的图片可能适合比例尺为 1:2500 的地图），卫星图片也可以
覆盖一些成图较差的地区，但是分辨率都较低（如来自于遥感数据
的 60cm 像素照片相当于 15~30m 的陆地卫星照片）。像上面那样比
喻覆盖率和分辨率是不合理的，因为其可靠性（成本）仍然受政治和
商业压力的影响。一些来自图片的地图数据虽然被十分小心地加载到
地图上去反映该区域的特征，但是在填加过程中仍会遭到各种类型的
遗失。表 10-1 列举了航空图片和卫星图片的优缺点。

表 10-1　地质地图中航空照片和卫星照片的优缺点

方法	优点	缺点
航空图片	清晰地描述环境特征，比地图展示更多的细节，制图之前就可以了解地形，图片上清晰的特征使它能容易地确认你的位置	有限的覆盖面积，昂贵，仅有少量免费，可能过时（环境发生了改变），一些区域可能很难发现，必须正确处理失真，没有轮廓，坡度不明显
卫星图像	趋向于展现更大的区域，更多已经可用，更多来自免费图片，制图之前允许解释不同波段的大量信息，新图像不断被获取	与图片相比分辨率较低，高分辨率的图像覆盖面小，且浮雕效果通常不如航拍照片清晰，可能过时（环境发生了改变），必须正确处理失真。另外，云可能遮住一些区域

（三）卫星图像

一些低分辨率的图片（如陆地卫星）在网上是免费的，即使它可
能会提供一个区域的地质背景，但是，它在一些细节内容对绘图的作
用是有限的。因此，一系列的数据（地图、高分辨率卫星图和航空照
片）逐渐被来自谷歌地图、谷歌地球、微软 Bing 地图的鸟瞰视图和三
维视图给取代。当我们打算制图时，这些系统能提供给网络用户 GIS
的可视化操作和一些珍贵的资源，特别是那些遥远且危险的地方（如
工作实例 10-1）这些照片在一些区域可以显示道路、小路、河流和暴
露物的特征，为某些区域的制图策略提供一些基础信息。

（四）其他数据

地球物理和地球化学数据对一些区域也许是有用的，地图上的
重力和磁力异常能预测影响地表地质情况的大规模地下构造。

工作实例 10-1　西藏南部岩石单元的 ASTER 卫星图片

目前尚无法获得该地区的准确地图，因此在该地区开始研究项目之前，需要在线查看卫星图像，以及伪彩色的 Landsat 合成图像（图 10-2a）。对一个特定区域来说 ASTER（先进星载热辐射和反射辐射仪）卫星图像是必须具备的。不同类型的岩石显示不同的辐射特征，辐射特征可以通过进一步处理放大。相比较于现有的图像，西藏区域由于植被覆盖稀少，小规模地质地图能用来确定岩石单元的出露程度。

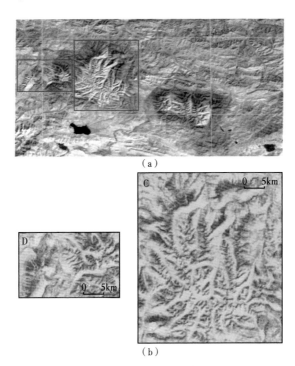

图 10-2　西藏南部卫星图像与解释图

（a）西藏南部地区的陆地卫星图像，用频带为 7、5、3（各自波长为 2.08~2.35μm、1.55~2.75μm、0.60~0.90μm）制作的合成 RGB 图像；花岗岩和片麻岩在穹隆处为淡粉色或淡黄色，当变质片岩覆盖穹隆时出现深紫色；（a）图中的 2 个矩形区域在图（b）中显示；（b）图（a）图中矩形区域的 ASTER 卫星图像。花岗岩为红色；片麻岩为淡蓝色；变质片岩为深蓝色到紫色（图 a 中陆地卫星数据来自美国地质调查局；图 b AETER 图像来自 Watts 等，2005）

在本区域两个相邻的时期内，岩石单元被记录下来，并且它们的分布在 ASTER 图像上有不同的颜色，"地面实况调查"就是通过野外观察评估遥感数据的有效性。卫星图像能很好地识别花岗岩、古生代沉积岩和更新的岩石，并且能够突出显示此区域的花岗岩穹隆（图 10-3）。

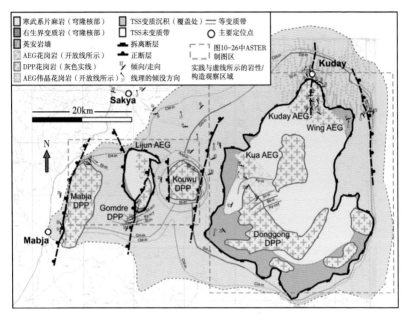

图 10-3　图 10-2b 显示区域的详细地质地图，由"地面实况调查"的 ASTER 图像去确认岩石类型以及相应的光谱响应，通过区域对比可以识别"AEG"和"DPP"两种类型的花岗岩（King，2007 修改）

二、制图设备

野外地质调查所需要的工具在第二章中已经提到过了，少量在地质绘图中需要额外用到的工具已经在表 10-2 列出。对于一个有经验的测量者来说，即使测量卷尺（30m）对于测量十分有用（如图 2-13 项目 1），你也需要能精确的步测距离。当遇到一些天气原因时（雨、阳光、灰尘），图袋（图 10-4）对于保护地图是至关重要的。好的图袋有透明的封皮，使你能快捷地检查你的位置和数据，图袋也允许简单添加一些数据在地图上，通过一块硬板去写和标记。在野外，强力的橡胶带或别针可以有效地别住地图和其他的纸张。一些地质学家喜欢直接在底图上操作；其他的人则更喜欢用雨衣和塑料覆盖（在图上面），如 Mylar®，这样允许多次擦除且不易褪色。用 Mylar® 覆盖底图时（或者航空照片），应该用胶水黏合顶端，但是地图的底部不用固定以便揭开方便检查。在地图上，Mylar® 页上总是标注一个或多个十字线，对应相应的网格交叉点，以便如果弄错的时候能被准确地取代。Mylar® 页应该将光滑的一面朝下，所有的工作都在粗糙的一面上进行。

表 10-2　制图设备的总结（表 2-1~ 表 2-3）

制图设备
尺子
量角器
图袋
底图
别针/橡胶带
绘图钢笔
可供选择的彩色铅笔

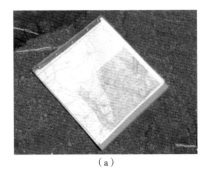 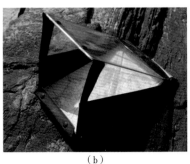

（a）　　　　　　　　　　　　（b）

图 10-4　图袋的样式照片

（a）在家里制作的图袋（30cm 长）包括制图用的硬板和一块没有遮住地图但能保护地图的带铰链的有机玻璃板；（b）第二个图袋，有一张 A4 大小的剪贴板，塑料盖层的合页能够固定照片的位置，使用野外地图时侧面板可以保护地图不受自然因素的影响

按照图 2-14 步骤 3 的指示，在地图上通过设置罗盘测斜仪表盘上的方位角，席瓦尔型罗盘仪能直接测量标定方位角，在测量时量角器也是有用的。如果您使用的是勃式罗盘测斜仪，量角器是您的

工具包的必要工具。一个区域的构造数据例如走向线和带箭头的线应该用铅笔准确标注在地图上。在一天结束考查后，这些数据应该检查和清绘。数据的编号位置也必须准确标记，并通过位置编号与野簿中系统记录的数据链接（图 4-10 和图 4-11）。如果你开始绘制图件，区域的边界应该准确地标注。不管你用铅笔还是钢笔，地图数据和线应该画得尖锐和清晰。绘图钢笔是一天工作中使用最广泛的清绘工具。在地图上，尺子用来测量距离，但是也有标尺与特定的地图标尺相匹配。所以在读数的时候不需要进行换算，可以直接从标尺读取距离。当你在旧的底图制图时，你也许需要同时考虑英制与米制比例尺。

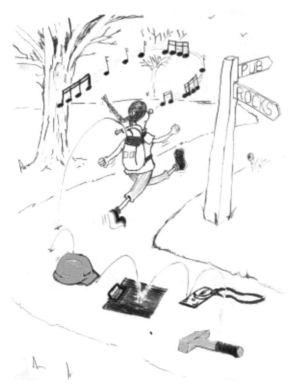

有些设备掉落时容易丢失，或在使用后容易被落下。使用色彩鲜艳的设备，明亮的标签、油漆或胶带，使您的工具更显眼

第三节　位　置

在野外，准确确定你的位置是最重要的。大量的基础技能在第二章已经提及，在本章仅仅是将一些技巧进行简单的扩充。

一、设备

便携式 GPS 定位系统在测量中是有用的，但是在某些情况下它们也许没用（第二章第六节）。如果你在一个遥远的地方作业，确保你为 GPS 带了备用电池（或者配套一个太阳能充电器）。当你不用 GPS 的时候，将电池卸下来对于省电十分有用（几周或更长时间），因为有些系统可能会耗电（你可用橡胶带将你的电池和 GPS 捆绑在一起，避免你可能忘记）。时常需要带着一个罗盘（或者罗盘仪）备用（图 2-11 和图 2-12），可以考虑带一个测高仪，特别是当你在一个方位难以确定并有大量植被覆盖的斜坡上，或者在一个地标很少、底图资料很少的区域的时候。

二、使用底图

一幅好的底图通过简单地检查就可以确定出与你的位置有关的特征。在测量时沿着地图上一些线状特征步测距离（如道路、河流、墙；图 10-1），是在地图绘制过程中定位自己的一种方法。你应该确定你的平均步长且保持步伐平稳。请记住，在斜坡上的步幅长度将相较于平地上变短。然而，在大多数情况下，罗盘定位能为你提供帮助（工作实例 10-2 的三角网法）。如果你已经找到一些线性地图特征（例如小路、栅栏），您可以在地标上获取方位角，然后从该方位角与线性特征的交点找到你的位置。选择与线性特征趋势成较大角度的方位角的地标以提高精度，记住地标越接近（比如说 100m 远）你所定的方位越准确。选定第二个地标重复步骤去核实你的位置，如果可能请保证第二个地标与第一个地标角度相差 90°。请记住罗盘给定的是地理上的方位特征，通过与底图的对照，需要将其转化为网格图上的方位（第二章第三节）。

当心！当使用一幅老地图时，建筑物、道路甚至景色都可能发生变化（如河流方向、林地），也许与他们绘制此图的时候不同。

工作实例 10-2　练习三角网法定位

　　图 10-5 展示了一幅偏远地区地标较少 GPS 无法定位的地形图。定位必须通过三角网法，使用少量的可在地图上看到和标注的地标。现在可以开始用三角网法对表 10-3 中 3 个相当遥远地标来计算 3 个方位角。

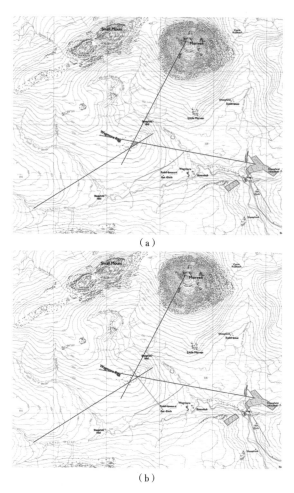

（a）

（b）

图 10-5　用三角网法确定位置的示例图

（a）最初的三角网法应用在一个缺少地标的偏远地区；三个标志物的方位线相交形成一个三角形有误差区域（红色背景区域），因此定位并不是十分严谨；（b）试图修正图（a）中的三角网法定位，第四个标志物的方位线（绿色）与先前的两条线相交成一个更小的三角形有误差区域，以至于定位更准确、更严谨、更确切

最开始的三角区域在图 10-5a 中用 3 条红线标定。也许因为选定地标与测量者的距离并不是非常接近，在测量中出现了一些错误，导致了三条红线并没有交于一点，而产生了一个被称为"三角帽"的三角形有误差区域。

幸运地用另外一个独立的地标（在网格坐标 NJ001261 处的一个小屋圈）我们来解决定位不准确的现象。图 10-5b 展示了用另外的地标测量得出的结果，用绿色的线在图上标定。这条线横切 2 条红线形成了一个更小的三角形有误差区域，但将第三条红线切向西北更远的地方。实际上小屋圈相比于其他的地标更接近测量者，这意味着方位角可能定的更加准确。所以测量者可以把定位区域修改为绿线和两条红线所确定的三角形有误差区域，相比于图 10-5a 所定的位置，这更加准确。

表 10-3 列出最初的三角网法中的地标和相应的方位

地标特征	地图坐标	校正的方位
莫文山峰顶	NJ 005285	28°
摇木角	NJ 018263	100°
河流交汇处	NJ 976255	238°

第四节　制作野外图

制图目标是利用野外图和野簿尽可能地记录一个地区相关的地质信息，并且最后的观察者以清绘图的形式做出一个解释，可能也会利用横剖面图来进行解释。这节总结了怎样在地形底图上记录下你调查的区域信息。

一、在野外图上记录信息

野外图是现场观察和数据收集的宝贵记录，以后将根据这些记录进行地质解释。想要进行后续解释的任何地质学家都应该理解您的野外图和野簿，所以它们不应该是简单的私人记录。它们应该记录你所看到的地质信息及一些地质推断的证据，以便清楚地区分直接观察到的特征和推断出的特征。野外图的精细程度取决于制图时间及地图规模。同样花费两天时间，一幅 $1km^2$ 的地图比一幅 $100km^2$ 的地图将记录更多的细节。

小心的保护你的野外图。对于图袋来说，单层纸比较合适，因为折叠纸磨损较快可能会导致重要的地形细节或数据丢失。确保每张野外图纸都有表 10-4 所列出的信息（如果没有足够的空间，可以如图 10-6 所示）。表 10-5 对可能包含在野外图中的其他类型信息进行了一个总结，图 10-7 给出了一些例子。重点将取决于你此次实习的目的。

表 10-4　野外图件的信息清单

野外图件的附加物	
比例尺和北方	所用的颜色
地层柱状图（如果合适）	所用的不标准的符号列表
被引用的笔记	作者介绍
制图数据	构造数据的参考方向（如网格北）

野外图必须清晰，使用尖细的铅笔记录并且不应该包含大量的注释和符号而使地图变得凌乱。在野簿中记录更详细的注释和多次地层结构观测情况，并记录与地图交叉引用的地方。野外图上标注的地方，在野簿上应该用同样的数字来标注，并且用圆圈和框标注他们，以便于去区别野外图上的其他数字（图 10-7c）。标注断层和不整合面（可用"f""uc"），因为用铅笔加重来表示不能标准化（你也能用不同颜色的铅笔来区别不同的线）。有颜色的岩石容易描述，因为你可以用合适的岩石单元和数字标注它们。重要的构造数据符号（附录 A7，图 A7-3）应该准确地标注在地图上，尽可能与原来位置相同或接近，并且在之后进行复核和清绘。准确的标注鼓励制图者频繁检查他们的方位，这将使他们始终与构造倾向保持微小差距。位置一般是位于走向线和倾角的交汇处，或者是箭头的前端。一眼看上去，走向线和箭头十分重要，因为它们展示了地层走向或划线趋势的改变，并指出了到哪里去寻找边界和特征。

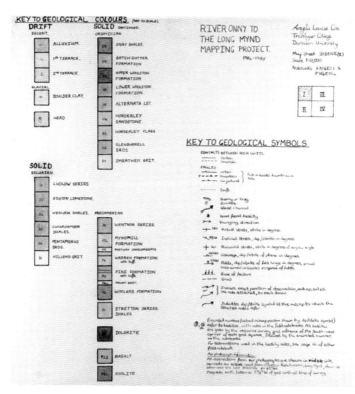

图 10-6　包含表 10-4 中大多数信息的布局结构良好的野外图，
包括一个小图，该图显示了野外图与该区域的三个相邻图之间
的关系（Angela L. Coe，大学野外图反面，英国开放大学）

表 10-5　记录在野外图中的信息（地图的精细程度由时间分配和地图规
模决定，用来标注这些数据的传统符号在附录 A7 中展示）

信息	注释
岩石暴露	位置：适当的程度，自然（如手绘图）；简单的关于岩石类型和相关的笔记和其他重要的信息（化石、指示矿物、构造）
构造数据	层理、叶理、线理、褶皱轴和连接方向等元素的符号和测量（倾角/走向、倾伏角/倾伏向）
笔记标注	在你的书上明确标注你做笔记的地方
标本标注	标注采样的地方（岩石、化石、沉积物和水）；最好与你的笔记标注联系在一起
图片和素描	若没有笔记标注，需要标注照片拍摄和现场素描图绘制的地方

信息	注释
主要的接触	岩性和构造：观察时为实线，推断时为虚线
其他资料	如地形特征、排水、土壤、漂浮物和植被等（图 10-7a）
地表沉积	如冲积层、冰川/冰水混合物、砂、泥炭和河流阶地等
出露程度	说明暴露规模、数量、天气和土壤覆盖等
危险区	标注底图上没有明显标注的危险区

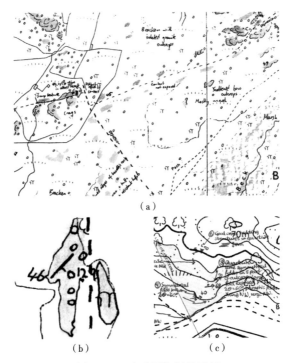

（a）

（b）   （c）

图 10-7　地质图绘制的示例

（a）英国湖区的一幅野外图；露头区用颜色标注，但是没有标注岩性代码且注释较少，但是包含了与基础地质有关的植被和景色特征的描述（凹陷、陡坡、沼泽地）；（b）相邻野外图的放大部分，在数字 46 处标注有走向线；走向线标注得很准确，有一条短线指示地层向东南向倾角为 12°，露头用细黑的钢笔标出；此地图可以用有颜色的线与底图区分，还可以对位置编号加上圈；（c）来自苏格兰的简单制图练习的实地图；地点编号为环形，并且其位置由箭头指示；详细的注释与结构符号相互挤占页面空间，因此地图相当拥挤；在大多数制图情况下，这种类型的笔记都记在野外野簿上（a 和 b：摘录英国开放大学 Tom W. Argles 地区野外地图；c：摘录自英国开放大学 Angela L. Coe 地区的野外地图）

二、演化图

（一）主要岩性划分

您可能会采用或修改现有的地层方案，以在制图区内定义各种岩石类型单元，但这只适用于岩石类型标准已经记录的区域。然而，当你进行开拓性的野外工作或者岩性划分不合适时，你也许需要采用你自己的岩性划分（如没有足够的细节）。可能你修订一些划分时，仅仅只需要检查这个区域的主要岩性。

在一个相当大的地区工作时，岩性单元也许需要用到组来定义，通过特殊的特征区别它和其他相邻的岩性单元。制图的岩性单元大体上与它附近接触的岩性单元不同，即使岩性处于过渡段或岩性变化比较模糊，一个"组"的厚度没有限制。两个或者更多的共同特征的组也许确定为一个群。大多数岩浆岩和沉积岩的接触十分明显（如岩墙边缘、层面）。然而，一些岩性单元的边界并不明显（如变质岩地区的边界，服从瓦尔索相律的沉积岩边界）。下面是一些定义岩性单元有用的标准：

（1）主要岩石类型（岩浆岩、沉积岩、变质岩）；

（2）成分变化（通过颜色、矿物学、气候变化来体现）；

（3）粒度变化（如碎屑沉积物、火山岩屑、侵入岩相）；

（4）结构或构造变化（大多数指示变化过程）；

（5）化石组合变化（生物地层学）；

（6）矿物组合变化（变质岩、岩浆岩）；

（二）岩性细分和标志层

制图的类型和规模控制岩性单元的划分细节。一个大区域也许有多种岩石类型而便于划分。但是在一个小区域或者岩性变化很小的区域，则取决于一个微小的标准。例如，火山岩组合也许可以通过不同的斑晶来确定，沉积岩组合可以通过砂泥比例来确定。如此精细的划分也许需要更加精细的记录去确定它们。

基本的制图单元是组。一个组也许包含一个或者多个段，段也是通过特有的特征区别于组内的其他相邻单元。在一些地层单一的区域，广泛存在独特的单段甚至层，能作为该区域关键的地质解释层。这些类型的标志层包括火山灰层、斑状岩床、钙硅酸盐层或被铁矿石固结的沉积岩层。识别和记录这些标志层对于理解一些区域的地层和构造十分有用。它对于解释局部变化和适当划分单元十分重要。

三、横剖面素描图

对于一个地质学家来说，在地表上追踪地层（如标志层）自然会对地下结构提出问题。当你制图时，基于你所收集的资料绘制横剖面素描图通常是十分有用的，特别是一个区域拥有明显的地形特征（图4-3d），或者褶皱或断层对岩石产生影响的时候（图4-8）。实地调查通常沿着或多或少的线性路线穿越（第十章第五节），如果这些穿越以高角度横穿地层走向，则可以很容易地从收集的数据中勾勒出横剖面。

第十章第六节详述了如何构建一幅精确的横剖面，但是一幅素描图能大致粗略地描述你想要的，素描图仅仅是为了帮助你理解地质构造或者检验不同的假设。一幅素描图可能简单快速地画出一个区域存在怎样的地层褶皱，或者包含其他更多的信息，如下面的描述。首先，在地图上挑选一条假想的线，在垂直方向上穿过主要地层走向作为截面线；然后在你的野簿或者其他的纸上沿此概念线大致绘制地形图；最后快速地在地层边界以下用短斜线标注地质单元之间主要边界的位置，采用最近测量截面线的倾角。

开始延长地层边界以下的地层边界。它将让你了解不同地层单元的相对厚度。继续绘制素描图，你需要考虑以下因素：

（1）使表面倾角测量值与深处的结构相匹配；

（2）提出假设以解释地层的重复（即褶皱、断层）；

（3）地层厚度的潜在变化；

（4）与记录数据相符合的其他构造组合。

素描图截面（如图10-8工作示例）并非准确无误，而是主要关注构造问题和区域地质猜想。它们也许是直接绘制的，例如通过确定要访问的最佳位置以检验假设。在一个缺乏勘察的区域，这个过程可能是一个重复的过程，并且可能需要进行一定量的反复检验，才能推断出产生地质上合理横截面的岩性单元厚度。

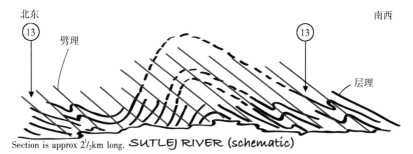

图 10-8　一幅素描图的例子，从野簿上重画而来，基于喜马拉雅北西区域劈理层理和微小褶皱的观察，数字代表位置，千米规模的背斜推断南西翼有一个 20km 规模的向斜（Tom W. Argles，英国开放大学）

第五节　制图方法

　　你应该在野簿上记录尽可能多的相关细节，帮助你构建最后的地质图。一些特征（如均匀倾斜地层）可能有足够的记录而仅仅需要少量的测量。其他的特征，例如复合脆性断裂带，也许需要大量的测量和观测才能令人满意地去确定它们的方位和运动特征。制图时因为关注不同层面的地质信息（如基岩、表面沉积、人工矿床、矿床、冰川地形和土壤），将使用不同的制图方法。另外，其他的限制，如时间、地形、植被、气候等，意味着你需要根据情况选择合适的制图策略。3 种普遍的制图方法在下面的章节进行描述，甚至在有些地区将混合使用这些方法。

　　不管你选择哪一种制图方法，当你对下一个探区进行预测时，好的做法都是不断发展你的假设。然后当你到达探区时，立刻测试预测的可靠性（如倾角将发生改变，它将是同样的岩石类型）。如果预测正确，假设将被支持；如果错误，你需要有一个新的假设，例如两个露头之间出现了褶皱轴或断层。

一、导线制图

　　这种方法通常用于相对较小比例（1:250000 至 1:50000）的大区域勘测地图。在岩石仅暴露于溪流或道路，或通道仅限于溪流、道路、山脊等情况下，这也可能是唯一可行的方法（图10-9）。山区的河段通常是近乎平行的，并且间隔相当均匀，这为多次穿越提供了机会。如果结构很简单，则可以在它们之间进行地质插值，特别是穿过植被稀少的区域时，航空照片和卫星图像能被用来追踪岩层单元或边界。

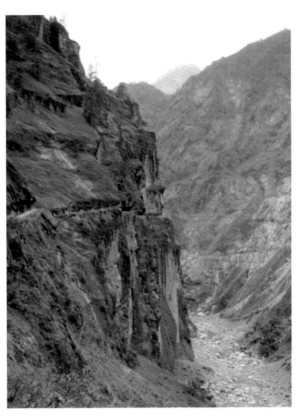

图10-9 印度西北部旺图的河峡谷说明了这一点，即在非常多山的地区，唯一可行的制图方法可能是沿着河段或道路穿越，照片左侧的道路切入悬崖，大约在图像的一半处（Tom W. Argles，英国开放大学）

导线制图仅涉及沿预定路线行走时记录的地质情况。这可能是地图上两个定义点之间的一条直线或一系列直线"腿"。通常导线遵循线性特征，如道路、铁轨、水流、河道或山脊，因为它们提供了良好的暴露度或便捷的通道（或者也许是唯一可行的通道！）。这样的路线也许自动被记录在 GPS 上。在开放的乡村，双筒望远镜可以方便地检查横穿路线；另外，可以在制图之前（通过诸如 Google Earth 的在线服务）检查高分辨率卫星图像（并打印输出），以规划可能的路线。

（一）线性导线

理论上，导线垂直于地层走向或构造走向，可以产生大量的区域地质信息。如果导线通过一些好的线性特征物（如道路或河流），请沿途绘制地质图。在地图上用合适的颜色或岩性符号标注你遇到过的岩性单元，指出它们的暴露情况（如分别用实线或虚线标注导线）。构造数据、断层、褶皱轴和其他地质信息都可以记录在导线上，如图 10-10a 所示。

（二）封闭罗盘仪导线

另一种方法是通过步测一个多边形罗盘方位创造一条导线。一些微小的方位错误需要你到达终点时进行修正（图 10-10b）。在这种情况下，建议以一定的步距将地质情况记录在野簿上，在标注到野外图上之前，对每个导线点进行校正。

在野外，与区域走向垂直的导线是绘制横剖面素描图或创建沉积相图形日志的好基础。这可能会突出显示区域结构中的异常，例如一条隐藏的断层，可以立即进行调查。在大多数可进入的地区，导线制图能快速地识别被勘探的重要地质体，这将在下一节中进行描述。

二、界面制图

一种客观重要的地质制图是追踪不同地质单元之间的接触面。在大多数情况下，在制图之前（或正在制图时）仔细地检查航空照片或卫星图片（包括在线资源）也许会有好结果，比近距离野外观察时更能发现土壤类型和植被，且会有细微的不同。以这种方式，即使在崎岖的地形，甚至浅层沉积物下，也可以快速追踪到接触面。由于接触面通常会将具有不同属性（硬度、渗透性、组成）的岩石单元并置在一起，因此通常会有景观线索提示它们的存在。

此后所需要做的就是野外实测（工作实例 10-1），通过选择航空照片或者卫星照片，识别出接触面（或尽可能接近）的露头来验

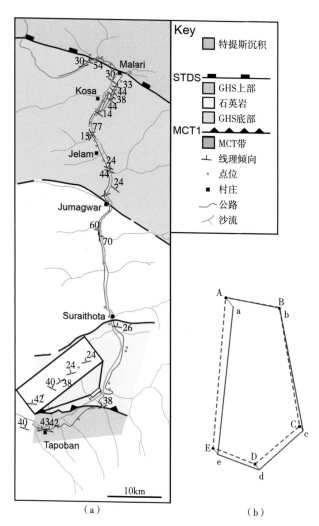

图 10-10 导线测量的示例

（a）位于印度阿勒格嫩达河谷北西方向的线性测量；在这个复杂造山带，项目的重点是统计构造数据，收集样品进行变质岩和地球化学分析；（b）校正封闭罗盘仪导线的细微方位错误；导线在野簿上用方位和距离标注（红色线），最后一条线（e—a）没有完全闭合到原点（点 A），闭合误差为 43m；通过将与闭合误差（绿色）平行的每个标绘点（a—e）调整与到达该点的累计距离成比例的量，可以校正导线的移动量；所以对于点 d，校正值 = 43×（780/1435）= 23.4m；修正的封闭区为 ABCDE（蓝色虚线）

证你的推断。对于出露良好的接触面，你也许可以很容易追踪它，并直接在地图上标记。接触面两侧也许包含邻近的线索（例如微小的断层、沉积变化、接触变质作用或丰富的捕虏体）。图 10-7a 的野外图展示了花岗岩（红色）和火山岩（绿色）之间的接触面，它的位置受两侧标记的露头限制。

这种方法大多被用来制作比例尺界于 1:50000 到 1:15000 的地图，但是它也能被用来绘制非常小的地区。在露头良好的地区，这种方法能快速地建立地质图，特别是构造相对简单的区域。这种方法在地形崎岖、露头较差、地质条件复杂的地区不太适用。然而，在露头较少的地区，接触面仍然可以结合其他的信息，通过少量的露头进行追踪如景色特征、排水和不明显接触的冲积物。明显的接触面可以通过双筒望远镜来追踪，尤其是暴露在崎岖地区的景色（图 10-11）。

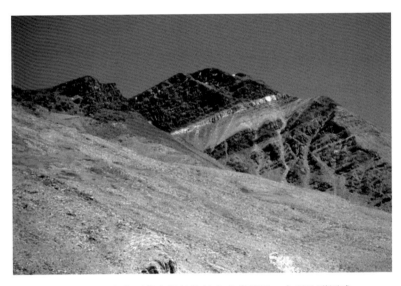

图 10-11　这个西藏南部的接触点非常明显，由于地形困难可以通过双筒望远镜追踪

绘制一个接触面时，用实线标注野外图上暴露的区域，用虚线标注推测的区域［如植被之下、地表沉积、冰、水等（图 10-7a）］。确认接触面毗邻的岩石单元（也许会因为主要断层的改变而变化），

并且用颜色展示它们的露头。岩石暴露区的阴影实际上比被地表沉积或植被遮蔽区更严重（如它们的露头）。

三、露头制图

这种方法比接触面或导线制图更加细致，通常用来制作比例尺位于 1:15000 到 1:1000 的地图。大多数景色由或多或少分散的暴露的岩石和被地表沉积、植被、冰川、水所遮蔽的区域构成。在这种环境下，地质学家的目标是尽可能地检查暴露点，用铅笔概述暴露岩石的程度，并且给概述的每个暴露岩石单元分配不同的颜色（图 10-12）。在一天的工作结束后，用铅笔记录的概述应该被誊写，因为随着长时间的野外工作，铅笔记录容易模糊或变淡。这也是重新检查日常工作的一个好机会。但是，露头制图并不是简单的"颜色伴随数字"的活动！不要忘记不同岩石单元之间的接触面或边界。在野外，你应该尽可能地调查和证实可疑的边界，并用虚线表示推测的边界。对构造不断地重新评估能快速地帮助你捕捉偏移和异常。

如果地图上有空间，暴露点太小以至于不足以勾勒出轮廓，可以用彩色圆点标记并用岩石类型标注。没有暴露的地区应该标注并附有其他信息，可以为推测地下岩石类型提供线索（如沼泽地、草坑、具有丰富燧石的薄土层）。一旦该区域所有的暴露地区被标注，则下伏岩石单元能被相邻的暴露单元或者通过其他的线索例如地形、土壤类型、植被等的改变所推测，位于其间的空白地区用浅色标注。沿着走向，如果地层、界面或断层能在一个空白区域追踪，要提供两侧与之相匹配的露头信息。如果地图上的线性特征（接触面、岩墙、岩性界面）在空白区有偏移，断层可能是形成这一现象的原因。沿断层线，破碎的岩石容易遭受风化和侵蚀，因此断层通常隐藏在沟壑、水道或堆积表层沉积物的洼地中。在某些情况下，在没有露头的地区，景物线索也能作为一种特征进行追踪。例如，一个位于可渗透灰岩和不渗透泥岩间的不整合面，可能会因为一个突然的地面排水变化显示出来（石灰岩上干燥地面、泥岩上潮湿地面）。

露头制图在一个区域在两种极端上有挑战，如一个地方几乎不暴露，一个地方几乎 100% 暴露。如果所有的岩石被暴露，面临的挑战可能是通过评价区分岩石类型（如千枚岩、片岩、片麻岩），并且区分它们的岩石单元。在该区域所有的岩石单元被检查之前，这十

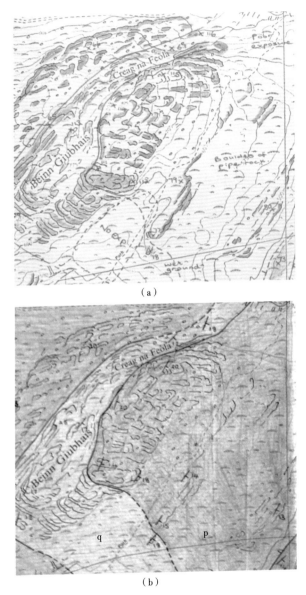

（a）

（b）

图 10-12　地质图上色的示例

（a）通过露头制图制作的一幅野外图的例子，露头区用钢笔做了记录；岩石单元用实
线或虚线标出；（b）图为野外图（a）最终清绘图的一部分，显示了如何以彩色实心
方块展示制图单元的露头（Susie Clarke 的野外图和最终清绘图，英国牛津大学）

分困难，即便有判断正确的河卵石或通过该区域的合适剖面的帮助。一旦岩石单元被建立，接触面制图也许是可被采用的最好方法。

露头较少的区域以下两种策略是适用的：（1）在高空观察该区域并且在野外图上标注露头的地方—之后你能制定有效的路线去探索；（2）检查其他小的暴露物或线索（表3-2）。

要快速确定特定区域暴露的岩石类型，花费短时间在大型冲积扇或者河口坝挑选鹅卵石。这将能大体识别本地岩石类型（尽管偏向于坚硬的岩石类型）。

四、使用其他证据

（一）地形特征：特征制图

在一些暴露不好的区域，通过地上的标志物收集地下的地质信息是一种有用的方法。地形本身就受到地下基岩的影响，例如大多数坡折带标志着岩性边界的位置（图10-13a）。缓倾地层可以通过连续的陡坎和斜坡来识别，即使此地岩石没有露头。陡坎有规律偏移指示断层，特别是偏移与线性凹陷一致时。弯曲的山脊可能表明可以在地面上或通过参考航空照片找到褶皱。陡坎或山脊逐渐消失的地方，你也许可以推断抗磨蚀的岩床已经消失。表10-6列出了一些常见的地形特征如何反映基岩地质，并在图10-14中显示了一些示例（图8-2）。野外图上这些特征的常规符号包含在附录A7中的图A7-3中。

表10-6　基岩地质的地形线索

地形特征	可能成因
坡折带	地层边界、断层、不整合、有限的变质带
凹陷、峡谷	断层、剪切带、易剥蚀层、褶皱
陡坎	抗剥蚀层、堤坝、成矿断裂带、背形褶皱
悬崖	微斜地层边缘、断层

（二）流水系统

许多明显的排水特征与其下伏基岩或地表地质情况有关(图10-15)。表10-7总结了一些常见的例子。需要清楚了解基岩和地表沉积都可以影响流水系统。例如，涝滞地可能是由于存在薄的不可渗透的冰

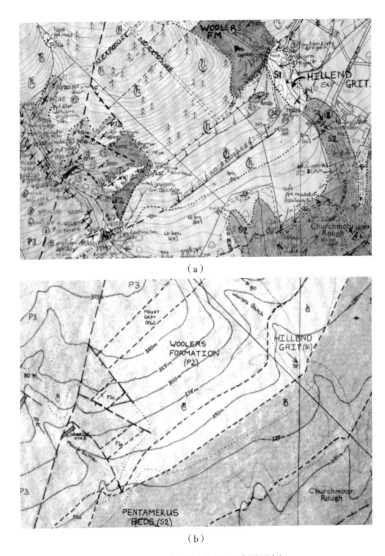

（a）

（b）

图 10-13　有坡折带的地质图示例

（a）英国什罗普郡 Long Mynd 地区的野外图的一部分，包括了地形特征（如坡折带）作为地层边界的证据；每个坡折带用一系列箭头的线指出，其中两个在图片的中部，其余的在顶部右边；遮挡基岩的地表沉积也被标注；（b）野外图（a）中的最终清绘图的一部分，显示了如何描绘基岩的推断露头；两个中心坡折带标注 Hillend Grit 地层的边界（英国开放大学，Angela L. Coe 的野外图和最终清绘图）

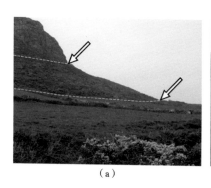 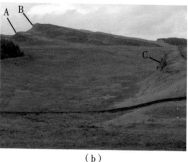

（a） （b）

图 10-14　一些基岩地质的地形标志

（a）在英国西南威尔士 Carn Llidi 地区，两个坡折带（箭头）指示位于块状辉长岩（左边悬崖）和割裂泥岩（图右边）之间的边界；中部的斜坡部分被接触变质泥岩和辉长岩脉所覆盖；（b）英国 Haltwhistle 附近陡峭的尖坡指示抗剥蚀的地层；A 处为砂岩，B、C 两处为暗色岩床（辉绿岩岩床）；右边（南）水平的斜坡随着岩床倾斜，陡坡之间的凹陷被软的粉砂岩和灰岩所覆盖

矿物，而它本身被可渗透的砂岩所覆盖。一些流水系统也许是先前就形成的：即它们早于较晚的景观形成（如年轻的山脉），因此与地下地质没有任何关系。喜马拉雅河流通过山脉切出深的峡谷是真实的现象。然而，一些河道也许是因为走滑断层而偏移，偏移量的存在显示了此类河道与河流切割形成的河道的不同及地质运动的意义（图 8-1d）。

表 10-7　地下地质的流水特征

流水特征	可能成因
湿地、沼泽地、沼泽	不渗透基底（泥岩、花岗岩、片麻岩、冰碛）
干的，排水良好的区域	渗透基底（石灰石、白垩、一些砂岩、砾石、吹沙）
季节性河流	渗透基岩（石灰岩、白垩）或低降水量（干旱地区）
泉流渗透	渗透层（上斜坡）与非渗透层（下斜坡）基底之间的边界（断层，不整合或地形界限）
天坑	可渗透（上斜坡）与不可渗透（下斜坡）基底之间的边界（断层、不整合、火成岩或地形边界）；典型石灰岩区
坑洞、洞穴、喀斯特地貌	典型石灰岩区，罕见其他的岩石

野外地质考察实用手册

流水特征	可能成因
树枝状水系	基底相似的地区（或者单一类岩层）
方格式水系	基岩中的常规薄弱线，例如花岗岩中的节理
辐射形水系	从凸起的地方向外排水（如构造圆顶、花岗岩侵入、火山中心）
线性水系	基岩中相对的弱势区（断层、褶皱轴、软地层、岩脉）

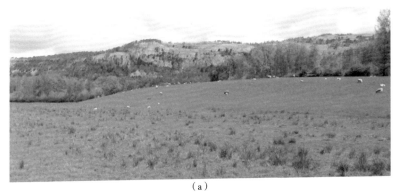

（a）

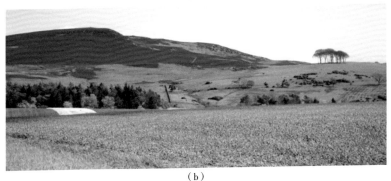

（b）

图 10-15　流水系统和植被对比的例子

（a）在英国坎布里亚郡地区，灯芯草覆盖的沼泽（前半部）指示志留系非渗透泥岩，大多数绵羊在排水良好的牧场放牧，而草场则被渗透性石炭系石灰岩覆盖（暴露在后面的悬崖）；两种岩石之间的接触以明显的坡折带为标志，在照片左侧附近的林地上非常明显；（b）这个地方靠近英国诺森伯兰郡阿尼克地区，翠绿的植被和平坦的（图片）前半部被石灰岩和泥岩互层所覆盖。带有典型酸性土壤植被（石南花、蕨菜）的陡峭斜坡被砂岩所覆盖；接触点以植被的变化为标志，从地平线上那组树木的左侧到左后侧的种植园

（三）土壤和植被

其他的线索也许能从土壤和植被中获得。地下岩石（漂浮物）的碎片也许在土壤中被发现（图10-16a），尽管这些碎片可能在以前有大量耕作或河卵石沉积物的冰川地区引起误导，因为这些河卵石可能有多个（可能是遥远的）来源。另外，矿物含量也许会提供一些基岩的线索：（1）砂质土壤能见于砂岩或花岗岩中；（2）红色富含铁质的土壤普遍出现于铁镁质岩石中（如玄武岩）。通过手钻进入地下几分米取出土壤，特别是底土样本是调查土壤类型有效的方法。（图10-16b）除了获取土壤类型信息之外，螺旋钻能取样附近没有暴露的风化岩石碎片，它是一种比较常见的勘探工具。植被受土壤和流水系统的影响很严重，所以特定的土壤产生特有的植被（如白垩上的钙质草原、酸性土壤上的金雀花灌木、砂岩上的石楠花和花岗岩上的泥炭沼泽）。

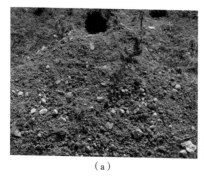
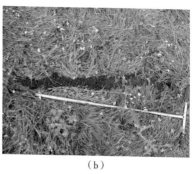

(a)   (b)

图10-16 土壤与植被线索示例

（a）土壤中的白垩白色碎片是地下基岩的明显线索；被穴居生物发掘的土壤很有用处（例如英国贝德福德郡惠普斯奈德动物园的草原犬鼠）；洞穴大约12cm宽；（b）一个手钻，用于获取包括土壤在内的浅层地下样品；手钻放在从该位置获得的松散的土壤"岩心"旁边

（四）地表沉积

地形普遍反映地表沉积，其应该被记录在野外图上，特别是在基岩覆盖的地区。制图时不同的地表沉积物的分布程度取决于制图项目的重点。在某些情况下，制图可能专门针对第四系地表沉积。沙丘、泥炭、冲积层、红土和滨岸沉积都代表某一区域的地质史，

并且不同的项目可能会着重于这些沉积物中的一个或多个。冰川和冰水沉积能形成奇特的地形（如冰丘、蛇形丘、冰碛物或阶地），因此你应该尽可能将其与基岩地貌区分开。一些地表沉积（如山体滑坡）可能被误解。大型山体滑坡首先可能并不明显（图10-17），混乱的结构可能会令人困惑。滑坡的线索包括：显著的沟（通常是弯曲的）、具有较低平均坡度的丘状地面和小规模排水系统、小池塘等。在山体滑坡地区和周围未受干扰的土地之间植被会有不同。

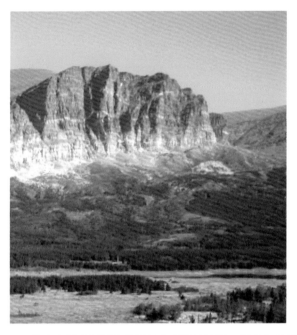

图10-17　蒙大拿州冰川国家公园的典型滑坡地形（滑坡物质形成了丘陵地带，斑驳的植被从悬崖底部的碎石扇向前部的平坦平原延伸）

　　无论暴露多么稀少，一定要尽可能地在你的野外图上记录与地形有关的信息，如地表沉积、流水系统、土壤或植被。图10-18显示了一个野外图的示例，该野外图主要结合众多螺旋钻洞的结果和地标特征绘制而成。当绘制最后的地图时，这些观察将有助于证实你对地下地质情况进行解释。

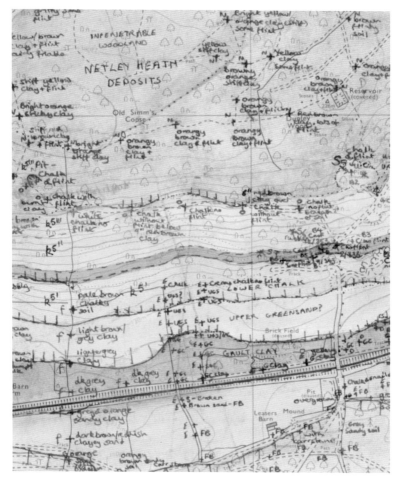

图 10-18　一个出露较少地区的野外图

在浅层地下钻的钻孔上添加了注释，并增加了坡折带的注释注；大多数边界为虚线或点（推断）；螺旋钻孔用加号标注"+"；实际暴露区用星号标注"*"；字母参考笔记（Map of Kate J. Andrew，Herefordshire Heritage Service，UK.）

第六节　地质图

本节将讨论如何从野外地图和野簿信息，以及其他解释材料如横截面，制作最终的清绘图。

一、清绘野外图

制图之后对野外图进行清绘十分有必要（如在晚上清绘）。清绘的目的并不是为了得到整洁的最后成图，而是为了在你记忆清晰时，回顾你的观察结果和证据，解决所有差异，然后保存并强调信息以供进一步解释。一个地区的清绘应该包含下面几个部分：

（1）构造数据应该用带有防水墨水的永久绘图笔检查和重画，且断层和不整合应该用不同的厚度（或不同的颜色）。确保符号与它们的相关位置一致：习惯将位置信息放在走向线与倾向的交点（平面特征），或者箭头的前端（线性特征）。如果必要的话（例如数据丢失），确保走向线或平面箭头足够长（6mm）以使它们能被追踪或确定方位角。如果绘图不完善，确保可以检索所有数据的位置（如在野簿中明确地锁定到地图上的位置）。省略符号仅仅是为了避免拥挤，并且忽略对研究不太重要的数据（如连接点、岩脉方位）。下面的流程图总结了这一重要的记录过程。

（2）可以用墨水重写其他注释（如位置编号和简短注释），为了清楚起见，注释位置可以同时重新放置。

（3）清绘确定地质边界的线性标号，不确定地质边界的线性标号可以用铅笔标注，但可能需要更新。

（4）暴露点用墨水勾勒出轮廓并加重上色，但是推断地区的岩石单元应该用比较浅的颜色标注。图10-12将野外图和对应的清绘图进行了对比。

二、横剖面

当在一个区域制图时，构建或绘制横剖面图是理解地质情况的重要一步，并且可能为后续工作提供重要的见解。横剖面大体上是一个垂直于地层走向和构造（断层、褶皱轴）的面，它能清晰地反映地下构造。通常精确剖面的水平比例尺与底图一样，但是它的垂直比例尺也许为了强调构造而被放大（在一些情况下，剖面上的倾角比真实的要大）。画横剖面的过程在图10-19中被解释，并且分解为下面几节。

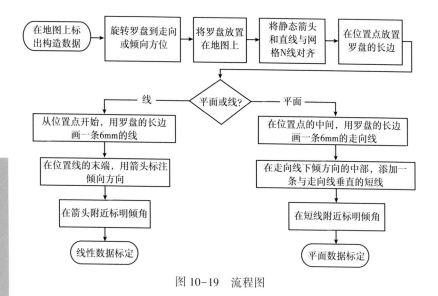

图 10-19 流程图

三、清绘图

地质学家对野外地图进行最终的清绘，代表他们对地质现象的理解，清绘图通常作为报告的一部分。地图本身通常只是完整地图的一部分，其包括比例尺、说明材料和横剖面，典型的布局如图 10-20 所示。地质图逐渐发展为电子版，但是有几种方法可以将野外收集的地质信息转移到清绘图上。此处简要概述了该过程中的主要步骤。

（1）首先是将你的清绘图绘制到新的基础地图的副本上（纸或数码产品），或者是从一张白纸上开始重绘足够的地形要素以查找地质特征（图 10-21）。确保至少一些地形要素被表现在最后的地图上。例如，如果等值线比较密集，则按一定的间隔绘制等值线。如果没有等值线可用，至少应该包含一些流水系统（河流）和主要的山峰。为了区别有颜色的地质数据，电子基础地图能调整灰度。

（2）把地质边界和断层加到清绘图上。这能通过一些方法实现（表 10-8）。除了推测的边界能用虚线之外，线条应该为实线。断层应该比地层边界的线更粗且被标注（如正常断层的下降盘，侵入体的三角齿）。早期影印和后期风化造成的纸张变形通常意味着它们与清绘图不完全匹配，清绘图可能需要重复多次的少量移位才能在两者之间保持最佳的贴合度。

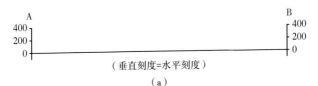

（垂直刻度＝水平刻度）

（a）

为横剖面确定一个合适的垂直比例尺。在地图上用细线标记剖面线或者标出终点。在另外的图纸上，画一条同样长度的直线去代表海平面（通常为参考面）。用相对于海平面的高度的合适比例在线的两端添加垂直轴

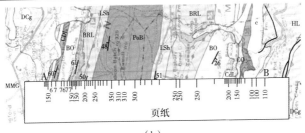

（b）

沿地图的剖面线放置第二张纸的笔直边缘。在纸的边缘标注剖面线的终点，无论哪里的地形等高线通过剖面，在第二张纸上，标注等高线高度（它也许帮助去标注河流和脊顶）

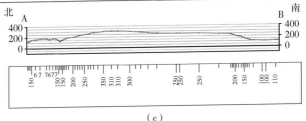

（c）

通过沿水平轴放置的纸的边缘，将整个横剖面投影到正确高度的点，就把等高线高度转移到方格纸上。用光滑的曲线连接这些点提供一个地形轮廓作为剖面图的基础。给终点标注网格或GPS参考或罗盘方位

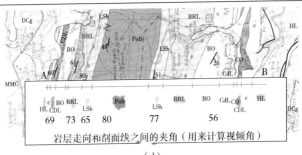

（d）

在第三张纸上，用转移等高线的方法（阶段b），将地图上的地质信息（如地层边界），断层和火山岩接触转移到横剖面上

— 251 —

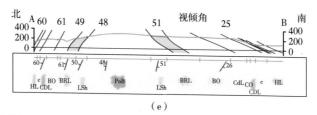

（e）

　　将这些特征的位置直接加到方格纸上的地形轮廓上。倾角测量也能被加到剖面上。如果剖面线上没有倾角数据，接近剖面线的数据能当成直角投影到线上。然而，只有地层走向与剖面线上地层走向接近90°的地层的倾角能直接画在横剖面上。与剖面线成更大斜角的地层倾角必须校正为较低值，实际上，因为横剖面斜切地层，它们的倾角显然是横剖面上的倾角。地层与剖面线越斜交，视倾角将越低。（附录A7，图A7-1展示以一个你能确定视倾角的图版）作为参考，以正确的角度在剖面上方绘制倾角数据的短线

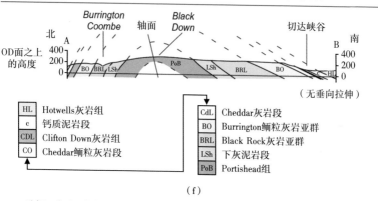

（f）

　　选择一个重要的标志层或地层界面，并将其绘制在横剖面上，在可能的情况下使其倾角与倾角测量值匹配，并在与地形相交的不同点之间插值。对其他全部的构造用同样的方法添加其他岩性单元的边界；除非有证据显示地层厚度变化，否则画与标志层平行的线。在一些情况下，你也许了解或确定断层的走向和倾向。你也许还不能确定褶皱构造。实际上，在褶皱地区，你能延伸你的剖面进入地下；用疑问符号标注不确定区域。最后，加上单元颜色和其他的符号的注示

图 10-20　地质横剖面图创作的过程

表 10-8　加线到清绘图上的方法

线转移方法
电脑上数字化（跟踪）电子扫描的野外图
通过检查复制到新纸或数字底图上（如果细节充足）
复制到新的底图上，在两幅地图用同样的网格作为参考
在透光台上将清绘图覆盖到野外图上，通过手动追踪
在野外用 GIS 或绘图软件画图

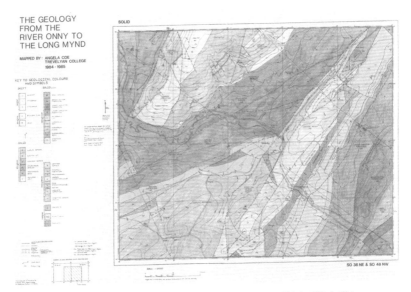

图 10-21　清绘图组成实例（Angela L. Coe，英国开放大学）

（3）将地质单元露头上色为连续块，即使该区域是推测的。谨慎使用颜色，例如大片区域选择浅色，小块区快选择亮色（堤坝、薄地层）。电脑上使用颜色的优点是可以被标准化（用 CMYK 值）。对于硬拷贝地图，可选取不同的材料（水彩、有色铅笔）。

（4）每个岩石单元应该有一个代码，在大多数情况下是单元名字的缩写（如 MMG 指麦西亚泥岩群），或者是基于岩石单元年龄的字母和数字组合代码（如 K6 是英国地区的白垩统；Obe 指美国宾夕法尼亚地区奥陶系的秃鹰组）。这些可能符合正式的岩相地层学方案，或者你可能需要设计自己的方案。在大露头区放置几个标签。用导向线将标签连接到小露头。可以使用图案（昂贵）或蜡纸，手工整齐地打印或直接在数字地图上键入来完成刻字。

（5）添加足够的构造符号（层理、叶理、线理和褶皱）去确定地层和构造。仅仅用符号标注倾角或平面角度，不用标注走向（因为线本身具有走向方位）。确保地图上和图例中符号类型和大小一致（附录 A7，图 A7-3）。

（6）清晰度十分重要，所以确保符号整洁且不拥挤。在地图上，省略位置和样本数字以及没有直接方位的信息（如土壤注释仅仅用来理解地质）。如果合适的话，化石和矿石矿物的位置可以保留。

在实际地图的旁边，几个其他的内容是必不可少的或非常可取的，通常加在边缘，表 10-9 总结了这些内容。确保清绘图解释中的符号和标注比例和主图中一样。

表 10-9　清绘图的附加组成

组成	内容
标题	包括制图地区的名字，指出一些特别的主题（成矿作用）
比例尺	作为一个比例尺（1:10000）和图形的形式（毕业图表）
指北方向	指示正确的北方，也显示相对于网格和地磁的偏移量
作者，日期	指示制图日期和制图人
来源	引用地形底图的来源和一些用过的其他数据的来源（先前的地图）
解释	一个详细的图例应该展示颜色、标注和单元的字母、符号、线等，与图 10-6 相似
地层柱状图	一个垂直的剖面，展示了层序和地层厚度
横剖面	通常沿底部包括一个或多个水平横截面，以说明区域的结构

四、数字地图和 GPS

大多数最终地图使用电子产品绘制，用地理信息系统（GIS）技术在地理空间框架里标注地质数据。然而，在一些情况下，实际绘制也用便携式计算机（野簿电脑或平板电脑）进行绘制，可以将数据直接导入到数据库并且电子底图可以投影在屏幕上。专业调查和其他公司逐渐使用这些技术，但是它既有优势也有局限性（第二章第九节）。这些方法超出了本书介绍的范围，因为每个系统可能都需要对采用的软件和制图方式进行专门培训。然而，大体上的制图原则应该与本章介绍的一致，仅仅是制图工具发生变化。

参 考 文 献

Barnes, J. W. and Lisle, R. J. 2003. *Basic Geological Mapping* (4th edition), Blackwell Science, 196 pp. [Good introductory text, covering many basic techniques succinctly, along with chapters on equipment, cross-sections and report writing.]

Bennison, G. and Moseley, K. 2003. *An Introduction to Geological Structures* and Maps, Hodder Education, 176 pp. [A concise book covering both basic and more advanced techniques in geological mapping. The text is illustrated with line drawings and photographs, and contains solutions to all exercises in the appendices.]

Bolton, T. 1989. *Geological Maps: Their Solution and Interpretation*, Cambridge University Press, 156 pp. [A useful practical text on the interpretation of geological maps, with numerous exercises involving maps based on real examples.]

Drury, S. A. 2001. *Image Interpretation in Geology*, Routledge, 304 pp. [An excellent introduction to the interpretation and manipulation of images in geology, focusing mainly on remote sensing and satellite imagery.]

Maltman, A. 1998. *Geological Maps: An Introduction*, Blackwell Publishing, 272 pp. [A readable introductory text, incorporating historical aspects of geological mapping as well as reference to example maps.]

McClay, K. R. 1991. *The Mapping of Geological Structures*, John Wiley & Sons, 168 pp. [A small – format book focusing on how to map, record and analyse geological structures.]

Spencer, E. W. 1999. *Geologic Maps: A Practical Guide to the Interpretations and Preparation of Geologic Maps*, Prentice Hall, 184 pp. [A step–by–step approach to interpreting and preparing geological maps, including the use of aerial photographs].

第十章

绘制地质图

第十一章
野外数字数据记录和仪器的使用

地球物理仪器广泛应用于检测和描述不暴露的岩体、量化岩石组成的相对变化、测量与地震和活火山有关的地面运动。可在地下采集地质资料的仪器包括磁强计、重力仪和用于地震勘探的地震检波器。用于量化岩石组成变化的常用仪器包括便携式伽马射线能谱仪和磁化率仪。这些仪器在泥岩地层尤其有用，并且可作为用于测量黏土矿物学变化（γ-射线光谱仪）和碳酸盐岩黏土含量的相对变化（磁化率测量仪）的代替物。

所有这些地球物理方法都具有非破坏性的优点。特定的地球物理仪器的使用和更专业的技术超出了本书的范围，需要参考制造商的手册或更专业的教材。在这里，我们提供了一些可用工具和它们可能用途的一个简要概述（表11-1），以及一些一般性的数据收集的要点。

表11-1　常用设备、主要用途和例子

仪器	主要用途	例子
重力仪	大规模调查地下不同密度的地质体，质量或体积变化的地质体	沉积盆地的边界，检测花岗岩等深成岩体，结合高程调查（如差分全球定位系统），研究火山地区的膨胀和收缩
磁强计	中—小型规模，调查磁性特征截然不同于围岩的地质体	岩脉、岩床、矿体和其他地下地质体的联系
地震仪	在广泛的规模（从几十米到数千千米），对声学阻抗的对比（与密度相关）调查	广泛用于测量在沉积盆地内的地层，也可以用来研究深部地壳结构或定位岩浆房

仪器	主要用途	例子
便携式光谱仪	暴露在地表的岩石在小规模（分米到米）下主要和次要元素含量的变化	通过化学表征得出的岩石来源；总体特征确定高分辨率调查的位置；生成用于时间序列分析的数据，以确定是否存在与岩石中记录的沉积时间有关的规律周期
γ-射线光谱仪	暴露在地表的岩石的 Th、K 和 U 含量在小尺度空间的变化（30cm 至数 10m）	黏土矿物学或有机碳含量的变化（U 可以用作有机碳的代替物）；花岗岩的 U、Th 和 K 组成特征
磁化率测量仪	岩石在一个强加的磁场中有非常小规模空间的变化；这种关系不仅与岩石组成中含磁性矿物有关，也与顺磁性矿物有关，如黏土矿物	泥岩地层中黏土、碳酸盐和二氧化硅含量的变化；盐夹层和泥岩/碳酸盐岩沉积的变化检测；时间序列数据的生成分析，以确定岩石是否有规则的周期

第一节　数据采集

许多地球物理仪器内置的内存可以使数据收集的快速且容易。然而，由于天气情况和野外条件可能具有挑战性，因此对任何仪器的要求都很高。如果仪器丢失了，数据重新收集很困难或昂贵，那么它必须可以定期备份到一个单独的设备或在野外做一个硬拷贝。一个单独的数据记录也可以防止因为仪器被盗，或者被海关没收而数据丢失！此外，如果设备实在无法储存额外的数据，就必须分别记录每个数据点的收集位置和任何其他的制约因素或观察现象。如果是采取一个大到中等水平的横向网格进行测量，就可以使用全球定位系统或差分全球定位系统，但在垂直网格和小空间尺度，标注是很有必要的。最方便易行的且能显示大量的数据并确保你不错过任何东西的方法是建立一个表格，每个单元格为你所需要的数据项（图 11-1）。

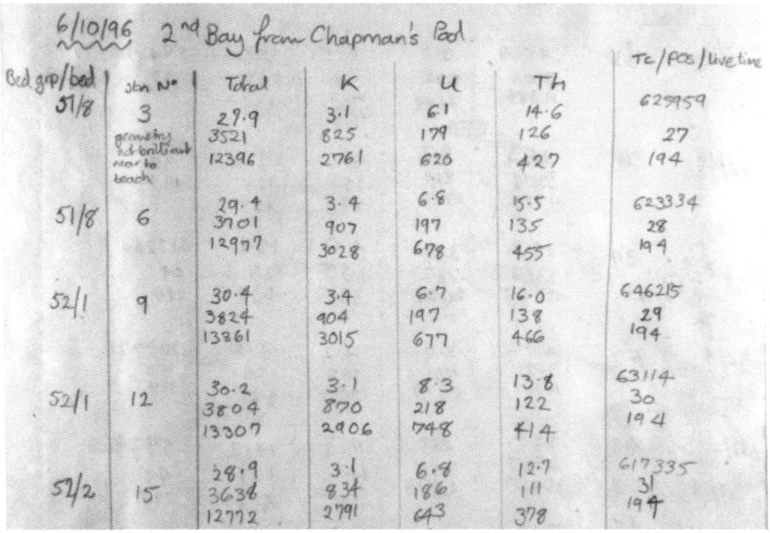

6/10/96 2nd Bay from Chapman's Pool

Bed grp/bed	Stn No	Total	K	U	Th	Tc/POS/live time
51/8	3	27.9 3521 12396	3.1 825 2761	6.1 179 620	14.6 126 427	625959 27 194
51/8	6	29.4 3701 12977	3.4 907 3028	6.8 197 678	15.5 135 455	623334 28 194
52/1	9	30.4 3824 13361	3.4 904 3015	6.7 197 677	16.0 138 466	646215 29 194
52/1	12	30.2 3804 13307	3.1 870 2906	8.3 218 748	13.8 122 414	63114 30 194
52/2	15	28.9 3638 12772	3.1 834 2791	6.8 186 643	12.7 111 378	617335 31 194

(a)

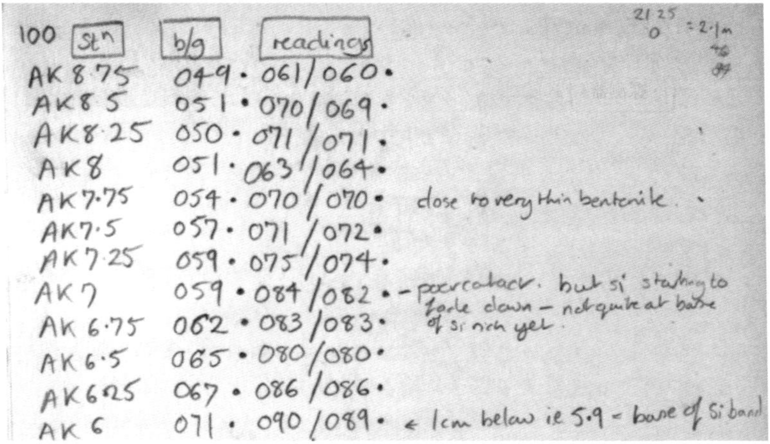

100 stn	b/g	readings	
AK 8.75	049	061/060	
AK 8.5	051	070/069	
AK 8.25	050	071/071	
AK 8	051	063/064	
AK 7.75	054	070/070	close to very thin bentonite
AK 7.5	057	071/072	
AK 7.25	059	075/074	
AK 7	059	084/082	– poor contact. but si starting to fade down – not quite at base of si rich yet
AK 6.75	062	083/083	
AK 6.5	065	080/080	
AK 6.25	067	086/086	
AK 6	071	090/089	← 1cm below ie 5.9 = base of Si band

(b)

图 11-1　一些野外记录簿上数据记录的实例

(a) γ-射线光谱仪从 5 个样品点（站）得到的数据，显示地层位置，原始和处理过的数据以及电子文件数据参考（POS）；在这种情况下，γ-射线光谱仪采样间距为 30cm（即每一个第三站，以配合仪器的分辨率；其他读数间隔为 10cm）；(b) 磁化率数据间隔为 2.5cm（全数字站为 10cm），空气条件下的一个读数和岩石上的两个读数。该仪器连续测量、整合数据并以每 10 秒提供一次读数；这个小黑圆圈代表仪器从岩石移动到空气中所提供的读数；这个记录作为一个点，以确保没有在这些无意义的测量和所需要的数据之中犯错误（Angela L. Coe 的野簿，英国开放大学）

使用仪器采集数值数据时需要考虑：

（1）设计一个系统的方法，这样你就不会遗漏什么；

（2）在野外工作以及仪器的局限性条件下，数据的分辨率是否是合适的；

（3）使用仪器的最合适的方法由仪器能获得其大部分信号的地方决定。

第三点可能听起来很明显，但伽马射线能谱仪就是一个例子，它可以从靠近探测器末端的扁平钟形体中测量伽马射线（图11-2a）。要对一个特定岩床进行读数表征，最好把探测器垂直于岩床面（图11-2b）。然而，如果要获得一个用来表现平均地层变化的读数，就像一个钻孔记录，最好把仪器垂直岩床（图11-2c）。图11-2d 显示了将检测器放在不平坦的表面上时信号损失的比例，这将导致非常不准确的测量。

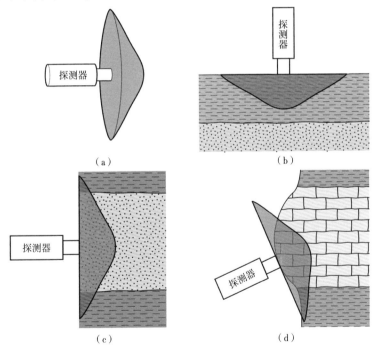

图 11-2　伽马探测器测量方式示意图

（a）三维图形表示了伽马射线光谱仪可测量的钟形体积（红色部分），二维图形表示了仪器放置不同位置时可测量的区域；（b）平行岩层面；（c）垂直岩层；（d）一定的角度

一、仪器校正和基站

去野外前，仪器需要定期检查和校准。另外一个好的做法是在一个方便的位置建立一个基站，每天可以在同一地点读取一些读数，以检查和监视仪器的漂移。但并不是所有的漂移都会造成仪器测量的假象，例如地球磁场的强度连续波动（主要是昼夜变化，但也存在短期变化），并且由于潮汐作用，任何地方的视重力都在变化。这些重力变化可以计算，但必须测量磁场变化。在实践中没有必要解决因仪器移动而造成的这些偏差。在基站的重复读数可以显示这两种效应的总和，你需要知道这些，以便对调查时间进行校正。这些基站读数也可能显示出仪器的任何问题。

二、测网调查

任何地球物理测量的一个重要组成部分是建立一个适当的网格以采取测量。网格需要考虑仪器的分辨率、正在调查的地质特征的大小和形状或总体目标，地形的类型和可用的时间。仪器的分辨率是非常重要的。如果仪器的分辨率只有 1m，就不值得每 10cm 测量一次。同样，如果仪器的分辨率只有几厘米，调查就需要设计测量计划，这样关键的数据才不会丢失在测量站之间，除非目的是一个区域性的研究。

如果该地区是未知的，先做一个低分辨率网格的初步研究会很有用，然后再对感兴趣的区域进行一个更高分辨率的研究。还需要非常谨慎仔细以确保收集到充分的数据，可以对调查区域边缘的地质特征进行描述。

除了特殊情况，所有数据都应该在有规律的空间间隔采集，这样后期需要做的数学处理将会更容易。地图、卫星图像、全球定位系统或测量设备应用于建立大型网格。小规模网格和地层断面可采用卷尺、规则、一个雅各伯工作人员和指南针来建立（第二章第五节）。不仅要对测量站之间的距离进行仔细检查还要注意检查一些测量站的总距离以消除累计误差。例如，如果测量是采取每 10cm 检查一次，那么每隔 1m 的测量站也要相互间正确定位。

第二节　仪器的运输和保护

需要预先考虑现场电子设备的运输。可能需要更大的背包/背囊或特别设计的一个手提箱。但是，有时需要在整体包装与加衬垫之间做折中选择。所有的电子设备都需要保护，以防止雨水，尤其是咸水。在潮湿的条件下，一个大伞或山地帐篷是很有用的。携带易损坏的较小物品的备件，如电缆。如果你要携带仪器到另一个国家，确保你有文件说明仪器是什么，它将用于什么和它属于谁。海关法规可能提前检查并且你可能会被要求演示如何使用仪器。对于任何在 X 光下看起来像一把枪（如一些探测器）或包含放射性物质（如 γ-射线光谱仪和便携式光谱仪）的仪器，提前计划并获得许可是非常必要的。

第三节　与其他数据相关联

地球物理数据往往需要与地质相关联，在某些情况下需要与地形数据相关联，最好在测量网格建立时就经做好。如果有适合调查的规模和类型，请考虑将每组数据合并到地理信息系统（GIS）中，这样就可以正确显示每组数据并方便你查找相关性。地球物理数据的分辨率越高，这个就会越难，尤其是当地质数据既不准确也不详细。在某些情况下，可能就需要完善甚至重新收集地质资料。在信息很少的新领域，大家可以协同工作，形成集成的数据组。而高分辨率的研究详见第十三章第一节第七小节。

参 考 文 献

Keary, P., Brooks, M. and Hill, I. 2002. *An Introduction to Geophysical Exploration*, Blackwell Science, 272 pp. [Good basic text on geophysical techniques.]

Judd, P. and Brown, S. 2006. *Getting to Grips with GPS*, *Navigation and Digital Mapping*, Cordee, 176 pp.

Milsom, J. 2002. *Field Geophysics*, Blackwell Science, 244 pp.

Parasnis, D. S. 1996. *Principles of Applied Geophysics*, Springer-Verlag, 456 pp.

Sherieff, R. E. and Geldart, L. P. 1995. *Exploration Seismology*, *Cambridge* University Press, 628 pp. Telford, W. M., Geldart, L. P. and Sheriff, R. E. 1990 . Applied Geophysics, Cambridge University Press, 792 pp.

Weedon, G. P. 2003. *Time-Series Analysis and Cyclostratigraphy*: *Examining Stratigraphic Records of Environmental Cycles*, Cambridge University Press, 276 pp.

第十二章
照片

　　照片是大多数地质调查工作的一个重要组成部分。它们可以作为一个备忘录，可用于图像分析（第五章第四节、第五章第五节），以记录暴露的地层随着时间推移的变化，并且也是在论文、报告或出版物中做地质说明必不可少的部分。如第四章第三节部分概述的那样，在野外不仅照片很重要，还需要做现场的笔记和素描，因为照片是不能代替野外素描的。素描可以记录你如何划分连续的地层，提供了进一步关键的说明，并展示一些地质解释。拍摄的照片应记录在你的野簿上，并通过照相机或图像处理软件添加有关地质特征和位置的电子信息（图 12-1）。

　　市场上各种照相机的优缺点超出了本书的范围，所以在此我们只能提供一些一般性的描述。数码单反（SLR）相机为各种照明条件和各种照片类型提供最大程度的灵活性。通常也还有更好的镜头。但是，许多小型紧凑型相机也可以提供很好的照片，并且具有体积小、重量轻的优点。比如在使用个人数字助理（PDA）等时（第二章第九节），需要检查屏幕在强烈的灯光条件下是否可见。当相机没有取景器时，这是非常必要的。如果相机有取景器但不是单反，取景器通常不会给出一个确切照片的框架，所以如果你想准确地构图拍摄对象，你可能需要弄清楚那是什么。即使使用数码单反相机，其视图也不完全相同。在拍摄户外和风景有良好口碑的相机，可能会得到最佳地质照片。如果您要拍摄大量特写照片，则好的微距镜头设置将非常有利。此外，对宽泛的光照条件敏感的相机具有最大的灵活性。

　　只要有足够的内存和电池容量的相机，使用数码相机拍摄照片

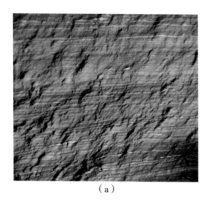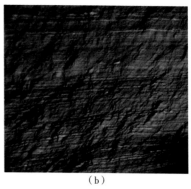

（a）　　　　　　　　　　　　（b）

图 12-1　为了说明不同的相机设置的影响，两张照片
采取略有不同的 F -停止，图像 40cm 高

（a）F 6.3 及（b）F 4.5；包含在电子文件中有用的相关元数据是：相机类型、快门
速度、F -停止、ISO 设置、白平衡（图 12-2）、焦距、日期、时间、地点、主题和关
键词；其中一些是自动记录的，其他部分比如主题，是需要由使用者添加（a 和 b：
Angela L. Coe，英国开放大学）

的数量几乎是没有限制的。这意味着你可以拍摄比你最终会用到的
更多的照片。以下提示可帮助您拍摄涵盖所有可能情况的照片。

（1）第一张照片要拍摄这个地方的全景，这会提醒你后面的照
片是在哪里照的。

（2）对于不同的现象特征要照全景和特写照片。

（3）记录灯光条件。阳光条件下的最佳视野往往是使太阳在你
身后，所以这可能意味着你需要在一天的不同时间返回一个地方获
得最佳的照明条件。多云的条件可以提供更多均衡的光，但阳光充
足的条件可以使一些地质现象的显示更好。

（4）如果照明条件差或可变的话，在用不同拍摄设置的镜头多
照一些。注意，曝光不足的数字照片可以在处理后得到一个好的照
片，而曝光过度的照片无法记录所有的信息。如图 12-1 所示，图
（b）比图（a）好。

（5）傍晚和清晨的光（即低角度照明），可以表现出小和中小
规模的地形特征，如遗迹化石和沉积结构。

（6）如果你使用的照片是要做图像分析的，确保它没有任何的
边缘失真，如通过使用广角，或拍照时镜头设置为 50mm 或更长的

焦距。你还需要考虑在不同的照明条件下的白平衡设置（见制造商的指示说明和图 12-2）。

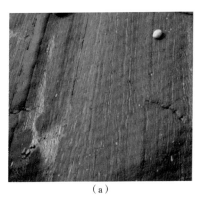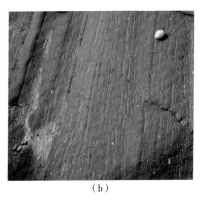

（a）　　　　　　　　　　　　（b）

图 12-2　两幅美国加利福尼亚蒙特瑞层灰色泥岩的照片，当使用不同的白平衡设置时显示出很大的色差，图像是 1m 高

（a）自动设置；（b）使用白平衡卡调整照明平衡条件后（征求摄影店/摄影师的专业意见），所有其他相机的灯光设置是完全相同的（a 和 b：Angela L. Coe，英国开放大学）

（7）在光线不足的情况下，三脚架是有用的；如果你没有三脚架，尝试把相机放在石头上，并使用自拍或遥控快门。

（8）如果你在恶劣的天气条件下工作，请考虑购买潜水时用于水下摄影的防水相机套。

（9）如果你正在拍很多照片，如贝壳床或小规模的细节，在照片中为了避免混乱，照片应该按地层的顺序来照，并考虑以某种方式来标记岩石，如用记号笔、修正液或划线板，这样你就能知道不同的照片的相互关系。

（10）在大多数情况下，最好垂直于被拍摄物体站立。

（11）你可以使用野簿的空白页将光反射到曝光的阴影部分，尤其是在悬垂的阴影下。

（12）对于拍照的区域，要有一个比例尺或记录其大小的说明。根据照片的主题，比例尺可以是任何物体，从一个人到一个尺子、相机镜头盖、硬币或小刀。如果是小规模照片，手指也是可以的，这还有一个优点就是你不会在不经意间把它弄丢了！理想情况下，对于中小型物体，请使用公制刻度，而不要使用诸如镜头盖或硬币之类的物体，因为它们的尺寸可变。此外，比例尺应选一个中性的颜色（灰色），以免过度影响照相曝光。或者在你的野簿的封面上用一个粗的标记笔画一个刻度。

（13）当拍摄你素描过的区域的照片时，应在野簿页面的一个角落放上其中的照片，作为你的照片和野簿之间交叉引用的一种手段（假设野外图的视野是合适的）。

（14）使用野外野簿的一页来标示照片上的特殊现象（图7-15）。

（15）假设你正在使用数码相机检查，使用摄像头显示屏，在离开本地之前进行曝光，并尽可能确定焦点是否对准，如果必要的话你可以再拍一张照片。

> 小贴士：记住每一张照片都要有一个比例尺，并确保它是适当的。选择一个错误的比例尺或比例尺没有靠近于岩层面会产生令人困惑的结果。

第十三章
采样

采样是野外工作计划的一个重要组成部分，因为样本、你的野外笔记和照片是你从野外回来后拥有的所有东西。但通常采样都很匆忙，因为它是需要完成的最后一个任务或是因为需要在短时间内覆盖广阔的区域并提取易于获取的样本材料。但是，这是值得花一些时间收集样品并记录他们是从哪里来的，尤其是如果你需要用它们完成许多的实验室工作。收集的样品通常用于原始目的以外的用途。取样时要考虑的关键点是：

（1）目标是什么，因此需要多少样品和什么类型的样品？

（2）样品是否具有代表性？

（3）需要什么样的采样分辨率？

（4）样品是否新鲜的和未风化的？当然除非研究是关于风化的。

（5）样品需要定位吗？

（6）我有合适的工具来做这项工作吗？

（7）我记录下样品的确切位置了吗？

（8）是否有关于样品收集方式的记录，比如所使用的工具（以消除可能的污染）和地层精度？

（9）保留问题是什么？我是否仅接受必要的东西，我是否得到了必要的许可，并且我是否考虑到了视觉对环境的影响？

第一节　选择和标签样品

所需样品的大小和性质取决于需要做什么类型的分析类型。适当的垂直和水平的采样间隔取决于研究目的。其次考虑以下问题：岩性变化、沉积速率、与推测边界接近程度、推测或已知的重复及资源和野外现场的限制。本节概述了根据样品的预期用途而要考虑的因素。

当挑选样品进行地球化学分析、矿物分析、分子化石和微体化石以及高分辨率的研究时需要谨慎，以避免交叉污染。

一、薄片样品

对于不是太粗的岩石，一个约 10cm（厚）×5cm×5cm 的样品通常是足够制作一个或多个的薄片。如果岩石是粗粒的，那么就需要样品的大小适合分析粒度的大小。样品必须足够大以使其能够被夹在岩石锯中，并且如果需要定向，请注意样品的位置和形状（请参见下文）。在变形岩石中，切成彼此成直角的两个甚至三个薄片是有用的，所以可能需要一个稍大的样品。

二、定向样品

（一）变新（顶面）方向和大致定向的样品

判断沉积岩的变新方向往往是必需的，通常用一个箭头标志在垂直于岩床的面上。如果岩层的方向不清楚，这可能也需要记录，以便剖面可以垂直切过岩层。对于火成岩变新方向，可能需要记录固结体、火山碎屑岩、含流体特征和气泡火成岩的情况。对于变质岩石的样品也往往需要标记其顶面，因为需要获得一个相对于构造结构特定方向的薄片。下面提供了一个更精确的样本定向方法。

（二）精确定向样品

一些样品需要精确定位野外方向，所以在以后的处理过程中，需要考虑到这一点（图 13-1），包括用来做古地磁研究的样品及一些被用来做更精确的变质作用与构造分析的样品。要做到这一点，找一块暴露的容易取样的岩石，或者以合适方式破裂的岩石，采集岩石样品然后将其精确地放回原位。使用指南针—测斜仪，无论是向上（图 13-1）或顶部，标记岩石确切的走向线和倾角方向，并记录下倾角和走向。古地磁研究中所用的定向样品也可以用钻孔获得。可用一个直径约 2cm 的金刚石钻管取样。通过对岩石进行钻孔以获取样品。然后使用改进的罗盘—倾斜仪和金属丝对圆柱体进行定向，并在采集岩心之前对其进行标记。

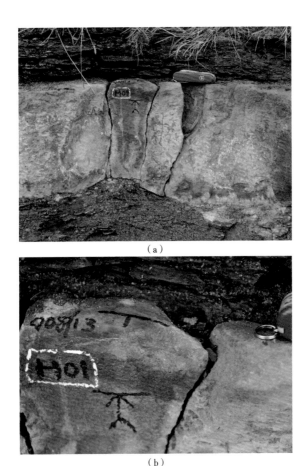

(a)

(b)

图 13-1　在顶面标记着走向线和倾角方向的定向样品，样本号（H01）
及侧面上指向的箭头。在这个例子中，选择破碎但仍然完整且有定向指示
的石灰岩部分，Carboniferous strata，Rumbling Kern，Northumberland，
UK.（a 和 b：Angela L. Coe，英国开放大学）

三、地球化学分析的样品

　　一个 200g 的样品通常足够进行一系列的主要元素、次要元素、
微量元素和同位素分析，除非是非常粗粒或非均质的岩石，可能就
需要约 1kg 的样品。需要特别小心以确保样品是新鲜的。这可能意
味着首先剔除风化物质。如果可能的话，最好是在现场就清除了风

化物，以确保你带回来的是一个新鲜的样品，因为这样更容易考虑野外的风化程度的影响。颜色的变化是风化的良好指示，而且岩石的断裂模式和硬度也有（因为风化作用）改变的趋势。此外，一些岩石中含有风化产物（如风化泥岩常发育石膏晶体）。如果样品是分析金属同位素，为了避免金属包层和锤子的污染，可能需要更多谨慎的措施。

四、用于采集矿物的样品

需要进行矿物分析的样品数量取决于要采集的矿物和岩石成分。对于重矿物，如锆石，目前只在低丰度的岩石中，可能需要 1~2kg 的岩石。对于适用于 ^{40} 氩–^{39} 氩和钾氩法测年的火山玻璃和长石，一般至少需要 1kg 的岩石。对于火山碎屑岩和沉积岩，在岩床的底部收集特别重要，因为更容易找到的粗粒矿物在那里最为发育。

五、化石样品

（一）用于宏体化石分析的样品

大型化石的样品和其支撑的岩石往往是很大的。他们最好用纸包裹。如果他们易碎或岩石需要缓慢干燥，就用保鲜膜或塑料食品包装纸包裹包住，然后再用纸包裹。它们通常具有商业价值，因此在移动或者将它们搬离采集它们的地区或国家时可能需要特别的许可。重要的标本在分析研究后需要捐赠给博物馆，并在随后的出版物中提及其样本（或博物馆收购）编号。

（二）用于微体化石分析的样品

用于微型古生物研究分析的样品大小取决于样品中化石含量的丰富程度。对于一般含量丰富的有孔虫，200g 应该就足够了；对于纳米化石和硅藻，小于 10g 样品就够了。对于孢粉学研究，需要 0.5~1kg 的样品。

（三）用于分子化石分析的样品

虽然用于分析分子化石的样品非常小，但是样品也需要足够大（2~5g）以避免污染。样品需要封装在金属箔、玻璃或知道其成分的聚乙烯袋中。另外需要在每次采集样品之后，仔细清理采样仪器，以避免交叉污染。

六、区域研究的采样

区域和低分辨率的研究需要采集能代表整个地区的样品。此外实验室分析的样品应分单元收集，因为它们的组成是未知的。不过，这里很难一概而论，因为将需要根据要检验的假设来调整采样策略。从各主要岩石地层单元采集样本是一个很好的方法。如果该区域地层比较单一（如一个大的火成岩地区），则应获取规则间隔的样本，这些样本在水平和垂直方向上从空间上分开，除此之外还有其他关键的特征，如潜在的分支岩脉。其他值得考虑的样品是火成岩成分变化的样品、代表性的化石、构造接触、从变质带得到的代表性样品及从岩脉得到的有代表性的样品。

七、高分辨率样本采集

高分辨率采样需要极大的细心和耐心。需要设计一种有逻辑的标签样品或样品位置的方法。在任何情况下，需要紧密排列的样品，最好先用刻度尺清楚地标记露头（图 13-2），如果需要不规则间隔的样本，标记出取样的地点。然后在取样前可以把露头拍下来作为一个永久的记录。可以根据需要使用粉笔、标记笔、油漆或修正液对剖面进行标记，并清楚地标记在岩石上。在不存在保存问题的情况下，另一种方法是准确标记，提取大量样品或一组样品，然后在实验室中对其进行重新采样。根据研究的目的，可能会需要重叠或重复的样品（图 5-8）。图 13-2 显示了一个沉积剖面已经标记并准备采样。已选择一个易于采集样品的角落部分并且用粉笔和修正液标记了厘米刻度。这是一个薄而永久的标记，在经过包装和运输后还可以保留下来，并且已使用校正液，因为它使划痕在照片中容易识别并能够快速浏览。

污染对于高分辨率的样本组是一个问题。根据露头的原始状态，最好从下向上取样，以避免岩石掉落到尚未进行采样的部分。此外用于收集样品的工具需要仔细清理。在沉积岩或其他软的岩石采集岩石粉末用于化学分析，一个有效的方法是标记好岩石，然后用直径在 10~15mm 之间的钻头进行钻探，当钻岩石时将一个袋子放在钻头下面收集粉末。在取不同的样品时需要注意清洁钻头，以确保没

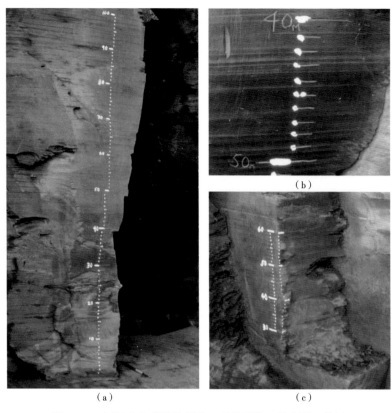

（a） （b）

（c）

图 13-2　标记准备采样的部分，下侏罗统，约克郡，英国

（a）每隔 1cm 标记地层；（b）细节部分显示每 1cm 处使用粉笔和修正液制作的标记；
请注意，在这种情况下，字母"m"表示负号，因为标记位于（a）中所示的零
参考基准之下；（c）在角落的两边标记剖面将这些剖面放回原处会很有帮助

（a—c：Christopher Pearce，英国开放大学）

有交叉污染。但这种方法对于将分析金属同位素的样品是不恰当的，因为钻头的紧密接触可能产生污染。非常软的沉积矿床，特别是那些含水量高的，可通过小刀切取所需样本。专为古地磁研究而设计的钻头可以提取约 2cm 直径的小岩心，可以用来在较硬的岩石中获得小的高分辨率的岩石样品。

　　在某些情况下，需要整个岩床或一组岩床的样品。在这种情况下，最好采集重叠地层的大样本。应找到一个合适的部分采集并且

野外地质考察实用手册

取样前在岩石上用锤子、凿子或岩石锯做好标记。如果你要采集大样本或如果那里有环保问题，别忘了获得许可。

> 小贴士：在易碎的沉积矿床中，如煤和泥岩，采集连续方向的样品是很难的，因为它们很容易在运输过程中破碎。一种保持样品完整的快速方法是将样品包装在可拉伸的、具有自黏性的塑料材料中，如保鲜膜或收缩包装。

八、样品的标记和包装

值得花一些时间给你的样品设计一个合适的标记方案。根据研究的目的，有各种各样的可能性。对于地区性的研究，经常使用地点的编号或名称的缩写，然后加上那个地点的样本数，如 24/3 或 FB/3，但另一种方式是使用国家网格坐标加上一个样本数。这个方法的优点是样品数字可以立即指示它是从哪里来的，而不需要看现场笔记。另一种是将日期或日期的一部分包含在样本数中，可以让你方便地找到相关的野外笔记。对于要收集数百个样本的高分辨率研究，通常需要采取不同的策略。如果样品是在特定的地层高度，将高度合并到样品编号中是很有用的。这使得以后在电子表格中更容易处理数字。其他可以考虑的标记包括样品时代的缩写，如 S 表示志留系，或表示岩性地名，如 BS 表示布尔吉斯页岩。

对于样品本身，如果它足够大且不会出现污染问题，记录样品编号是很有用的，如果适用的话，记录其朝上的方向或走向。在样品袋或包装材料上，适当记录以下内容很有用的：

（1）样本数；
（2）交叉引用的野外野簿页数或日期；
（3）地点；
（4）样品是否定向；
（5）岩石类型；
（6）相关样品。

第二节　实用建议

一、包装和标记材料

（1）保鲜膜/收缩包装：这对易碎标本，如化石和泥岩等是非常有用的。除了有助于将样品固定在一起外，薄膜还保留了样品中的水分，使其在受控的条件下干燥。

（2）纸张：它有助于保护脆弱的标本并作为包装材料。如果样品要用于地球化学分析，特别是有机碳分析，则不应与岩石直接接触。

（3）聚乙烯样品袋：好的做法是将每个样品放入一个新的袋中，以避免交叉污染。大部分来自不同供应商的袋子提供可写标签。检查是否有锋利边缘的岩石，因为它们容易使袋子裂开。如果岩石周围有锋利的边缘，轻轻地用锤子方形的末端轻敲，或者小心地把石头放进袋子里，用纸包好。

（4）铝箔：这对非常易碎的样品，如泥岩保存在一起是非常有用的。采集后立即有条理地将箔纸缠绕在标本上，以便能够在实验室中依次将其除去。如果样品要长时间保存，则最好避免使用铝箔，因为岩石中的盐分会腐蚀铝箔。

（5）胶：适用于金属或木材的强力胶用于粘接样品。如果需要在运输或运输回去之前保护泥岩或脊椎动物牙齿中的贝壳状材料等易碎样本，请将其在 PVA 胶和水的 50:50 混合物中浸泡数小时，然后让样品干燥。

（6）记号笔：永久性记号笔提供独特的标签。请注意，潮湿、多尘或细颗粒的深色岩石可能难以标记。多带几只记号笔到野外非常有用，因为它们消耗的很快。

> 小贴士：细粒岩石样品（泥岩、粉砂岩）通常更容易用粉笔或纸张校正液进行标记，因为记号笔墨水经常会被岩石吸收。

二、采集样品

不同的岩石会以不同的方式破碎，但技巧和经验使地质学家能够获得最好的样品。值得花一些时间寻找到在哪里可以得到最好的样品。寻找一个安全的、容易到达的地方，并且那里有容易移动的凸出岩石。你也应该考虑取样对环境的影响，最好选择一个不明显的位置。如果只需要少量样品，通常用锤子的扁平端敲打岩床的边缘即可。如果你需要一个更大的样品，寻找已经存在薄弱线的区域，如层理面或接缝。这通常可以通过将冷凿打入接缝或层理面中，然后利用杠杆作用来采集岩石，使岩石接缝加宽进而使岩石变疏松。对于大多数的化石，需要沿岩床层理面顺层采集。有些样品很难采集，可能需要用锤子长时间用力地击打，使岩石变疏松。如果你需要一个特定的样品，就要用凿子在样品周围仔细的工作。你凿的地方需要离特定区域足够远，因为你凿的位置附近总会丢失一些东西。采集样品后，修剪掉所有尖锐的棱角。如果你要按一个方向采集样品，最好的方式是用锤子采集前先标记向上的标记，以防不能在样品采集后重新定位。

第十四章
结束语

总之，下面的一些表格对野外地质考察的不同时期工作做了总结，包括前期的准备工作和后期的记录工作。

野外地质考察的前期工作：

（1）明确地质考察的目标；

（2）查阅相关地质资料及文献，也可以咨询到过该地区考察，并获得该地区的地质概况情况的相关地质研究人员；

（3）如果需要，得到允许的情况下可以取一些现场的地质样品；

（4）填写健康与安全表格，做好野外急救培训等必要工作；

（5）规整必要的野外考察设备（表2-1至表2-3）。

野外工作：

（1）选择最佳野外地质露头进行考察；

（2）每天至少有一个明确的目标；

（3）检查并监控野外危险因素；

（4）收集相关数据、样本等，并着手解释工作，打印或用电子记录本记录主要数据资料，样本位置等信息或者参考工区的其他相关信息如地图，参考表14-1；

（5）仔细收集那些需要特别注意的样品；

（6）对每天完成的工作进行检查，并按要求修改接下来的野外工作的任务与目标；

（7）在时间允许的情况下重复检查任何存在疑点的地方。

野外考察结束后：

（1）按要求存储样品（如泥岩和一些化石样品可能需要在低温条件下保存）；

（2）检查野外地质笔记和整理零碎的笔记；

（3）与同事和专家讨论数据与解释问题，可以寻求其他帮助，例如可以用自己的典型样本与博物馆的化石进行对比，或者分析岩石样品的成分并与已知的岩石样品对比；

（4）分析样品数据；

（5）编写报告或科学论文，同时可以参考相关的书籍，一些书籍将在下表列出来。

表 14-1　总结野外记录本中的信息

野外记录本信息
姓名与联系方式
表格目录
有用信息
日期
地点
工区示意图
绘制各野外露头的相互关系示意图
单独绘制每一部分的露头简图
数据与结果
参考工区地图及相关文献
前期解释
存在的疑问
任务清单
照片获取
样品清单

参 考 文 献

Alexander, J. 1992. Nature and origin of a laterally extensive alluvial sandstone body in the Middle Jurassic Scalby Formation, *Journal of the Geological Society*, *London*, **149**, 431–441.

Arkell, W. J. 1936. The Corallian Beds of Dorset. *Proceedings of the Dorset Natural History and Archaeological Society*, **57**, 59–93.

Arkell, W. J. 1936a. The ammonite zones of the Upper Oxfordian, and the horizons of the Sowerby's and Buckman's types, *Quarterly Journal of the Geological Society of London*, **92**, 146–187.

Arkell, W. J. 1947. *The Geology of the Country Around Weymouth, Swanage, Corfe and Lulworth*, Memoirs of the Geological Survey of Great Britain, 386 pp.

Billings, M. P. 1972. *Structural Geology*, Prentice Hall, 606 pp.

Boggs, S. 1992. *Petrology of Sedimentary Rocks*, Prentice Hall.

Catuneanu, O. 2006. *Principals of Sequence Stratigraphy*, Elsevier, 375 pp.

Coe, A. L. 1995. A comparison of the Oxfordian successions of Dorset, Oxfordshire and Yorkshire. In: Taylor, P. D. (ed.) *Field Geology of the British Jurassic*, Special Report, Geological Society, London, pp. 151–172.

Coe, A. L. 1996. Unconformities within the Portlandian Stage of the Wessex Basin and their sequence stratigraphical signifi cance. In: Hesselbo, S. P. and Parkinson, D. N. (eds) *Sequence Stratigraphy in British Geology*, Special Publication 103, Geological Society, London, pp. 109–143.

Coe, A. L. 2003. *The Sedimentary Record of Sea – level Change*, Cambridge University Press and The Open University, 287 pp.

Dunham, R. J. 1962. Classifi cation of sedimentary rocks according to depositional texture. In: Ham, W. E. (ed.) *Classifi cation of Carbonate Rocks*, Memoir 1, American Association of Petroleum Geologists, Tulsa, pp. 108–121.

Embry, A. F. and Klovan, J. E. 1971. A late Devonian reef tract on the northeastern Banks Island, Northwest Territories, *Bulletin of the Canadian Petroleum Geologists*, **19**, 730–781.

Emery, D. and Myers, K. J. 1996. *Sequence Stratigraphy*, Blackwell, 297 pp.

Fleuty, M. J. 1964. The description of folds. *Proceedings of the Geologists' Association*, London, **75**, 461–489.

Folk, R. L. 1962. Spectral subdivisions of limestones types. In: Ham, W. E. (ed.) *Classifi cation of Carbonate Rocks*, Memoir of the American Association of Petroleum Geologists, 62–84.

Goldring, R. 1991. *Fossils in the Field: Information Potential and Analysis*, Longman and John Wiley & Sons, 218 pp.

International Code of Botanical Nomenclature, http://www.bgbm.org/iapt/nomenclature/code/SaintLouis/0001ICSLContents.htm *International Code of Zoological Nomenclature*, http://www.iczn.org/iczn/index.jsp

Kidd, R. G. W. and Cann, J. R. 1974. Chilling statistics indicate an ocean – floor spreading origin for the Troodos complex, Cyprus, *Earth and Planetary Science Letters*, **24**, 151–155.

野外地质考察实用手册

King, J. A. 2007. *Crustal Melting Beneath Southern Tibet*, PhD thesis, The Open U-niversity. Lippard, S. J., Shelton, A. W. and Gass, I. G. 1986. The *Ophiolite of Northern Oman*, Geological Society, London, Memoir 11, Blackwell Scientifi c Pub-lications, 178 pp.

Macleod, C. J. and Rothery, D. A. 1992. Ridge axial segmentation in the Oman ophiolite: Evidence from along – strike variations in the sheeted dyke complex. In: Parson, L. M., Murton, B. J. and Browning, P. (eds), *Ophiolites and their Modern Oceanic Analogues*, Special Publication 60, Geological Society, London, pp. 39-63.

McClay, K. R. 1991. *The Mapping of Geological Structures*. John Wiley & Sons, 168 pp.

Nichols, G. 1999. *Sedimentology and Stratigraphy*, Blackwell Science, 355 pp.

Park, R. G. 1989. *Foundations of Structural Geology*, Routledge, 148 pp.

Pettijohn, F. J., Potter, P. E. and Siever, R. 1973. *Sand and Sandstone*, Springer-Verlag, 617 pp.

Ragan, D. 2009. *Structural Geology: An Introduction to Geometrical Techniques*, Cam-bridge University Press, 624 pp.

Ramsay, J. G. and Huber, M. I. 1984. *The Techniques of Modern Structural Geology Volume 1: Strain Analysis*, Academic Press, 307 pp.

Rothery, D. A. 1983. The base of a sheeted dyke complex, Oman ophiolite: Implica-tions for magma chambers at oceanic spreading axes, *Journal of the Geological Socie-ty, London*, **140**, 287-296.

Sibson, R. H. 1977. Fault rocks and fault mechanisms. *Journal of the Geological So-ciety* **133** (3), 191-213.

Spicer, R. A. and Hill, C. R. 1979. Principal components and correspondence anal-ysis of quantitative data from a Jurassic plant bed, *Review of Palaeobotany and Paly-nology*, **28**, 273-299.

Stow, D. A. V. 2005. *Sedimentary Rocks in the Field*, Manson Publishing.

Watts, D. R., Harris, N. B. W. and the 2002 NASA GLENN SOARS Working Group. 2005. Mapping granite and gneiss in domes along the North Himalay-an antiform with ASTER SWIR band ratios, *Geological Society of America Bulletin*, **117** (7-8), 879-886.

Wiseman, J. 1993. *SAS Survival Guide*, Collins, 384 pp.

第十四章

结束语

附录 A1

常规认知

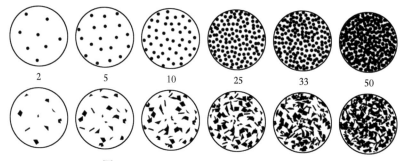

图 A1-1　从视域图中判断矿物百分含量

表 A1-1　摩氏硬度表

摩氏硬度	对应矿物	非矿物示例
1	滑石	
2	石膏	
2.5		手指甲
3	方解石	
3.5		铜币
4	氟石	
5	磷灰石	
5.5		窗户玻璃
6	正长石	
6.5		硬钢（如刀片）
7	石英	

摩氏硬度	对应矿物	非矿物示例
8	黄玉	
9	刚玉	
10	金刚石	

注：许多现代铜币是镀铜钢，硬度相对更硬。

小贴士：金属手持放大镜提供了极好的表面来测试石英。用岩石简单划过镜面，如果在镜面上留下划痕，可能会含有石英。
注意：对于沉积岩，它是判断石英的标志，但在结晶岩中，其他一些矿物也会在镜面上留下痕迹。

表 A1-2　长度的公制与英制换算表

公制	英制
2.054×10^{-2} m	1 英寸
0.3048m	1 英尺
0.9144m	1 码
1.0609×10^{3} m	1 英里

表 A1-3　正弦转换平面测量真实厚度

度数	正弦值
1°	0.017
2°	0.035
3°	0.052
4°	0.07
5°	0.087
10°	0.174
15°	0.259
20°	0.342
25°	0.422
30°	0.5
35°	0.574
40°	0.643

野外地质考察实用手册

度数	正弦值
45°	0.707
50°	0.766
55°	0.84
60°	0.866
65°	0.906
70°	0.94
75°	0.966
80°	0.985
85°	0.996

附录 A2

化 石

表 A2-1　化石保存方法

保存方法	解释	示例
保存原始材料	对于原始特征保存完好的化石，可以通过其化学特征或其特有的沉积环境特征对其地球化学环境特征进行分析	自然风干的化石；琥珀中的昆虫
化学蚀变矿物	完全矿化：原始生物的细胞壁或多或少的保留着未蚀变的部分	菊石及霰石贝壳
	石化：所有的有机成分会被矿物所填充，并且会伴随矿化的几个阶段	图 5-3b
铸模化石	模型化石指有机物内部或外部的软组织部分腐烂后被沉积物质填充后形成的指示其外形的化石 铸体化石是指有机体的硬体部分（例如壳体）被取代而形成的化石	图 A2-2，图 2-3c，图 5-6
印模化石	在平面上该化石已经与岩石完全融合，该化石名称同样可以形容那些植物根茎或枝叶的有机部分被氧化而仅保留有其外形而形成的化石	图 5-3d

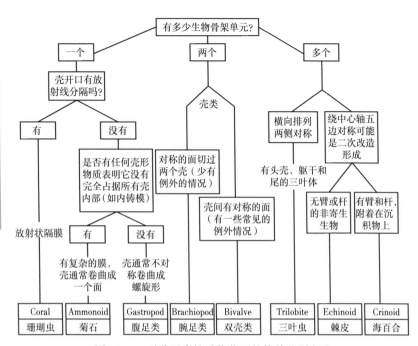

图 A2-1　对称无脊椎动物化石的简单鉴别方法

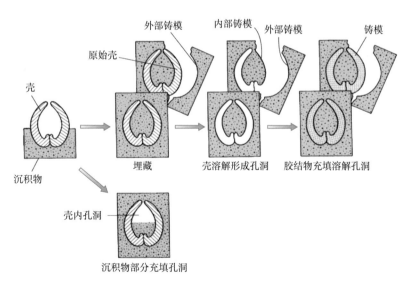

图 A2-2　用双壳类图示说明铸模化石的形成

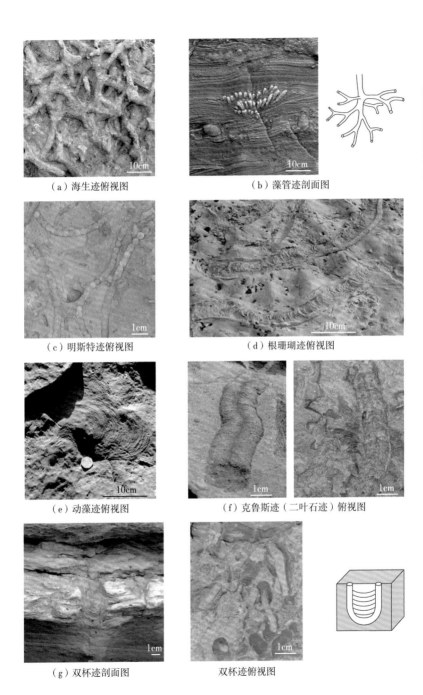

（a）海生迹俯视图

（b）藻管迹剖面图

（c）明斯特迹俯视图

（d）根珊瑚迹俯视图

（e）动藻迹俯视图

（f）克鲁斯迹（二叶石迹）俯视图

（g）双杯迹剖面图

双杯迹俯视图

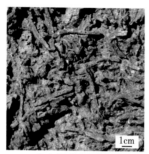
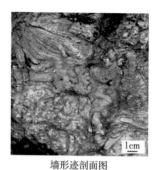
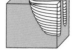

（h）墙形迹俯视图　　　　　　　墙形迹剖面图

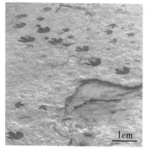
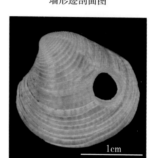

（i）恐龙足迹俯视图　　　　（j）腹足类钻孔化石俯视图

图 A2-3　一些常见的遗迹化石

表 A2-2　遗迹化石的分类很多，其中一种就是根据当时的动物正在做什么
而分类的，当然这样分类可能会互相包含

分类	解释	例子
觅食迹（Pascichnia）	通常是由有机生物体经过沉积物表面所留下了痕迹，基底可硬可软，此表面痕迹通常和觅食及运动有关	似蠕虫迹、旋线穴
进食迹（Fodinichnia）	这些痕迹通常是由于有机生物体觅食时穿过沉积物时留下的，通常是三维立体的	球粒陨石、明斯特迹、墙形迹、根珊瑚迹、动藻迹
钻穴迹（Domichnia）	由有机生物体的生存空间形成的构造	海生迹、蛇形迹、双杯迹（同觅食构造）
休息迹（Cubichnia）	有机体在柔软沉积物中留下的痕迹	鹿藻迹、似海星迹
活动迹（Repichnia）	由于正常的移动形成明显地区别于觅食痕迹	克鲁兹迹

野外地质考察实用手册

分类	解释	例子
捕食迹 (Praedichnia)	掠夺性痕迹，如钻壳孔或咬痕	海绵钻孔、胃行钻孔迹、钻孔
园艺耕作迹 (Agrichnia)	形成生物潜穴构造（通常较复杂）以捕获或培养其他生物如细菌或真菌	古网迹

示例	观察	解释	环境
1 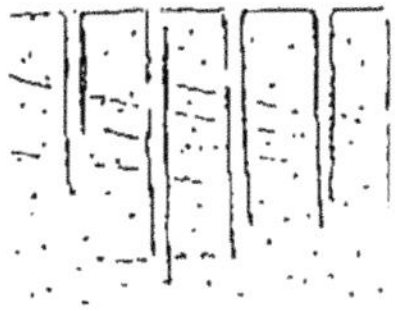	单个生物体洞穴，原始构造清晰可见	例如，由多样性低的生物群落形成的最初的生物居住空间	多形成于不稳定的沉积速率较高的沉积环境中。如江河口
2 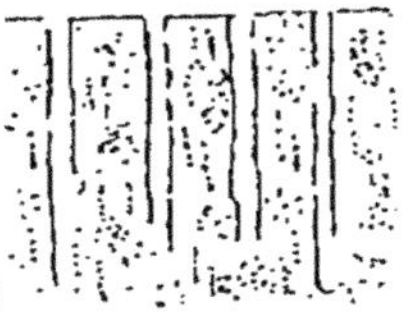	生物多样性单一的单个生物洞穴	形成于高压的缓慢形成的沉积环境	形成的时间间隔可能介于示例1与示例3之间，但其生物多样性差
3 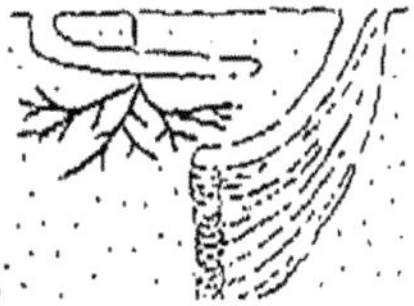	单层洞穴，有较高的生物多样性	与地壳活动相关的沉积环境	较低的沉积速率，但形成时间间隔比示例1的要长
4 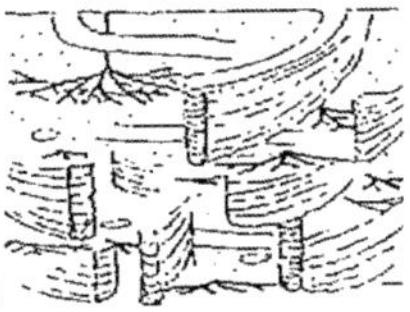	复杂分层洞穴	逐渐沉积	多形成于低沉积速率的稳定性环境中
5 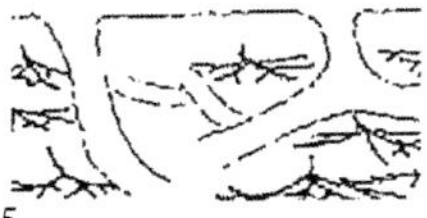	渐变叠置型洞穴	沉积物较少	形成于渐变的沉积环境
6 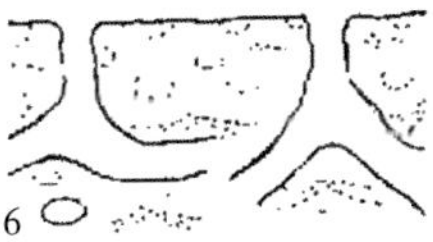	隐蔽或截断的洞穴	突然的相变，伴随有坚硬基底的形成	无沉积或凝聚

图 A2-4　洞穴分层结构及其解释（据 Goldring, 1991 修改）

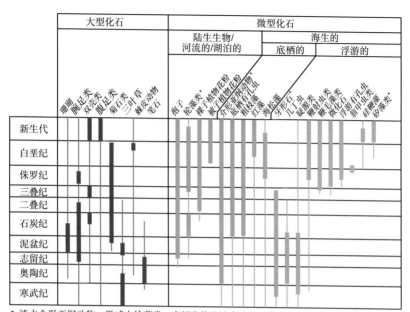

图 A2-5 生物地层图对研究生物群体非常有用,直线较粗的部分表示化石被广泛应用的时段(1996 年 Nichols、1999 年 Emery 和 Myers 对其进行了更改)

* 淡水介形亚纲动物,微咸水轮藻类,底栖生物和淡水硅藻、底栖生物牙形刺也存在

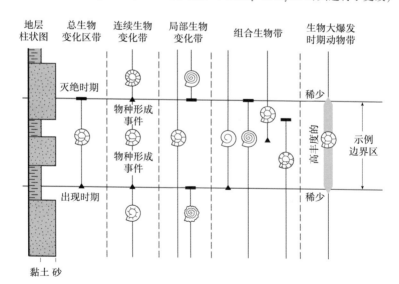

图 A2-6 常用的区域分带方案,常用于校对生物地层图
(Nichols,1999 年修改)

附录 A3

沉 积

以下所有的描述和一部分分类图解都适用于沉积物（未固结沉积物）和沉积岩（固结沉积物）。

表 A3-1 沉积物描述清单

性质		问题
组成	碎屑	沉积颗粒组成最丰富的部分是什么？
	杂基	是否存在一些细粒（黏土级）碎片可填充于较粗颗粒之间的空隙中，若存在，是什么？
	胶结物	在颗粒物周围或其之间的空隙中是否存在亮晶胶结矿物，如果有，是什么？
结构	颗粒大小	常见的矿物颗粒的大小（可使用衡量颗粒大小的卡片和图 A3-1 方法）
	分选性	沉积颗粒是否或多或少存在颗粒大小相近或不同的情况（分选差），或者分布呈均匀变化（可使用分选标注衡量；图 A3-2）。
	颗粒形状	见图 A3-3
	形状	颗粒是否比较细长或呈等轴的？
	磨圆	颗粒是否较圆或是棱角分明（可用圆度规模衡量）？
	球度	颗粒是否与球形接近（高球度）或是拉长形的（低球度）？
	颗粒表面结构	石英颗粒表面是否呈现玻璃光泽或是磨砂式的
	颗粒组构	沉积颗粒的排列是否具有一定的方向性，颗粒排列是否紧凑？是杂基支撑还是颗粒支撑？
化石		能否看到他们的化石或他们留下的痕迹（遗迹化石）？
沉积构造		岩石中是否存在明显层理或沉积构造（图 A3-5—图 A3-7）

矿物种类	化学公式及名称	标本颜色	解理	其他特征	存在形式与赋存状态
石英	SiO_2（二氧化硅）	透明	无	硬度极高	常见的碎屑颗粒或胶结物中
黏土矿物	各种含水硅酸盐	常呈灰色、绿色、红色	平行解理或没有	粒度极细	
方解石（亮晶或泥晶灰岩）*	$CaCO_3$（碳酸钙）	半透明或白色；由于杂质存在有时呈浅白色	菱形解理	硬度小于钢铁，新鲜面滴酸起泡	在石灰岩、白云岩和砂岩中形成颗粒、杂基和胶结物
文石	$CaCO_3$（碳酸钙）	白色带珍珠光泽	平行解理	原始霰石生物碎屑通常保存在海洋环境中的泥岩中	
白云石	$CaMg(CO_3)_2$（钙镁碳酸盐）	浅黄色奶油光泽	菱形解理	高温滴酸起泡，低温滴酸起泡不明显	
长石	种类包括 $K(Na)AlSi_3O_8$（正长石）$Na(Ca)AlSi_3O_8$（钠长石）	半透明光泽、粉红或白色	完全解理	硬度小于钢铁，风化后呈白色粉末状	碎屑晶体
海绿石	$KMg(Fe、Al)SiO_3 \cdot 3H_2O$	绿色	平行解理	较软，风化后转变成褐铁矿	鲕粒、泥岩及似球粒，通常只形成在海洋环境中
氧化铁	Fe_2O_3（赤铁矿）和 $H_2Fe_2O_4(H_2O)_x$（褐铁矿）	红色（赤铁矿）棕黄色（褐铁矿）或绿色	无解理	在风化面十分明显	常作为晶体、颗粒、胶结物的替代物

* 区分微晶灰岩和亮晶灰岩。

煤的种类	组成	环境
暗色或亮色脆性亮煤、镜煤	木质	植被葱郁的高等植物环境
暗色贝壳状烛煤	孢子、树脂、角质层、藻类	开放性水域湖泊或森林沼泽
暗色易碎柔软丝碳	木炭	干燥的气候条件，烧焦的植被环境
暗色重煤	高灰分，黏土矿物	森林、沼泽环境，强风环境、高淤泥质水体环境，有季节性的降雨，热带和温带环境
含黄铁矿	高含硫	森林、沼泽、湿地，沿海河口、海边
不含黄铁矿	低含硫或不含硫	内陆森林、沼泽、高地沼泽

表 A3-4　波痕是常见的沉积构造

	波浪作用形成的波痕	流水作用形成的波痕
剖面	波痕对称	波痕非对称
	波峰部分较尖锐	波峰部分较平滑
	波痕内纹理倾向相反方向	波痕内纹理倾向相同方向
	波痕指数（波长/波高）6~10	波痕指数（波长/波高）8~20
平面	波峰是曲折和分叉的	波峰可直可曲
不同于波浪和流水形成的波痕构造	丘状交错分层、洼状交错分层	人形交叉分层（但应注意不要与沉积物沉积于底部两侧而形成的复杂波痕沉积构造相混淆）

注：这一表格可以让我们知道如何去区分呈线性流动的流水型波痕和由于风吹水面形成波浪而形成的轨道式波痕沉积构造。

区分微晶灰岩与亮晶灰岩

泥晶灰岩与亮晶灰岩都是灰岩，区分它们唯一的物理方法就是颗粒大小或晶粒的大小。泥晶灰岩颗粒通常小于 $4\mu m$（0.004mm），亮晶灰岩颗粒通常大于 $4\mu m$（0.004mm）。他们可以通过手标本加以区分，亮晶灰岩由于其大晶粒可以透过光线而呈透明或半透明，而由于泥晶灰岩的晶体颗粒小，透光性差而为不透明的。泥晶灰岩通常呈白色或奶油色，但也可以呈现粉红、黄色或绿色，而这则取决于其他矿物的含量。当然也可以将样本打湿，然后通过放大镜进行观察，可以有效地区分泥晶灰岩与亮晶灰岩。

泥晶灰岩和亮晶灰岩的区分是很重要的，因为可以通过它们而得到沉积过程的一些信息。泥晶灰岩沉积时作为基质沉淀出来的，其代表了一种低能的环境。相比之下，亮晶灰岩是沉积后形成的。亮晶灰岩包括几种不同的类型，包括嵌晶（大晶质中包括一些颗粒）；晶簇（从颗粒边缘到空腔中间一直增长的而形成的小型到中型晶体）；等厚的（细颗粒周围的边缘）和过生长的晶体（颗粒中的亮晶颗粒的晶体光学连续性增长过快）。

mm	粒度名称		包含粒度的沉积物与沉积岩名称
256	巨砾		
128	中砾		
64			砾石，砾屑，砾质沉积物，砾岩，角砾岩
32	砾石		
16			
8			
4			
2	细砾		
1	极粗砂		
0.5	粗砂		砂，砂岩，砂屑岩，砂质沉积物
0.25	中砂	砂	
0.125	细砂		
0.062	极细砂		
0.031	粗粉砂		
0.016	中粉砂	砂	粉砂，粉砂岩
0.008	细粉砂		泥，泥岩
0.004	极细粉砂		黏土，黏土岩
	黏土		

图 A3-1　颗粒大小划分标准

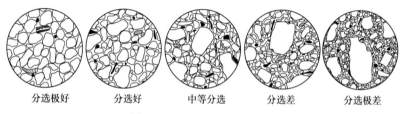

分选极好　　分选好　　中等分选　　分选差　　分选极差

图 A3-2　颗粒分选性对比图

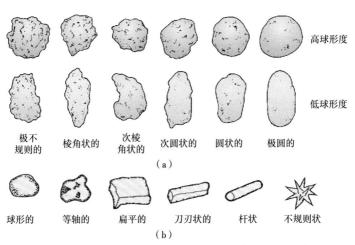

极不
规则的　　棱角状的　　次棱　　次圆状的　　圆状的　　极圆的
　　　　　　　　　　角状的
　　　　　　　　　　　　（a）

球形的　　等轴的　　扁平的　　刀刃状的　　杆状　　不规则状
　　　　　　　　　　　（b）

图 A3-3　颗粒形态对比图（a）圆度和球度（b）形状

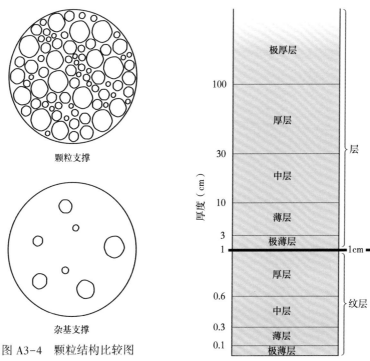

颗粒支撑

杂基支撑

图 A3-4　颗粒结构比较图
值得注意的是，这也适用于这些
板片状颗粒的分布情况

图 A3-5　纹层/层厚度的相关描述术语

— 293 —

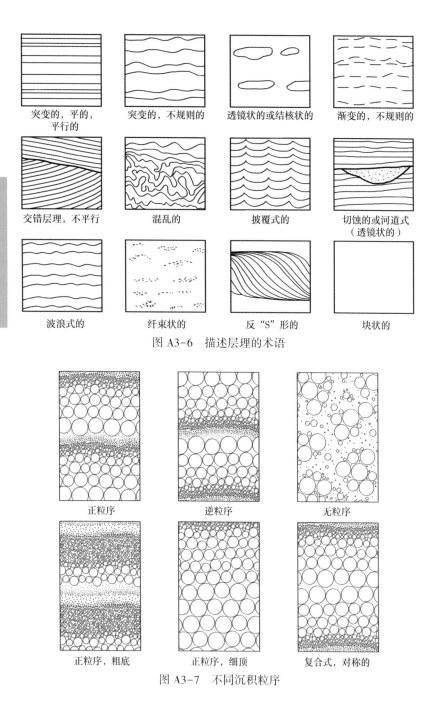

突变的，平的，平行的　　突变的，不规则的　　透镜状的或结核状的　　渐变的，不规则的

交错层理，不平行　　混乱的　　披覆式的　　切蚀的或河道式（透镜状的）

波浪式的　　纤束状的　　反"S"形的　　块状的

图 A3-6　描述层理的术语

正粒序　　逆粒序　　无粒序

正粒序，粗底　　正粒序，细顶　　复合式，对称的

图 A3-7　不同沉积粒序

野外地质考察实用手册

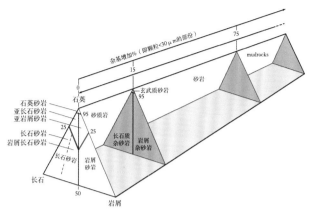

图 A3-8　砂岩分类（Pettijohn，1973 年修改）

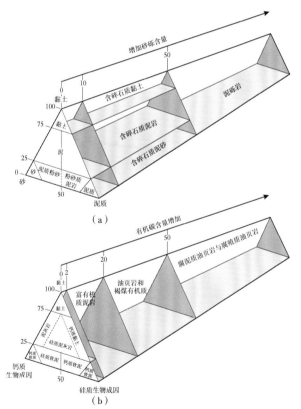

（a）

（b）

图 A3-9　泥岩分类（Stow，2005 年修改）

鲕粒
同心壳层
核，生物骨架或
石英颗粒
大多数古代的鲕粒
具放射纤维状特点

直径0.2~1mm

鲕粒形成于水深不大于15m的动荡水体
中；比水深5m处形成的更为典型；大多
数鲕粒岩都是海相沉积。

表鲕 单层

复鲕

正常鲕
（鲕粒灰岩）
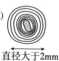

直径大于2mm

复鲕
（鲕粒白云岩）
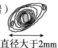

直径大于2mm

正常鲕是一种由藻类形成的
鲕粒。藻类层在剖面上是起
伏不平的，并且通常与其他
的生物和颗粒一起出现。

假鲕

假鲕是球形或者无定型的微晶颗粒，通常直径为0.1~0.5mm，
大多数是破碎的生物碎片或者粪球颗粒。

生物碎屑

双壳类
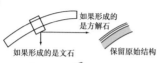
如果形成的
是方解石
保留原始结构

如果形成的是文石

或者

亮晶晶簇，
不保留晶间结构

带有残余晶间结构
的新生方解石

腹足动物
形状多变

没有晶间结构的
典型亮晶晶簇

腕足动物

原始结构中通常
保留内囊或伪足

棘皮动物
形状多变
方解石单晶
云雾状
同轴亮晶加大

棘皮

有孔虫
形状多变

苔藓
形状多变

图 A3-10　组成灰岩的主要颗粒

表 A3-5　石灰岩的福克分类（据福克，1962）

主要颗粒类型	石灰岩类型	
	亮晶颗粒	泥晶颗粒
生物碎屑	生物亮晶灰岩	生物泥晶灰岩
鲕粒	鲕粒亮晶灰岩	鲕粒泥晶灰岩

主要颗粒类型	石灰岩类型	
	亮晶颗粒	泥晶颗粒
球粒	球粒亮晶灰岩	球粒泥晶灰岩
内碎屑	内碎屑亮晶灰岩	内碎屑泥晶灰岩
原地灰岩的形成（如珊瑚礁或叠层石）＝生物格架灰岩		
（溶孔泥晶灰岩）＝扰动泥晶灰岩		

表 A3-6　石灰岩的 Dunhan 分类（据 Dunham，1962；Embry 和 Klovan，1971）

原始组分在沉积过程中机械的组合					原始有机组分在沉积过程中有机结合		
含灰泥			无泥晶并且为颗粒支撑	>10%颗粒>2mm	生物起障积作用	生物起捕集和黏结作用	生物建造坚固的格架
泥支撑		颗粒支撑					
颗粒<10%	颗粒>10%			基质支撑	颗粒支撑>2mm			
泥岩	颗粒质泥岩	泥质颗粒盐	颗粒岩	漂浮岩	灰砾岩	障积岩	黏结灰岩	生物格架岩

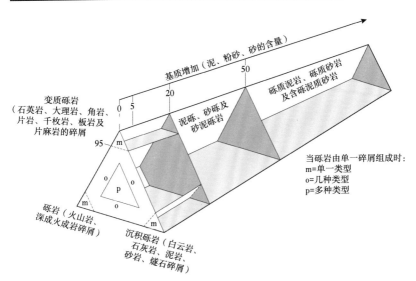

图 A3-11　粗粒沉积岩（砾岩、角砾岩等）的分类（据 Boggs，1992；Nichols，1999；Stow，2005）以下的岩石也可以应用这个分类方法：层内角砾岩和角砾岩，都是有碎屑作为基质组成；序列集团是由不同类型的岩石混合物组成；颗粒支撑（如正砾岩）；杂基支撑（副砾岩或者混杂陆源沉积岩）

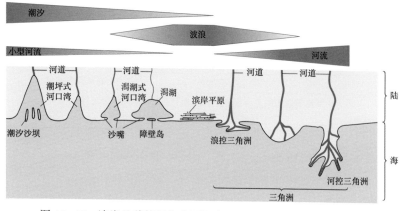

图 A3-12　滨岸地貌特征与主要沉积过程示意图（波浪、潮汐及河流的作用标注在图的顶部，方形变尖表明此种作用影响变小）

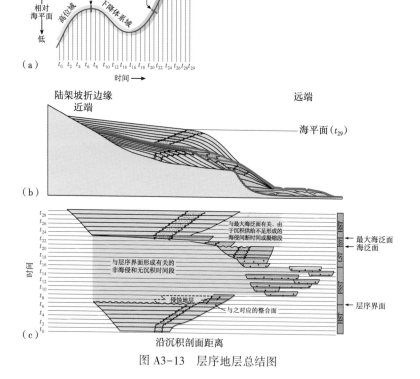

图 A3-13　层序地层总结图

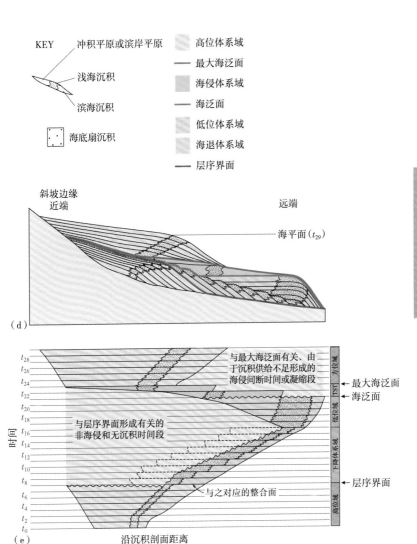

图 A3-13　层序地层概要图

（a）理想层序地层学模式（b）和（e）的相对海平面变化曲线，表明了体系域与关键界面的位置；在图中，认为准层序组具有与 t_0、t_2 等所示的相等持续作用时间；（b 和 d）剖面展示了陆架坡折型（b）和斜坡型（d）的大陆边缘中，HST（高位体系域）及其上的沉积层序（FSST—海退体系域，LST—低位域，TST—海侵体系域及 HST—高位体系域）的特点；（c 和 e）分别是（b）和（d）的年代地层示意图；在这里，半远洋和深海沉积物均未表示出来（据 Coe，2003）

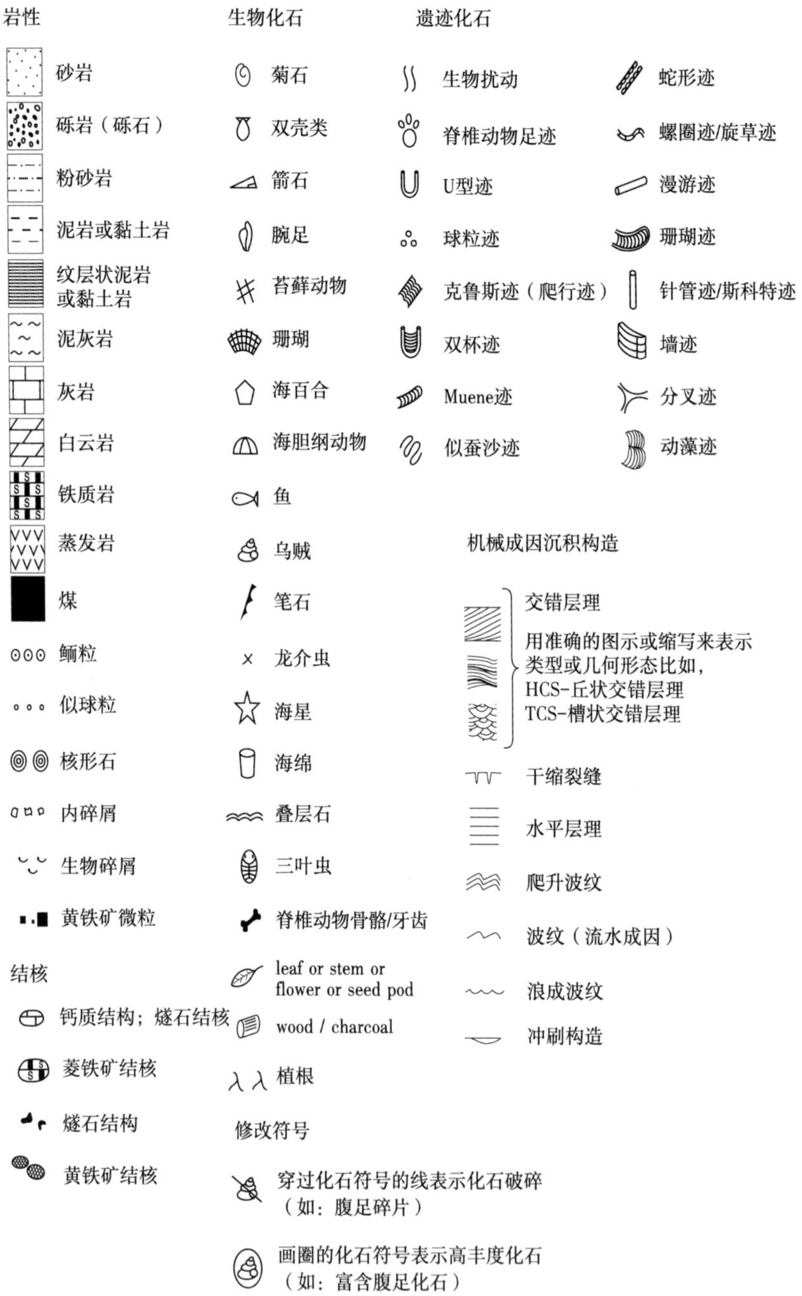

野外地质考察实用手册

岩性　　　　　　生物化石　　　　　遗迹化石

砂岩　　　　菊石　　　　　生物扰动　　　　　蛇形迹

砾岩（砾石）　双壳类　　　　脊椎动物足迹　　　螺圈迹/旋草迹

粉砂岩　　　箭石　　　　　U型迹　　　　　　漫游迹

泥岩或黏土岩　腕足　　　　　球粒迹　　　　　　珊瑚迹

纹层状泥岩　苔藓动物　　　克鲁斯迹（爬行迹）　针管迹/斯科特迹
或黏土岩

泥灰岩　　　珊瑚　　　　　双杯迹　　　　　　墙迹

灰岩　　　　海百合　　　　Muene迹　　　　　分叉迹

白云岩　　　海胆纲动物　　似蚕沙迹　　　　　动藻迹

铁质岩　　　鱼

蒸发岩　　　乌贼　　　　　机械成因沉积构造

煤　　　　　笔石　　　　　　　　　　交错层理

鲕粒　　　　龙介虫　　　　　　　　　用准确的图示或缩写来表示
　　　　　　　　　　　　　　　　　类型或几何形态比如，
似球粒　　　海星　　　　　　　　　HCS-丘状交错层理
　　　　　　　　　　　　　　　　　TCS-槽状交错层理
核形石　　　海绵

内碎屑　　　叠层石　　　　　　　　干缩裂缝

生物碎屑　　三叶虫　　　　　　　　水平层理

黄铁矿微粒　脊椎动物骨骼/牙齿　　　爬升波纹

结核　　　　leaf or stem or　　　　波纹（流水成因）
　　　　　　flower or seed pod

钙质结构；燧石结核　wood / charcoal　　浪成波纹

菱铁矿结核　植根　　　　　　　　　冲刷构造

燧石结构　　修改符号

黄铁矿结核　穿过化石符号的线表示化石破碎
　　　　　　　（如：腹足碎片）

　　　　　　画圈的化石符号表示高丰度化石
　　　　　　　（如：富含腹足化石）

图 A3-14　综合柱状图中常用的符号和一些其他特殊现象的符号

— 300 —

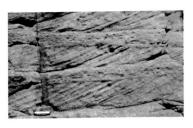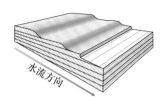

（a）板状交错层理

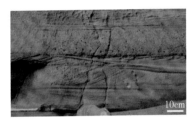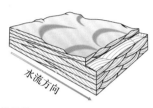

（b）槽状交错层理

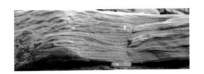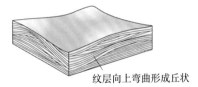

（c）丘状和洼状交错层理

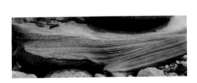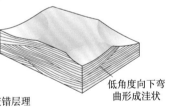

（d）洼状交错层理

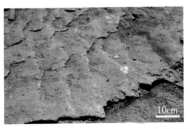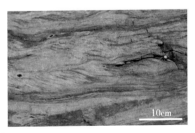

（e）流水成因的波纹

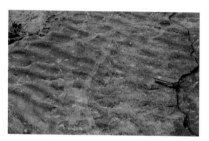
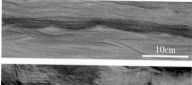
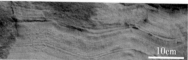

（f）浪成波纹

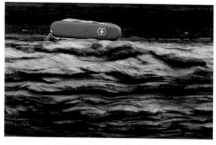

（g）浪成波纹，伴随流水波纹

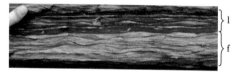

（h）透镜状层理l和压扁层理f

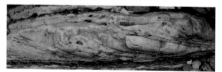

（i）潮汐波纹

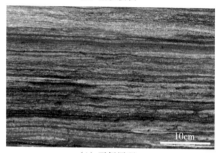

（j）平行层理

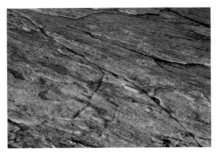

（k）流水线理

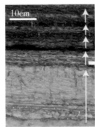

含有植物根茎的向上变粗的旋回

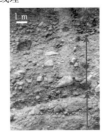

明显的向上变细的旋回

（l）粒级

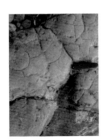

干裂缝

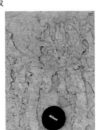

盐岩假晶

（m）干旱环境的构造

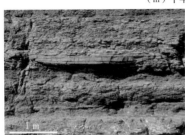

冲刷构造

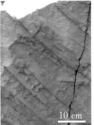

沟模

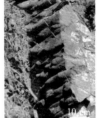

槽模

（n）侵蚀构造

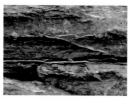
蒸发岩结核

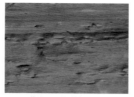
早期沉积的菱铁矿结核
（卵形）

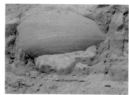
晚期沉积的碳酸盐岩结核
（球形）

（o）结核

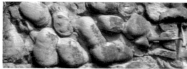
负载模

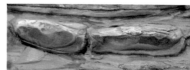
球枕状构造

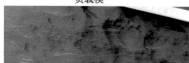
碟状构造
（p）泄水构造

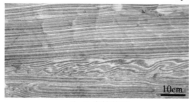
10cm

（q）火焰构造

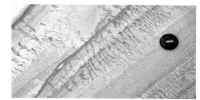

（r）李泽纲环和树枝状构造

图 A3-15　常见沉积构造，红色小刀为9cm长

（a）该构造需要在侧面以正确的角度观察来确认，左图中所示的板状交错侧层理的倾斜层面之间板状层理和平行层理是一致的；（b）该构造需要在侧面以正确的角度观察以确认，左图所示的似倾斜层面与槽状交错层理一致；（c）丘状和洼状交错层理是连续交错层理中的一部分，丘状交错层理中丘形与洼状比例为1:1，而洼状交错层理中全部为洼状，丘形均被侵蚀掉，在某些地区，从丘状交错层理到洼状交错层理，波长增加；（e）不对称结构和内部相对简单的倾斜几何形状组成迁移的沙纹；（f）具有不对称波形、波峰分叉、复杂的内部几何结构；（g）在波基面内形成复杂波形的波纹，其中包括主水流，含有泥质披覆沉积；（i）纹层数量是7的倍数，要么间隔大（大潮），要么间隔小（小潮汐）；（k）看起来像低幅度的山脊，最好在低角度的照明条件下观察；（q）不同的火焰形状都是火焰构造，否则它们会被称为包卷层理；（r）由于氧化铁（李泽纲环）或氧化锰（树枝状构造）在岩石中沉淀，这两种构造在成岩晚期形成

附录 A4
火成岩

表 A4-1 火成岩侵入体名称，基于形状和与围岩的关系

名称	描述
岩基	或多或少的成群岩体
岩株	大型侵入岩石组合，带有掩体和其他大量围岩，围绕着一个或多个中心点排列，代表了火山内部或者浅部的根迹
岩锥	锥形的片状侵入岩向中心点倾斜，实际上是大致呈圆形的露头，向内部倾斜的一堵墙
岩钟	侵入体的顶部向上隆起呈圆顶形
底辟	穹隆状的火成岩，可推断上升过程中造成围岩石发生变形和破裂
火山通道	角砾充填的火山管道
岩墙	不连续的火成岩条带，侵入陡峭或者垂直的裂缝中形成。一般为几十厘米到几米宽
复式岩墙	许多空间上相连的岩墙，通常呈放射状或者平行式分布
岩盖	平面上大体呈圆形侵入，通常与围岩相似，有一个平底和圆顶
岩盆	大规模，通常为宽大的碟状侵入
小型侵入	常用的不规范术语，指侵入太少不能作为一个岩体
岩颈	形成火山前的岩浆供应通道，由喷口的坍塌物质或柱状岩浆侵入体，也被称为"火山柱塞"

名称	描述
深成岩体	不规则的侵入体，规模为 1km 或更大。为圆柱形、透镜状或板状，形成大致圆形或椭圆形露头样式，可能是简单的（单个侵入体）或者复合的（有多个复合的岩浆脉冲供给）
环形复合体	环状侵入体、环形围岩和圆锥形岩体
环墙	具有环形露头的围岩，垂直或向外陡倾（锥形体向内倾斜）
环形侵入	侵入体在圆柱形环状岩体内部，或者以圆柱形环状岩体为界
岩席	侵入体具有大致平行的边界，在直线上比另外两个（掩体和围岩）短得多。如果倾斜角度过大则更适合称之为岩床。"倾斜的岩席"有时指那不太陡峭的、不能称作岩墙的岩体
岩床	大致水平的侵入岩层，顶部和底部通常与分层的围岩一致。当岩床从水平线延伸，会出现局部不一致，通常为几米到几十米厚
矿脉、岩脉	较狭窄且不规则的席状火成岩，太不规则不能称为岩床、岩墙或者岩席（注意：热液沉淀形成的矿物岩脉不是火成岩）

表 A4-2　火成岩手标本中典型的、常见的矿物

矿物类别	矿物	特征（注意：颜色不唯一）
长英质	石英	高级白（但是有可能会被杂志染色），无解理，硬度为 7，岩脉呈乳白色
	长石	两组正交的不完全解理
	正长石	肉色，有时可见两组解理，硬度为 6~8
	微斜长石	白色，硬度为 6~7
	斜长石	白色（但是如果不改变则是透明的灰色），少见两组完全解理，硬度为 7
	霞石	白色到浅灰色，两组不完全解理，硬度为 5.5~6
	白云母	银灰色到白色，一组完全解理所以可见格子双晶，解理面光滑，硬度为 2~3

矿物类别	矿物	特征（注意：颜色不唯一）
铁镁质	角闪石	深绿色到黑色，解理成60°（很难见到），玻璃光泽，硬度为5~6
	辉石	深绿色到黑色，解理成90°（很难见到），硬度为5~6
	橄榄石	草绿色到深绿色，等维晶体，无解理，硬度为6~7
	绿泥石	浅绿色，硬度为2~3
	黑云母	深棕色到黑色，一组完全解理，可见格子双晶，光滑解理面，硬度为2~3
	电气石	通常为黑色，但是也有可能为蓝色、红色或者绿色。狭细的晶体，有时可见纵向条纹，硬度为7
附件	石榴子石	红色或者绿色，等维晶体
	磷灰石	浅绿色到黄色，解理不完全，可见六边形，有时呈纤维状，硬度为5
	榍石	黄色、绿色或者棕色。一组完全解理，通常作为自行菱形晶体，硬度为5
	白石榴子石	白色或灰色，无解理。碱性熔岩中通常为自形的梯形晶体
	不透明的矿物质（通常为金属氧化物、硫化物）	金属光泽（有些氧化物是带有金属的色泽），颜色多样
	火山玻璃（非矿物）	棕色到黑色，非晶质，通常会发生贝壳状裂缝，不具有典型的完好的内部结构
次生矿物	方解石	白色或无色，通常可见三组解理（不成90°），硬度为3，遇稀盐酸起泡
	绿帘石	（在热液蚀变的岩石中）为果绿色，可变但经常呈细长的晶体，硬体为6~7
	绿泥石	中级绿到深黄绿色，由于解理完全所以经常呈细长片状，硬度为2~3
	沸石	在解理面或者囊泡中（杏仁状）中呈白色细纤维状，硬度为5~6

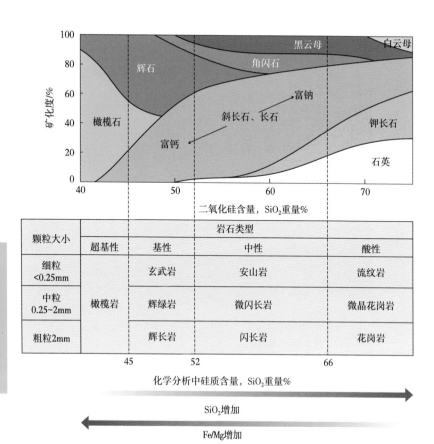

图 A4-1　通过粒度大小和矿物划分的火成岩分类方案，细粒的长英质岩石
　　　　比粗粒的颜色更白，但是玻黑流纹岩（黑曜岩）是黑色的

附录 A5

构　造

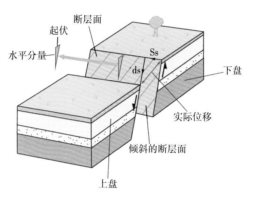

图 A5-1　走滑断层示意图，标注主要构成部分，实际位移（绿色箭头）可分布两个部分：滑移分量（ds）和走滑分量（Ss）

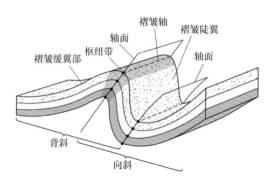

图 A5-2　一个典型的褶皱图，标有褶皱主要部分的一些术语，向斜和背斜是描述褶皱的术语，如果地层向右上是正常的（即斑点图层比淡蓝色图层更新），那么向上弯曲是背斜，向下弯曲是向斜

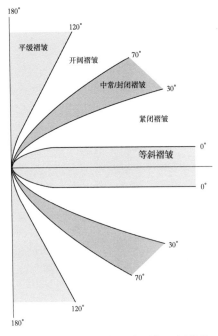

图 A5-3 根据两翼之间的角度（临界角）划分的不同类型的
褶皱示意图（基于 Fleuty，1964）

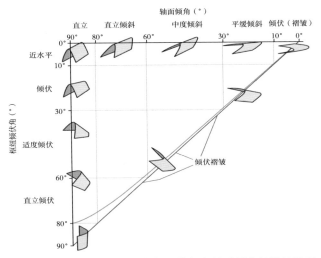

图 A5-4 利用轴面的倾角与枢纽的倾角关系划分的褶皱类型

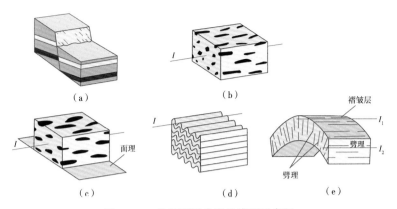

图 A5-5　几种不同类型的线理示意图

（a）断层面上的线理（擦痕）；（b）由变形的（细长）的矿物形成的拉伸线理；
（c）兼具面理和线理的岩石；（d）由褶皱的枢纽线定义的褶皱线理；（e）褶皱中
的交叉线理。显示了两种不同的线理：褶皱层理面上的劈理和枢纽面上的劈理

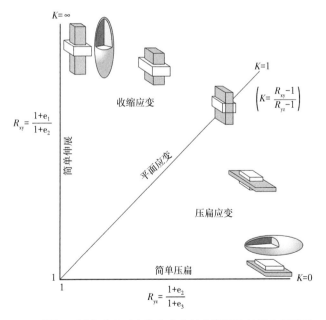

图 A5-6　Flinn 图解，用变形岩石中的主应变轴来测量拉伸量和压缩量，（$K=1$）
的等分曲线表示平面应变，R_{xy} 和 R_{yz} 是由主纵向应变量 e_1、e_2 和 e_3 计算得到的
主平面应变比（Ramsay and Huber，1984 改编）

基质类型		随机胶结物	形成叶理	基质含量
非黏滞性的		断层角砾岩（可见岩屑碎片含量>30%）	?	
		断层泥（块状岩中岩屑含量少于>30%）	?	
黏滞性的	玻璃	假玄武玻璃		
	构造作用降低颗粒大小通过重结晶作用主导晶粒的生长	粉碎角砾岩（岩屑>5cm）		
		细碎角砾岩（0.1cm<岩屑<0.5cm）		
		微粉碎角砾岩（岩屑<0.1cm）		
		碎裂岩系 碎裂岩原岩 碎裂岩 碎裂岩终极产物	糜棱岩系列 糜棱岩原岩 糜棱岩 糜棱岩终极产物	0~10% 10%~90% 90%~100%
	晶粒增长显著	?	变余糜棱岩	

? 表示这些类别中没有已知的原岩类型。

关于立体投影的注释

三维结构数据通常使用下半球立体投影技术投影成二维模式（图 8-11）。传统上，这种方法使用图形"网"，利用数据结构的施密特网。施密特网允许角度关系的分析和定向数据的统计评估。数据的投影、分析和呈现通常由个人电脑上的应用软件程序进行处理，但是以前是用手绘纸和施密特网完成。

在平面上的投影形成大圆圈（图 8-11 中的曲线），而线绘制成点。为了简化很多平面的问题，每个平面的极点正交线可以被绘制为点，而不是代表平面上的大圆圈。在 Ragan（2009）中可以找到立体投影及其用途的详细处理。

附录 A6
变质岩

表 A6-1 适用于某些常见变质矿物的野外鉴定性质，
莫氏硬度等级 (H) 在附录 A1 的表 A1-1 中给出

矿物（简称）成分	颜色；光泽	典型特征	解理；双晶	硬度（H）
石英（Qtz）SiO_2	灰色；油脂光泽或玻璃光泽；白色脉状	裂缝；不规则颗粒	无解理	7
钾长石（Kfs）$KAlSi_3O_8$	粉红色、白色或灰色；玻璃光泽；风化为白色	粗糙；板状晶体	无解理，可见简单双晶	6
斜长石（Pl）$NaAlSi_3O_8$—$CaAl_2Si_2O_8$	白色或灰色；玻璃光泽或珍珠光泽	格子双晶或卵圆形颗粒	2 组解理；多个简单双晶	6~6.5
绿泥石（Chl）$(MgFe)_5Al_2Si_3O_{10}(OH)_8$	黑色、暗绿色；珍珠光泽	柔性薄片；细的质地	一组完全解理	2~3
黑云母（Bt）$K(Mg, Fe)_3AlSi_3O_{10}(OH)_2$	深棕色到黑色；珍珠光泽	具有弹性；形成叶理	一组完全解理	2~3
白云母（Ms）$KAl_3Si_3O_{10}(OH)_2$	银色—淡金色；珍珠光泽	具有弹性；形成叶理	一组完全解理	2~2.5
红柱石（And）Al_2SiO_5	白色、灰色、暗红色；玻璃光泽	二面体棱柱形；方形截面	两组解理	6.5~7
蓝晶石（Ky）Al_2SiO_5	淡蓝色至白色、灰色；珍珠光泽、玻璃光泽	刃状晶体；斑晶	两组解理	4.5~7

矿物（简称）成分	颜色；光泽	典型特征	解理；双晶	硬度（H）
硅线石（Sil）Al_2SiO_5	白色、灰色；玻璃光泽、珍珠光泽	细长棱柱形或纤维状；形成叶理	一组解理	7
石榴子石（Grt）$(Mg, Fe, Ca, Mn)_3$ $Al_2Si_3O_{12}$	红色到橙色、紫色、棕色、黑色、绿色；玻璃光泽	坚固的等量晶体、十二面体	无解理	6.5~7.5
十字石（St）$(Mg, Fe)_4Al_{18}Si_{7.5}O_{44}$ $(OH)_4$	棕色、橙色、黄色、黑色；玻璃光泽、珍珠光泽或无光泽	粗糙、板状晶体、斑晶	一组解理；正常双晶	7~7.5
董青石（Crd）$(Mg, Fe)_2Al_4Si_5O_{18}$	无色、灰色、绿色、蓝色；新鲜面呈油脂光泽或玻璃光泽	不明显的卵圆形斑点或间质颗粒	不完全解理	7
绿泥石（Cld）$(Fe, Mg)Al_2SiO_5(OH)_2$	绿色到灰色，珍珠光泽	细长或粗糙的棱柱形	不完全解理；多个双晶	6.5
绿帘石（Ep）$Ca_2(Al,Fe)_3(SiO_4)_3(OH)$	果绿色；玻璃光泽	粗糙的棱柱形或基质	一组解理	6~7
蓝闪石（Gln）$Na_2(Mg,Fe)_3Al_2Si_8O_{22}$ $(OH)_2$	深蓝色至黑色；玻璃光泽到珍珠光泽	细长棱柱形	两组解理相交角度为124°和56°	6~6.5
辉石（Px）$(Ca,Na)(Mg,Fe)$ $(Si,Al)_8O_6$	绿色、黑色、棕色、鲜绿色；玻璃光泽	有孔棱柱形；斑晶	两组解理，相交于92°和88°	6
角闪石（Hbl）$Ca_2(Mg, Fe, Al)_5$ $(Al, Si)_8O_{22}(OH)_2$	绿色、黑色、棕色；比大多数辉石更具玻璃光泽	细长棱柱形；斑晶	两组解理相交角度为124°和56°	5~6
阳起石（Act）$Ca_2(Mg,Fe)_5Si_8O_{22}(OH)_2$	深绿色；比回事更具玻璃光泽	细长的棱柱形	两组解理相交角度为124°和56°	5.5

野外地质考察实用手册

矿物（简称）成分	颜色；光泽	典型特征	解理；双晶	硬度（H）
滑石（Tlc）$Mg_3Si_4O_{10}(OH)_2$	白色，淡绿色；珍珠光泽	软片；形成鳞状叶面	一组完全解理	1
方解石（Cal）$CaCO_3$	无色，白色，粉红色，黄色；玻璃光泽	不规则的间质颗粒	三组完全解理；形成菱形晶体	3
蛇纹岩（Srp）$(Mg,Fe)_3Si_2O_5(OH)_4$	绿色；丝绸光泽	块状纤维	通常不可见（纤维状晶体）	2.5
电气石（Tur）$NaFe_3Al_6Si_6O_{18}(BO_3)(OH)_4$	黑色，棕色，灰色，蓝色；玻璃光泽	三角形截面的细长棱柱形	不完全解理	7.5

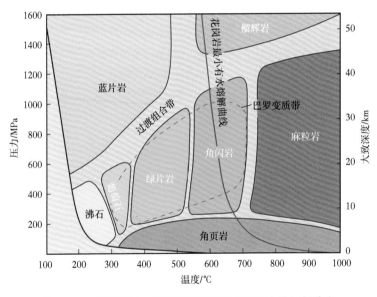

图 A6-1 变质相图，根据特殊的矿物在岩石中特征划分出不同的压力、温度空间域，该图显示了花岗岩的湿熔解曲线和巴洛威亚变质组合的大致轮廓（虚线）

附录 A6 变质岩

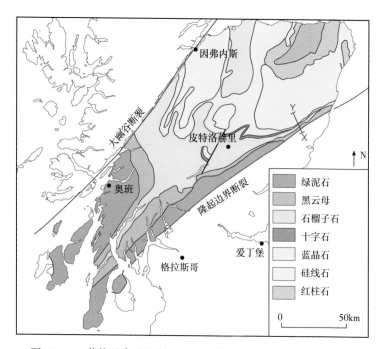

图 A6-2 苏格兰高地地图显示了巴罗变质带的分布（东北部的
低压巴肯红柱石带），经过 George Barrow，Glen Esk 首次绘制变质
带的典型断面在 XY 线上标记出来

附录 A7

制　图

确定真倾角或者视倾角

当结构数据投影到横截面上时，只能在剖面线上 90°处有数据的情况下，在剖面上绘制真实的地层倾角。如果地层倾角角度低，则必须小于真实倾角的视倾角。使用三角法解决这种问题非常便捷（对于 $\beta<60°$ 的值）：

$$\tan\alpha=\tan\delta\cdot\tan\beta$$

其中 α 是视倾角（在横截面上）；δ 是真实倾角；β 是接触面在地层面上的夹角。在 Microsoft Excel 中计算 α 值有如下方法：=度｛ATAN｛TAN［RADIANS(B2)］· SIN［RADIANS(B3)］｝｝

当 B2 $=\delta$B3 $=\beta$

或者，可以使用诺模图（图 A7-1）从上述（α，β，δ）中由两个角度得到另外一个角度的值。

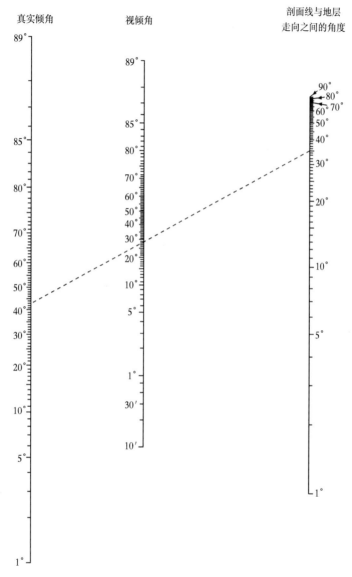

真实倾角　　　　　视倾角　　　　　　剖面线与地层
　　　　　　　　　　　　　　　　　　　走向之间的角度

图 A7-1　根据确定倾角和截面线之间倾角的角度，用诺模图来确定视倾角，
虚线表示一个例子：如果在与岩层的走向呈 35°的剖面上真实倾角 43°，
剖面上的视倾角为 28°（据 Billings, 1972）

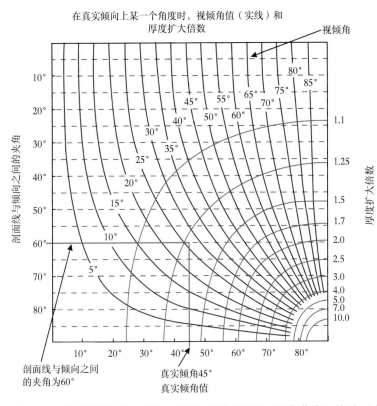

图 A7-2　岩层的视倾角（实线、曲线）和放大厚度（蓝色曲线）的图，用于确定不平行于真实倾斜方向（即岩层走向不垂直于剖面线）的剖面，图中的例子中红线代表真实倾角45°、倾向60°的剖面，在这个例子中，可以读出视倾角为27°，并且岩层厚度是实际厚度的 1.275 倍（据 McClay，1991）

附录
A7

制
图

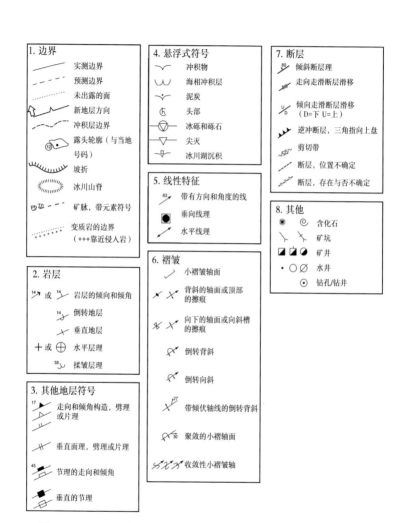

1. 边界

实测边界
预测边界
未出露的面
新地层方向
冲积层边界
露头轮廓（与当地号码）
坡折
冰川山脊
矿脉，带元素符号
变质岩的边界（+++靠近侵入岩）

2. 岩层

岩的倾向和倾角
倒转地层
垂直地层
水平层理
揉皱层理

3. 其他地层符号

走向和倾角构造，劈理或片理
垂直面理，劈理或片理
节理的走向和倾角
垂直的节理

4. 悬浮式符号

冲积物
海相冲积层
泥炭
头部
冰砾和砾石
尖灭
冰川湖沉积

5. 线性特征

带有方向和角度的线
垂向线理
水平线理

6. 褶皱

小褶皱轴面
背斜的轴面或顶部的擦痕
向下的轴面或向斜槽的擦痕
倒转背斜
倒转向斜
带倾伏轴线的倒转背斜
聚敛的小褶轴面
收敛性小褶皱轴

7. 断层

倾斜断层理
走向走滑断层滑移
倾向走滑断层滑移（D=下 U=上）
逆冲断层，三角指向上盘
剪切带
断层，位置不确定
断层，存在与否不确定

8. 其他

含化石
矿坑
矿井
水井
钻孔/钻井

图 A7-3 用于绘制地质图的一些符号，一些符号给出了替代方案